# Ganzheitliche Pflege von alten Menschen

Monika Specht-Tomann

# Ganzheitliche Pflege von alten Menschen

Mit 25 Abbildungen

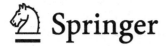 Springer

**Monika Specht-Tomann**
Graz
Austria

ISBN 978-3-662-47504-1     ISBN 978-3-662-47505-8(eBook)
DOI 10.1007/978-3-662-47505-8

Die Deutsche Nationalbibliothek verzeichnet diese Publikation in der Deutschen Nationalbibliografie; detaillierte bibliografische Daten sind im Internet über ▶ http://dnb.d-nb.de abrufbar.

Umschlaggestaltung: deblik Berlin
Fotonachweis Umschlag: © Kzenon/fotolia.com
Satz: Crest Premedia Solutions (P) Ltd., Pune, India

Gedruckt auf säurefreiem und chlorfrei gebleichtem Papier

Springer-Verlag ist Teil der Fachverlagsgruppe Springer Science+Business Media
www.springer.com

# Vorwort

Der Anteil alter Menschen an der Gesamtbevölkerung nimmt stetig zu. Damit rückt auch die Frage nach geeigneten Unterbringungsmöglichkeiten und Betreuungskonzepten für eine immer größer werdende Anzahl von alten Menschen und deren Familien ins Zentrum sowohl individueller als auch gesellschaftspolitischer Überlegungen. Altenpflegeeinrichtungen sind der letzte wichtige Lebensraum, das letzte »Zuhause« alter Menschen. Sie sollten nicht nur »Versorgungsorte« sein, sondern vielfältige Möglichkeiten schaffen, um den körperlichen, seelischen und sozialen Bedürfnissen gleichermaßen gerecht zu werden und einen Verbleib bis zum Tod zu ermöglichen. Demnach ist es besonders wichtig, einen ganzheitlichen Pflegansatz zu realisieren und Aspekte der Hospizkultur, Palliative Care und End-of-Life Care zu integrieren.

Eine bedürfnisorientierte Altenpflege und -begleitung kann dann besonders gut gelingen, wenn das gesamte Team einer Altenpflegeeinrichtung ihre Betreuungsaufmerksamkeit im Sinne einer palliativen Grundhaltung wahrnimmt – zum Wohle der Bewohner und Bewohnerinnen und zur Steigerung der eigenen Berufszufriedenheit. Hospizkultur und palliative Begleitansätze sind nicht ausschließlich für die terminale Lebensphase hilfreich, sondern sollten vom ersten Schritt eines Menschen in ein Heim bedacht werden. Damit dies gelingen kann, ist es notwendig, dass alle in einer Altenpflegeeinrichtung Tätigen, über ein Basiswissen in relevanten Bereichen verfügen und sich als Teil eines Teams begreifen, bei dem jedes Mitglied einen wichtigen Beitrag einer bedürfnisorientierten Betreuung und Begleitung alter Menschen leisten kann. Durch einen bedürfnisorientierten Pflegansatz, bei dem eine interdisziplinäre Zusammenarbeit zentraler Bestandteil ist, können altersbedingte Veränderungsprozesse besonders einfühlsam begleitet und die Auswirkungen unterschiedlicher Erkrankungsbilder bestmöglich behandelt oder gelindert werden. So kann ein Leben in Würde bis zuletzt möglich werden.

- **»Bedürfnisorientierte Altenpflege« wird den Leserinnen und Lesern in drei Kapiteln nahe gebracht**

Im ersten Kapitel steht der Lebensabschnitt Alter im Mittelpunkt der Ausführungen. Es wird sowohl auf biologische als auch auf psychosoziale Veränderungen eingegangen, die diesen Lebensabschnitt charakterisieren. Unterschiedliche theoretische Modelle werden herangezogen, um die große Bandbreite individueller Zugänge zum Thema Alter verständlich zu machen. Der Blick auf vielfältige Bedürfnisse von Menschen im Allgemeinen und von alten Menschen im Besonderen soll den Grundstein für das Verständnis einer »bedürfnisorientierten Altenpflege« legen. Schließlich wird ganz konkret auf die komplexe Situation einer Fremdunterbringung Bezug genommen und jener seelische Prozess beleuchtet, der bei vielen Bewohnern und Bewohnerinnen offen oder verdeckt zu beobachten ist: Trauer.

Das zweite Kapitel beginnt mit dem ersten Schritt eines Menschen in ein Heim. Gerade der Beginn einer Fremdunterbringung ist für das künftige Wohlbefinden wichtig, und so wird dem Aufnahmegespräch besondere Beachtung geschenkt. Wesentliche Aspekte der angewandten Kommunikation – u. a. aktives Zuhören, Gesprächsführung, Biografiearbeit – werden aufbereitet und hinsichtlich ihrer Bedeutung für eine bedürfnisorientierte Begleitung und Pflege alter Menschen beleuchtet. Zwei Hauptthemen sind aus dem breiten Spektrum altersbedingter Zustandsbilder nicht wegzudenken: Schmerzen und Demenz. Im vorliegenden Abschnitt wird auf beide Kernthemen Bezug genommen. Neben theoretischen Erklärungsansätzen und diagnostischen Möglichkeiten werden speziell die Begleitmöglichkeiten beleuchtet, die den alten Menschen das Gefühl vermitteln, verstanden und angenommen zu werden. Dabei wird immer wieder auf die Bedeutung einer palliativen Grundhaltung aller Mitarbeiter und Mitarbeiterinnen Bezug genommen und auf deren jeweils individuell sehr unterschiedliche Unterstützungsmöglichkeiten eingegangen. Der letzte Abschnitt dieses Kapitels befasst sich mit der terminalen Phase und greift Themen auf, die im Zusammenhang mit Hospizarbeit und »End-of-Life Care« diskutiert werden. Hier werden nicht nur Begleitmöglichkeiten für sterbende Bewohner und Bewohnerinnen aufgezeigt, sondern auch auf Angebote für deren Angehörige hingewiesen.

Das abschließende Kapitel setzt sich mit den Möglichkeiten bedürfnisorientierter Altenpflege auseinander, die einen Verbleib alter Menschen in einer Altenpflegeeinrichtung bis zum Tod ermöglichen. Die meisten Menschen haben den Wunsch, zu Hause zu sterben. Bedenkt man, dass Altenpflegeeinrichtungen als letztes Zuhause angesehen werden, kommt einer Sterbebegleitung in Heimen eine besondere Bedeutung zu. Damit dies gelingen kann, bedarf es spezieller institutioneller Rahmenbedingungen und eines gut geschulten Teams von Mitarbeiterinnen und Mitarbeitern. Interdisziplinäre Schulungen und damit verbundene Organisationsentwicklungsprozesse können wesentlich dazu beitragen, dem anspruchsvollen Ansatz einer bedürfnisorientierten Altenbegleitung und -pflege vom Beginn einer Fremdunterbringung bis zum Tod gerecht zu werden. Anhand eines konkreten Praxisbeispiels wird dies dokumentiert.

Das vorliegende Buch wendet sich nicht nur an Pflegefachkräfte, sondern soll allen in einer Altenpflegeeinrichtung Tätigen einen umfassenden Einblick in die Situation der ihnen anvertrauten Menschen geben. Darüber hinaus möchte es ein Bewusstsein dafür schaffe, dass »bedürfnisorientierte Altenpflege« nur dann gelingen kann, wenn alle Mitarbeiter und Mitarbeiterinnen ihre Ideen, ihr Können und Engagement gleichberechtigt einbringen können.

Neben der Darstellung hilfreicher theoretischer Modelle und diagnostischer Möglichkeiten wird speziell auf konkrete Begleitmöglichkeiten im Kontakt mit alten Menschen hingewiesen. Beispiele aus der Praxis und Fallgeschichten ergänzen die Ausführungen. Schließlich sollen Impulse für eine persönliche Auseinandersetzung mit den Kernthemen eine individuelle Vertiefung unter dem Aspekt der Psychohygiene erleichtern.

Viele haben dazu beigetragen, dass dieses Buch entstehen konnte. An erster Stelle möchte ich mich bei jenen alten Menschen bedanken, die mir ihre Geschichten und ihre Geschichte anvertraut und aus ihrem Leben erzählt haben. Ihnen verdanke ich eine wesentliche Erweiterung meiner Sichtweise von Altsein! Danken möchte ich auch meinen Kolleginnen und Kollegen innerhalb und außerhalb von Altenpflegeeinrichtungen für die bereichernden Diskussionen und Denkanstöße. Meiner Familie ein Dank für ihre Geduld und ihre Unterstützung, das Buch Wirklichkeit werden zu lassen. Schließlich möchte ich dem Springer-Team um Ulrike Niesel danken, das mir einmal mehr sein Vertrauen geschenkt und die Realisierung meiner Idee ermöglicht hat.

# Inhaltsverzeichnis

## Serviceteil

# Einleitung

*Monika Specht-Tomann*

M. Specht-Tomann, *Ganzheitliche Pflege von alten Menschen,*
DOI 10.1007/978-3-662-47505-8_1, © Springer-Verlag Berlin Heidelberg 2015

Ein Altenheim ist der letzte wichtige Lebensraum für Menschen, die nicht mehr in den eigenen vier Wänden leben können oder wollen. Es ist ein Ort, an dem Menschen in der Regel körperlich gut und umfassend betreut und begleitet werden. Dies ist aber auch ein Ort, an dem alte Menschen in ihrer Einzigartigkeit wahrgenommen und als Personen mit Geschichte gewürdigt, wertgeschätzt und begleitet werden sollten. In diesem Zusammenhang sei gleich zu Beginn der Begriff »biopsychosozial« eingeführt, der darauf hinweist, dass es sich bei dem in diesem Buch vertretenen Konzept von Altenarbeit sowohl um Begleitansätze auf der körperlichen Ebene handelt, als auch um Vorstellungen und Überlegungen, die sich auf den seelischen und sozialen Bereich beziehen.

Nur durch das Eingehen auf die drei unterschiedlichen Ebenen – die körperliche, die seelische und die soziale – kann eine bedürfnisorientierte und ganzheitliche Pflege greifen und zu einer guten Lebensqualität der Bewohner und Bewohnerinnen von Altenpflegeeinrichtungen führen. Dabei handelt es sich um ein sehr ambitioniertes Anliegen, das spezielle Anforderungen an die Heimleitungen und alle Mitarbeiter und Mitarbeiterinnen stellt. Die Realisierung dieses Ansatzes in Altenpflegeinstitutionen ist bislang noch keine Selbstverständlichkeit. Dies mag unter anderem daran liegen, dass es bisher einer jahrzehntelangen Tradition entsprach, Altenpflegeeinrichtungen eher in Anlehnung an Krankenstationen auszurichten und somit die Betreuungsaufmerksamkeit auf die körperliche Ebene zu konzentrieren. Wenn man sich die vielfältigen Einschränkungen und körperlichen Beschwerden von alten Menschen in den entsprechenden Institutionen vor Augen hält, lässt sich dieser Zugang durchaus nachvollziehen.

Anders sieht es allerdings dann aus, wenn man beim Thema der Fremdunterbringung in Pflegeheimen den Aspekt »letzter Lebensraum« stärker betont. Was bedeutet es, diese letzte Umwelt für Betroffene schön und lebenswert zu gestalten? Was bedeutet es, umfassende Bedürfnisse wahrzunehmen und ihnen auf einer jeweils sehr individuellen Ebene zu begegnen? Wie kann gelebtes Leben gewürdigt und wertgeschätzt werden? Wie kann der letzte Lebensabschnitt gestaltet und nicht nur verwaltet werden? Diese und ähnliche Fragen verlassen den relativ klar vorgegebenen Weg, den es für bestimmte Krankheitsbilder in der Pflege gibt. Sie führen in Bereiche, in denen es um eine Zusammenschau unterschiedlichster Lebens- und Erlebensbereiche der Bewohner und Bewohnerinnen geht. Es geht um ein ganz bewusstes Wahrnehmen individueller Bedürfnisse seitens der Pflegenden auf dem Hintergrund des jeweils gelebten Lebens der Betreuten.

Bedürfnisorientierte Pflege ist mehr als ein »Versorgen« alter Menschen. Bedürfnisorientierte Pflege meint, den alten Menschen dort abzuholen, wo er nach all den vielen Lebensjahren steht – und das wird bei jedem Einzelnen ein bisschen anders aussehen. Durch die Komplexität eines solchen Betreuungsansatzes ist es notwendig, einzelne Bausteine genauer zu betrachten, die für eine positive Implementierung einer bedürfnisorientierten Pflege in Institutionen notwendig sind. Die inhaltliche Positionierung ist ein ganz wichtiges Element bei diesem Prozess und lässt sich auch in Pflegestandards zusammenfassend festlegen. Darüber hinaus ist aber auch daran zu denken, wer für den jeweiligen Bewohner, für die jeweilige Bewohnerin als Bezugsperson wichtig und bedeutsam wird. Der »letzte Lebensraum Altenheim« besteht nicht nur aus Pflegefachkräften. Er besteht auch aus einer ganzen Reihe anderer Mitarbeiter und Mitarbeiterinnen, die in der Begegnung mit den alten Menschen zu wichtigen Orientierungshilfen und Gesprächspartnern werden können. Soll eine bedürfnisorientierte Pflege gelingen und zum Wohl der Bewohnerinnen und Bewohner funktionieren, müssen alle Personen, die in der Institution Altenpflegeheim tätig sind, über die wesentlichen Säulen einer bedürfnisorientierten Pflege informiert sein und anwendungsbezogen geschult werden. Es geht dabei zum einen um Wissensvermittlung, zum anderen um die Sensibilisierung für eine wertschätzende, verständnisvolle und einfühlsame Grundhaltung gegenüber den Bewohnerinnen und Bewohnern und deren Bedürfnissen. Ein Blick in die Praxis so mancher Pflegeeinrichtungen zeigt, dass hier noch großer Aufholbedarf besteht – auch wenn Leitbilder von Pflegeeinrichtungen oft den Eindruck vermitteln, »alles« sei möglich und bereits realisiert worden.

Im vorliegenden Buch werden jene Aspekte genauer beleuchtet, die zu einer umfassenden Betreuungsaufmerksamkeit gehören und eine bedürfnisorientierte, ganzheitliche Altenpflege und -begleitung ermöglichen, die von einer palliativen Grundhaltung aller Beteiligter getragen wird. Diese palliative Grundhaltung beinhaltet ein tiefes inneres Akzeptieren, dass körperliche, seelische, spirituelle oder soziale Probleme, Einschränkungen, Defizite und Beeinträchtigungen zwar in vielen Fällen nicht geheilt – »kuriert« – wohl aber gelindert werden können. Das Eingehen auf die jeweils vorliegende Symptomatik und ein einfühlsames Begleiten im Sinne palliativer Maßnahmen ist nicht nur auf eine Sterbebegleitung im engeren Sinn beschränkt und beginnt demnach nicht erst in den letzten Lebenstagen, sondern sollte bereits bei Eintritt in eine Pflegeinstitution greifen.

Zu Beginn der nachfolgenden Ausführungen werden Leser und Leserinnen über wichtige Wissensaspekte zur Lebensspanne Alter informiert. Es geht dabei um alterstypische Merkmale, um spezifische Veränderungen im Alter und jene psychosozialen Aspekte, die in der Betreuung und Begleitung von hoher Relevanz sind. Ein Blick auf die menschlichen Grundbedürfnisse in ihrer Bedeutung für den Umgang mit alten Menschen liefert ergänzende Informationen. Durch die Ausführungen soll den Betreuerinnen und Betreuern in Pflegeeinrichtungen ein emotionales Nachempfinden der Lebenssituation ihrer Bewohner und Bewohnerinnen erleichtert werden. Neben der Vermittlung und Vertiefung fundierter Grundkenntnisse werden Möglichkeiten aufgezeigt, wie dieses Wissen in eine an der Individualität der alten Menschen orientierten Begleitung einfließen kann.

Im Anschluss an die Ausführungen über die Besonderheiten des Lebensabschnitts Alter und erste Ausblicke auf betreuungsbezogene Aspekte werden jene Bereiche dargestellt, die im Zusammenhang mit einer Fremdunterbringung von hoher Praxisrelevanz sind. Dabei wird ein weiter Bogen gespannt, der von der Aufnahme einer Bewohnerin oder eines Bewohners bis hin zu seinen letzten Stunden in der Institution Altenheim reicht. Dementsprechend kommen die Themen Kommunikation, Schmerz, Demenz, Trauer und Sterbebegleitung zur Sprache: Wie können Gespräche gelingen? Welche Möglichkeiten der Schmerzlinderung stehen zu Verfügung? Was ist im Umgang mit dementen Menschen zu berücksichtigen? Wie kann man auf Trauernde zugehen? Was brauchen Menschen in ihren letzten Lebensstunden? Antworten auf diese und ähnliche Fragen sollen professionellen Begleiterinnen und Begleitern Basisinformationen, Orientierungshilfen und Denkanstöße liefern. Schließlich wird auch der Frage nachgegangen, wie es gelingen kann, einen bedürfnisorientierten Pflegeansatz in den Institutionen zu implementieren. Anhand eines konkreten Projekts aus der Pflegepraxis kann aufgezeigt werden, welche Vorteile dieser Ansatz sowohl für die Mitarbeiter und Mitarbeiterinnen als auch für die Bewohner und Bewohnerinnen und deren Angehörige hat. Ergänzt und konkretisiert werden die theoretischen Ausführungen durch Beispiele aus dem Lebensalltag von Bewohnern und Bewohnerinnen. Sie machen sichtbar, wie unterschiedlich die an einer bedürfnisorientierten Altenpflege ausgerichteten Begleitungen ausfallen können. Dabei wird auch deutlich, wie wichtig die Arbeit an einer »inneren Haltung« aller am Pflegeprozess Beteiligten ist, wie sehr fachliche und überfachliche Fähigkeiten und Fertigkeiten der Mitarbeiter und Mitarbeiterinnen zum Wohl aller einfließen und so nicht nur zu einer erhöhten Betreuungszufriedenheit seitens der Bewohner und Bewohnerinnen führen, sondern auch zu einer größeren Berufszufriedenheit der in einer Altenpflegeeinrichtung Tätigen.

Ziel der vorliegenden Arbeit ist es, dem ganzen Team einer Einrichtung einen Zugang zu Dimensionen der Begleitung zu ermöglichen, die den Rahmen enger fachlicher Qualifizierung und Spezifizierung ergänzen und erweitern. Ganzheitliche Betreuungs- und Pflegekonzepte in die Pflegerealität umzusetzen bedarf einer fachspezifischen und fachübergreifenden Schulung, aber auch einer intensiven Auseinandersetzung mit persönlichen Werten und inneren Grundhaltungen. In einem ausgewogenen Zusammenspiel dieser Elemente kann Pflege eine neue Qualitätsdimension erreichen und sich nachhaltig positiv auf das Klima in den Altenpflegeeinrichtungen auswirken. »Bedürfnisorientierte Altenpflege« liefert Bausteine für ein Gelingen dieses Pflegeansatzes und möchte so seine Umsetzung in möglichst vielen Pflegeeinrichtungen erleichtern. Dazu gehören aber auch Überlegungen über Maßnahmen im Sinne notwendiger Organisationsentwicklungsprozesse, um den Mitarbeiterinnen und Mitarbeitern für die optimale Umsetzung dieses Pflegeansatzes stützende Kontextbedingungen zu gewährleisten. »Bedürfnisorientierte Altenpflege« wendet sich demnach an alle, die in unterschiedlichsten Bereichen von Pflegeeinrichtungen tätig sind: Das Buch möchte verantwortlichen Pflegedienst- und Heimleitungen Mut machen, sich auf dieses Modell einzulassen UND allen Mitarbeitern und Mitarbeiterinnen Anregungen für ihre tägliche Arbeit mit alten Menschen geben.

# Alter – eine besondere Lebenszeit

*Monika Specht-Tomann*

M. Specht-Tomann, *Ganzheitliche Pflege von alten Menschen*,
DOI 10.1007/978-3-662-47505-8_2, © Springer-Verlag Berlin Heidelberg 2015

»Älterwerden heißt selbst ein neues Geschäft antreten; alle Verhältnisse verändern sich und man muss entweder ganz zu handeln aufhören oder mit Willen und Bewusstsein das neue Rollenfach übernehmen.« (Johann Wolfgang von Goethe)

Die professionelle Arbeit mit alten Menschen stellt eine besondere Herausforderung dar. Viele altersbedingte Erkrankungen und Einschränkungen stehen im Zentrum der Aufmerksamkeit Pflegender, viele Bedürfnisse sollen erkannt und so manche Wünsche erfüllt werden. Die Beschäftigung mit Menschen, die in ihren letzten Lebensabschnitt eingetreten sind und mit dem Übergang in eine Pflegeeinrichtung gleichsam ihre letzte Wohnstätte, ihr letztes Zuhause gefunden haben, kann berühren, bewegen, belasten, fordern – und manchmal überfordern. Eine schrittweise Annäherung an die Klientengruppe »alte Menschen« ist eine wichtige Voraussetzung für eine qualitativ hochwertige und subjektiv befriedigende Arbeit. Die nachfolgenden Ausführungen stehen unter dem Motto »Alter verstehen lernen«.

Zu Beginn stellt sich gleich die Frage, was den eigentlich unter Alter zu verstehen ist, welche Definitionen vorliegen, welche beschreibenden Merkmale herangezogen werden und welche Konsequenzen dies für den Einzelnen aber auch für die Gesellschaft hat. »Alt ist nicht gleich alt« – diesem Satz werden viele zustimmen und dies auch mit zahlreichen Beispielen aus ihrem privaten oder beruflichen Umfeld belegen. Jeder Mensch hat seine eigenen Vorstellungen, die er mit dem Begriff Alter verbindet. Sehr häufig werden diese Vorstellungen von sogenannten primären Erfahrungen aus der unmittelbaren Lebensrealität des Einzelnen bestimmt. Wer den eigenen Großvater als rüstigen und bis ins hohe Alter selbstständigen Mann erleben durfte, wird dieses Bild abspeichern und gegebenenfalls im Berufsalltag wieder beleben und gleichsam als Hintergrundbild dem eigenen pflegerischen und kommunikativen Verhalten hinterlegen. Wer hingegen einen wichtigen Menschen aus seiner primären Familie im Alter als unselbstständig und auf die Hilfe anderer angewiesen erlebte, wird mit einem ganz anderen inneren Bild auf alte Menschen zu gehen. Diese primären Erfahrungen graben sich oft tief in die individuelle Erinnerungslandschaft

ein, auch wenn sie den Betroffenen selten explizit bewusst sind. Tief im Inneren trägt jeder gleichsam eine eigene sehr persönlich gefärbte Definition von Alter mit sich, die durch mehr oder weniger bewusst selektierte Wahrnehmungen und Informationen gefestigt und unterstrichen wird. Neben den Erlebnissen aus Kindheit und Jugend mit alten Menschen spielen für den persönlichen Zugang zu Fragen rund um das Alter aber auch gesellschaftliche Aspekte eine große Rolle und bestimmen sozial relevante Dimensionen des zwischenmenschlichen Verhaltens.

> **In westlichen Industriestaaten beginnt aus sozialpolitischer Sicht mit dem Ende der Berufstätigkeit der Lebensabschnitt Alter.**

Bei dem Versuch der Quantifizierung dieses Lebensabschnitts gibt es verschiedene Definitionsvorschläge. Am gängigsten ist die von der Weltgesundheitsorganisation (WHO, ▶ www.who.int) vorgeschlagene Einteilung in ältere Menschen (60–70), alte Menschen (70–90), Hochbetagte (älter als 90) und Langlebige. In der Praxis hat sich eine gröbere Unterscheidung durchgesetzt. Demnach spricht man von den »jungen Alten« (55–75) und den »alten Alten« (älter als 75). Neben diesen rein an den erlebten Jahren festgemachten Definitionen, ist eine qualitativ differenzierende Herangehensweise im konkreten Umgang mit der Lebens- und Erlebenssituation der jeweils Betroffenen wichtig, worauf weiter unten noch eingegangen wird.

**Altersgliederung (WHO)**
- Ältere Menschen: 60–70 Jahre
- Alte Menschen: 70–90 Jahre
- Sehr Alte/Hochbetagte: älter als 90 Jahre
- Langlebige: älter als 100 Jahre

Ab wann sich jemand subjektiv alt fühlt oder sich dem Kreis der Alten zurechnet, wird von vielen Faktoren bestimmt. Eine wichtige Zäsur stellt in jedem Fall das Ende der Erwerbstätigkeit dar. Manche sprechen von einem »wohlverdienten Ruhestand«, andere von »geschenkten Jahren« – in jedem Fall beginnt eine Lebensspanne, die ein bedeutsamer

Bestandteil der individuellen Lebensgeschichte ist und sowohl individueller als auch gesellschaftlicher Ausgestaltung und Strukturierung bedarf.

Setzt man das Ende der Erwerbstätigkeit und die durchschnittliche Lebenserwartung – die derzeit in Europa für Männer bei 78 Jahren und für Frauen bei 84 Jahren liegt – in Bezug zueinander, bedeutet dies, dass Männer rund ein Viertel und Frauen rund ein Drittel ihrer Lebensjahre als »alte Menschen« verbringen – als Menschen, die nicht mehr im Erwerbsprozess stehen. In Jahren ausgedrückt handelt es sich um etwa 20 bzw. 26 Jahre! Auch wenn diese Zeitspanne von vielen Menschen noch sehr aktiv gestaltet und ausgefüllt werden kann, rücken doch immer auch Gedanken an einschneidende Veränderungen näher, die eine Pflegesituation ankündigen oder den Eintritt in eine Altenpflegeeinrichtung notwendig machen. Durch die Veränderungen in der Altersstruktur unserer Gesellschaft betreffen diese Prozesse durchaus nicht nur eine kleine Minderheit. Wirft man nämlich einen Blick auf die demografischen Daten unserer Gesellschaft, dann wird deutlich, dass sich die Altersstruktur innerhalb der westlichen Industriestaaten drastisch in Richtung einer Zunahme von sogenannten »Alten« verändert hat und dies laut aktueller Prognosen auch weiterhin tun wird.

Zu Beginn des vorigen Jahrhunderts konnte man die Altersverteilung in Form einer Pyramide darstellen, deren Basis ein großer Anteil an jungen Menschen bildete und an deren Spitze eine relativ kleine Anzahl alter Menschen stand. Dieses Bild hat sich über die Jahrzehnte dahingehend verändert, dass die Basis immer schmäler und der obere Bereich immer breiter wird. Mit anderen Worten: Es gibt immer weniger »Junge« und immer mehr »Alte«. Solch eine Entwicklung hat enorme gesellschaftspolitische Auswirkungen. Auf der individuellen Ebene bedeutet es, dass immer mehr Menschen den »Boden Alter« betreten und einen Zeitraum inhaltlich füllen können oder müssen, den die Generationen vor uns nur in seltenen Fällen überhaupt erreichten. Diesem Aspekt wird auf der öffentlichen Seite durch vielfältige Bildungsangebote, Veranstaltungen und Hinweise für eine aktive Lebensgestaltung Rechnung getragen. Dies ist so lange angemessen, als keine einschneidenden körperlichen, sozialen oder seelischen Einschrän-

kungen vorliegen. Und so ist ein weiterer wichtiger gesellschaftspolitischer Aspekt die Bereitstellung ausreichender Mittel und Ressourcen für die Versorgung, Betreuung und Pflege dieser großen Gruppe an Mitmenschen mit altersspezifischen Einschränkungen. Dass es sich dabei nicht um ein Randthema handelt, belegen Zahlen aus wissenschaftlichen Untersuchungen, die davon ausgehen, dass die Zahl der Pflegebedürftigen bis zum Jahr 2040 im Vergleich zum Jahr 2000 um ca. 60 Prozent oder gar um 75 Prozent steigen wird (Grünheid und Fiedler 2013).

- **Selbsterfahrungsimpulse**
- Ab wann ist jemand für Sie »alt«? Hat sich Ihre diesbezügliche Einschätzung im Laufe Ihres Lebens verändert?
- Welche alten Menschen konnten Sie in Ihrer Kindheit und Jugend im Kreis Ihrer Familie kennen lernen? Wie sind diese mit Ihrem Alter umgegangen – was ist Ihnen dabei positiv aufgefallen – was negativ? Wie ist man in Ihrer Familie mit alten Menschen und deren Hilfsbedürftigkeit umgegangen?
- Gibt es einen Zusammenhang zwischen den Erfahrungen mit »Alter« in Ihrer Vergangenheit und Ihrer Berufswahl?
- Welche Eigenschaften verbinden Sie mit »Alter«?
- Wie alt möchten Sie selbst werden?

Neben demografischen Aspekten und den damit verbundenen Auswirkungen sowohl auf individueller als auch gesellschaftlicher Ebene stellt sich die Frage nach adäquaten Begleit- und Betreuungsangeboten für alte Menschen. Die im nachfolgenden Märchen »Der alte Großvater und der Enkel« angesprochene Situation gehört zum Glück weitestgehend der Vergangenheit hat. Und doch wird in ihr ein Thema angesprochen, das für viele Familien wichtig ist: Wie wollen wir die alten Menschen unserer Familie begleiten, pflegen, betreuen?

*Es war einmal ein steinalter Mann, dem waren die Augen trüb geworden, die Ohren taub, und die Knie zitterten ihm. Wenn er nun bei Tische saß und den Löffel kaum halten konnte, schüttete er Suppe auf das Tischtuch, und es floss ihm auch etwas wieder aus dem Mund. Sein Sohn und dessen Frau ekel-*

ten sich davor, und deswegen musste sich der alte Großvater endlich hinter den Ofen in die Ecke setzen, und sie gaben ihm sein Essen in ein irdenes Schüsselchen und noch dazu nicht einmal genug, um satt zu werden. Da sah er betrübt nach dem Tisch und die Augen wurden ihm nass.

*Einmal auch konnten seine zittrigen Hände das Schüsselchen nicht festhalten, es fiel zur Erde und zerbrach. Die junge Frau schalt, er sagte nichts und seufzte nur. Da kaufte sie ihm ein hölzernes Schüsselchen für ein paar Heller, daraus musste er nun essen. Wie sie da so sitzen, so trägt der kleine Enkel von vier Jahren auf der Erde kleine Brettlein zusammen. »Was machst du da?«, fragte der Vater. »Ich mache ein Tröglein«, antwortete das Kind, »daraus sollen Vater und Mutter essen, wenn ich groß bin.« Da sahen sich Mann und Frau eine Weile an, fingen endlich an zu weinen, holten alsofort den alten Großvater an den Tisch und ließen ihn von nun an immer mitessen, sagten auch nichts, wenn er ein wenig verschüttete. (Der alte Großvater und der Enkel. Brüder Grimm 2009)*

Für die Pflege, Begleitung und Betreuung alter Menschen steht ein breites Spektrum unterschiedlicher Angebote zur Verfügung. Prinzipiell kann man zwischen jenen Formen der Betreuung und Begleitung unterscheiden, die in den eigenen vier Wänden angeboten werden, und jenen, bei denen es sich um eine sogenannte Fremdunterbringung handelt. Die »Betreuungslandschaft« wird ständig erweitert, ergänzt und den neuesten Erkenntnissen aus Forschung und Praxisevaluierung angepasst (Altmann 2014, Keller 2011, Ries 2012). Für Betroffene wie auch für deren Familien stellen sich viele Fragen, wenn sich der Bedarf an Unterstützung oder Pflege deutlich abzeichnet: Verbleib in der eigenen Wohnung bei Inanspruchnahme ambulanter Dienste oder Übersiedlung zu Angehörigen? 24-Stunden-Betreuung zu Hause oder Tagesklinik? Betreutes Wohnen oder ambulante Hausgemeinschaften? Quartierkonzepte oder intergenerative Wohnformen? Altenwohngemeinschaft oder Seniorenheim? Pflegeheim oder Demenzhaus? … Um den alten Menschen selbst und deren Angehörigen einen Überblick über die vielen vorhandenen Möglichkeiten zu geben, sind zahlreiche Broschüren und Ratgeber auf dem Markt, die man entweder bei einschlägigen Organisationen (z. B. Caritas,

Rotes Kreuz, Diakonie) oder über das Internet bekommen kann. Auch bieten viele Organisationen und Gemeinden Seniorensprechstunden an, in denen kompetente Mitarbeiter und Mitarbeiterinnen behilflich sind, ein den individuellen Bedürfnissen entsprechendes Betreuungskonzept zu entwickeln.

Der großen Zahl von alten Menschen, die Begleitung, Unterstützung, Betreuung und Pflege brauchen, stehen jene gegenüber, die sich für die Arbeit in geriatrischen Institutionen, in Altenpflegeeinrichtungen, in mobilen Betreuungsteams oder in der ehrenamtlichen Altenarbeit entschieden haben. Für diese große Gruppe von Begleiterinnen und Begleitern ist es hilfreich, einen Blick auf die besonderen Merkmale der Lebensspanne Alter zu werfen (Erikson 2008, Rentsch und, Zimmermann 2013, Riemann 2011). Welche biopsychosozialen Veränderungen sind typisch? Welche innerseelischen Prozesse bestimmen das Erleben im Alter? Welche Bedürfnisse treten in den Vordergrund? Welche Lebensthemen bestimmen den Alltag? Im Folgenden werden einige Aspekte angesprochen, die etwas Licht in den Bereich Alter und Altern bringen, den Umgang mit den Folgen von Alterungsprozessen erleichtern und eine persönliche Auseinandersetzung ermöglichen sollen.

## 2.1    Veränderungen im Alter

In der Alltagssprache wird ganz generell von »Alter« oder von »alten Menschen« gesprochen und nur selten ist damit eine ganz bestimmte Altersgruppe gemeint. Diese vage Begrifflichkeit entspricht durchaus den vielfältigen körperlichen, geistig-seelischen und sozialen Prozessen, die zwar einerseits mit dem Altwerden verbunden sind, die sich aber andererseits über einen längeren Zeitraum hin entwickeln. Schritt für Schritt, nach und nach setzen Veränderungen ein, die den Menschen in einen neuen Lebensabschnitt führen. Dieses Geschehen ist nicht nur am Lebensende zu beobachten. Im Laufe des Lebens kündigen sich immer wieder Entwicklungsschritte an, die zu vielfältigen Veränderungen führen. Es sind dies Veränderungen auf der körperlichen Ebene aber auch in der Art und Weise, wie soziale Kontakte gepflegt werden, wie man sich und seine Umwelt wahrnimmt, welche Empfindungen und Einstellungen man wesentlichen Lebensfragen gegenüber hat, wie man mit den eigenen Kräften umgeht und wie viel Energie zu Verfügung steht. Während diese Prozesse in der Jugend vorrangig mit Entwicklungs- und Entfaltungsmöglichkeiten verbunden sind, stehen im Alter andere Dinge im Vordergrund.

---

**Lebensbegleitende Veränderungen**

- Körperliche Veränderungen und vorhandene Energie
- Seelisches Erleben (Art und Weise der Empfindungen)
- Form und Gestaltung sozialer Kontakte
- Beziehung und Wahrnehmung der Umwelt (Zeit/Raum)
- Einstellung zu wesentlichen Lebensfragen

---

Über diese Prozesse Bescheid zu wissen und sich selbst in die eine oder andere altersspezifische Situation hineinzudenken, kann Pflegenden helfen, die Welt aus der Sicht der Pflegebedürftigen sehen zu lernen. Auch können alterstypische Erlebens- und Verhaltensweise besser verstanden und richtig gedeutet werden. Ein besseres Begreifen der Situation alter Menschen kann das Klima zwischen allen am Pflegeprozess Beteiligten verbessern und erleichtert die Pflege- und Begleitsituation. Nach einem kurzen Blick auf jene biologischen Prozesse, die nicht nur die Lebensspanne Alter charakterisieren sondern auch hinsichtlich einer bedürfnisorientierten Pflege relevant sind, wird der weitere Schwerpunkt der Ausführungen im psychosozialen Bereich liegen.

## 2.1.1 Biologische Veränderungen im Alter

Biologisch betrachtet ist das Altern des Körpers ein zum Leben gehörender Vorgang, dem man sich nicht entziehen kann und der nicht erst in einem fortgeschrittenen Alter beginnt. Als Leitsymptome biologisch bedingter Alterung werden die nach und nach abnehmende Leistungsfähigkeit aller Körpersysteme genannt sowie der sinkende Grundumsatz

des Energiestoffwechsels. In der einschlägigen Literatur findet man selten konkrete Altersangaben für alterstypische Veränderungen. Dies ist auf dem Hintergrund zu verstehen, dass Altern kein punktuelles Ereignis sondern ein prozesshaftes Geschehen ist (Zeyfang und Hagg-Grün 2012). Dazu kommt noch der Umstand, dass es große interindividuelle Unterschiede gibt, die zum einen genetisch bedingt, zum anderen vom jeweiligen Lebensstil geprägt werden. Für den Pflegealltag bedeutet es, sich auf eine ganze Bandbreite von Symptomen und Zustandsbilder einzulassen.

Welche altersbedingten körperlichen Veränderungen bestimmen häufig das Bild jener Menschen, die in Altenpflegeeinrichtungen begleitet und betreut werden?

- **Beispiele für körperliche Veränderungen im Alter**
- **Haut:** immer größer werdender Verlust an Elastizität und Festigkeit (Falten, Hautveränderungen)
- **Muskulatur:** fortschreitende Abnahme der Muskelfasern und der Muskelmasse bei gleichzeitig verstärkter Einlagerung von Binde- und Fettgewebe; Bewegungsmangel verstärkt den Prozess
- **Knochen- und Gelenkapparat:** Abnahme der Knochendichte → geringere Festigkeit der Knochen; geringere Belastbarkeit und gesteigerte Gefahr von Brüchen; Verlust an Elastizität von Sehnen, Bändern und Knorpelgewebe; Gelenksveränderungen, Zunahme von Verkalkungen und Verknöcherungen
- **Atmung:** fortschreitenden Elastizitätsverlust → reduzierte Sauerstoffaufnahme
- **Herz-Kreislaufsystem:** Einlagerung von Fett- und Bindegewebe im Herzmuskel, Abnahme von Muskelmasse; geringere Leistungsfähigkeit → sinkende Herzfrequenz, Abnahme des Sauerstofftransports, Erhöhung des arteriellen Blutdrucks
- **Immunsystem:** Aktivität nimmt ab → verzögerte Wundheilung, höhere Anfälligkeit für Infektionen, Tumorbildungen und andere Erkrankungen
- **Energiestoffwechsel:** kontinuierliche Abnahme des Grundumsatzes bereits ab dem mitt-

leren Erwachsenenalter, Bewegungsmangel beschleunigt den Prozess

- **Hormone:** Rezeptorenveränderungen der Zellen machen die hormonellen Steuerungsvorgänge anfällig für Fehler
- **Augen:** Linsenablagerungen (Verdickung, Trübung als Folge); Verlust an Elastizität (»Altersweitsichtigkeit«)
- **Gehör:** bereits ab der Lebensmitte kommt es häufig zu einer sogenannten Schallempfindungsstörung, die die Folge eines natürlichen Alterungsprozesses der Sinneszellen im Innenohr, der Haarzellen sowie des Hörnervs ist (Altersschwerhörigkeit: »Presbyakusis«); verschärft wird dies im Alter durch Überlastungen des Hörorgans (Lärm)
- **Geruch- und Geschmackssinn:** Anzahl der Sinneszellen im Bereich der Zunge und Nase nimmt ab → Geschmacksempfindung wird schwächer
- **Gehirn:** Abnahme der Gehirnmasse und Veränderungen an den Nervenzellen → Verlangsamung der Informationsverarbeitung, Abnahme der Arbeitsgedächtniskapazitäten, sinkende Aufmerksamkeits- und Konzentrationsfähigkeit; viele Defizite können jedoch durch die Reservekapazitäten des Gehirns kompensiert werden

Den oben angeführten altersbedingten Veränderungen kann man sowohl individuell als auch institutionell auf unterschiedliche Art und Weise begegnen. In diesem Zusammenhang sei auf den Begriff der Prävention hingewiesen (Buijssen und Hirsch 1997, Kuhlmey und Schaeffer 2008), der sowohl im privaten Bereich zu berücksichtigen ist, als auch integraler Bestandteil pflegerischer Tätigkeiten im Altenbereich sein sollte. Im Alltagverständnis wird Prävention mit Maßnahmen zur Vermeidung von Krankheiten oder bestimmten unerwünschten Verhaltensweisen gleichgesetzt und setzt zeitlich gesehen vor dem Eintreten einer Erkrankung oder Störung ein. Diese Auffassung deckt sich mit dem in der wissenschaftlichen Literatur verbreiteten Begriff der Primärprävention (Hurrelmann und Klotz 2014). Als Beispiele seien Informationen über gesunde Ernährung, Bewegung oder Stress-

vermeidung genannt, die Suchtprävention und der Bereich der Impfungen.

Alle Maßnahmen, die zu Beginn einer Erkrankung eingesetzt werden, bezeichnet man als Sekundärprävention. Sie dienen der Früherkennung von Krankheiten und Verzögerung des Krankheitsverlaufs bzw. dem Vorbeugen einer Chronifizierung. Unter Tertiärprävention werden Maßnahmen zusammengefasst, die nach bereits diagnostizierter Erkrankung und Akutversorgung greifen. Ihr Ziel ist es, Rückfällen, Folgeschäden und Verschlechterungen entgegenzuwirken und Komplikationen zu verhindern. In diesen Bereich fallen beispielsweise alle rehabilitativen Maßnahmen.

Quartäre Prävention schließlich bezieht sich auf therapeutisches Handeln, das dem Einsatz von »zu viel« an Medikamenten und Maßnahmen entgegenwirkt. Hier gibt es Überschneidungen mit palliativen Versorgungskonzepten. Auch in der Palliativmedizin und in der palliativen Pflege geht es darum, dem hippokratischen Grundsatz (»primum non nocere«) zu folgen und im jeweiligen Einzelfall sehr genau abzuwägen, welche medizinischen Eingriffe auch im Sinne der Überlegung »Lebensqualität vor Lebensquantität« zu tätigen sind und in welchem Kosten-Nutzen-Verhältnis diese für den Patienten stehen. Neben der Frage nach geeigneten Medikamenten und deren Dosierung werden im Sinne einer quartären Prävention bzw. palliativer Versorgung besonders auch invasive Verfahren – diagnostische oder therapeutische Maßnahmen, die in den Körper eindringen – hinterfragt (Hasseler 2011).

---

**Stufen der Prävention**
- **Primäre Prävention:** Maßnahmen zum Erhalt der Gesundheit; zeitlicher Beginn: vor dem Auftreten einer Krankheit; Ziel: Auftreten von Krankheiten soll verhindert werden
- **Sekundäre Prävention:** Maßnahmen, um Krankheiten frühzeitig zu erkennen; zeitlicher Beginn: frühes Stadium einer Krankheit (oft besteht bei den Patienten kein Krankheitsgefühl bzw. -wissen); Ziel: Fort-

schreiten oder überdauerndes Auftreten soll verhindert werden

- **Tertiäre Prävention:** Maßnahmen, um Folgeschäden und Rückfälle zu vermeiden (Abschlussbehandlungen, Rehabilitation); zeitlicher Beginn: fortgeschrittenes Stadium der Krankheit; Ziel: weiteres Voranschreiten eindämmen, Verhinderung von Folgeschäden und Komplikationen, Minimierung von Risikofaktoren
- **Quartäre Prävention:** Maßnahmen, um unnötige medizinische Interventionen und überhöhte Medikamentengaben zu vermeiden; zeitlicher Beginn: krankheitsabhängig; Ziel: »primum non nocere« (»zuerst einmal nicht schaden«)

Menschen, die in der Altenpflege tätig sind, werden täglich mit zahlreichen Auswirkungen der bereits genannten altersbedingten Symptome konfrontiert und müssen auf unterschiedlichen Ebenen Pflegemaßnahmen setzen. Das reicht von kurativen, also auf Heilung abzielenden Aspekten pflegerischen Handelns bis hin zu palliativen Ansätzen, bei denen lindernde Maßnahmen im Vordergrund stehen. Dabei wird es immer wieder notwendig sein, sich mit den Zielen und Aufgaben der Prävention – und hier in erster Linie der Tertiär- und Quartärprävention auseinanderzusetzen. Eine besondere Herausforderung stellt die Tatsache dar, dass viele der oben erwähnten Symptome zwar »normale« Veränderungen und somit nicht per se als Krankheit einzustufen sind, jedoch von den Betroffenen selbst und deren Angehörigen als große Belastung empfunden werden und sehr wohl das Gefühl von »Kranksein« auslösen (▶ Abschn. 2.3). Körperliche Erfahrungen wie Schmerz, Einschränkungen, Funktionsminderungen u. Ä. betreffen immer den ganzen Menschen und lösen ganzheitliche Reaktionen aus (▶ Abschn. 3.2). Eine bedürfnisorientierte Pflege muss die Kettenreaktionen mit bedenken, die beispielsweise deutlich eingeschränkte Bewegungsmöglichkeiten, reduziertes Seh- oder Hörvermögen, Nachlassen der geistigen Fähigkeiten oder häufig auftretende Atemnot auslösen. Es gilt

auf unterschiedlichen Ebenen der Pflege, Betreuung und Begleitung zu reagieren und ein breites Unterstützungsnetz aufzubauen. Um dies personenzentriert umsetzen zu können, sind Informationen über psychosoziale Prozesse hilfreich, die das Altern ebenso begleiten wie die bereits angeführten körperlichen Bereiche.

## 2.1.2 Psychosoziale Veränderungen im Alter

Eine Reihe namhafter Wissenschaftler haben sich mit Fragen zur lebenslangen Entwicklung des Menschen befasst und deutlich gemacht, dass jedem Lebensabschnitt eine ganz besondere Bedeutung zukommt. Für die meisten entwicklungspsychologischen Modelle ist es typisch, dass keine konkreten Zahlenangaben gemacht werden, vielmehr wird von »Lebensalter«, »Lebensabschnitt« oder »Lebensphase« gesprochen, wobei das Heute eines Menschen jeweils auf dem Hintergrund seiner Vergangenheit und in Hinblick auf seine Zukunft beschrieben wird (Backes und Clemens 2013, Guardini 2008). In jedem der beschriebenen Lebensabschnitte stecken gleichermaßen Chancen wie Gefahren und jeder Lebensabschnitt hält bestimmte Aufgaben bereit, die es zu bewältigen gilt. Zum tieferen Verständnis einzelner Lebensabschnitte liefern die Arbeiten von Erik Erikson einen wichtigen Beitrag (Erikson 2008). Beschreibend nähert er sich dem jeweiligen Entwicklungsabschnitt und versucht die momentane Situation auf dem Hintergrund der gelebten Jahre und in Hinblick auf die Zukunft zu erfassen und zu erklären. In jedem Abschnitt sind andere Menschen und Menschengruppen für die Bewältigung der Entwicklungsaufgaben wichtig und haben eine große soziale Bedeutung. Auch sollte in jedem Abschnitt eine bestimmte Lebenskrise überwunden werden, die zu neuen seelischen, sozialen und geistigen Fähigkeiten und Fertigkeiten führt. Zudem lassen sich bestimmte Lebensthemen finden, die den Menschen gleichsam als »Hauptthemen« auf dem Weg vom Säugling zum alten Menschen begleiten. Als Ich-Botschaften lassen sie sich wie folgt zusammenfassen:

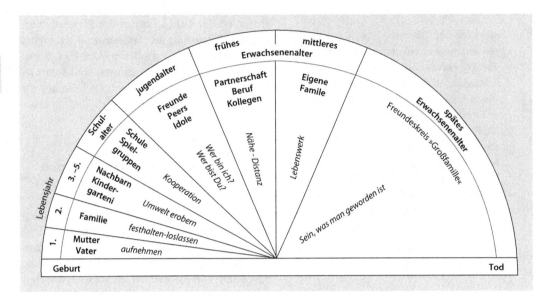

□ **Abb. 2.1**   Lebensbogen

**Themenschwerpunkte in unterschiedlichen Lebensphasen:**
»Ich bin, was man mir gibt.« (Säuglingsalter)
»Ich bin, was ich will.« (Kleinkindalter)
»Ich bin, was ich mir vorstellen kann zu werden.« (Spielalter)
»Ich bin, was ich lerne.« (Schulalter)
»Ich bin, was ich bin.« (Pubertät)
»Ich bin, was mich liebenswert macht.« (frühes Erwachsenenalter)
»Ich bin, was ich bereit bin zu geben.« (Erwachsenenalter)
»Ich bin, was ich mir angeeignet habe.« (Alter)

Die Vorstellung, dass das Leben sich wie ein Bogen von der Geburt bis zum Tod darstellen lässt (□ Abb. 2.1), verweist auf »aufsteigende« und »absteigende« Tendenzen in der Entwicklung jedes Einzelnen. Dabei geht es durchaus nicht nur um ein »Mehr« oder »Weniger« an Aktivität, Können, Wissen, Fähigkeiten, sondern um Entwicklung und Veränderung. In der Anpassung jedes Einzelnen an die unterschiedlichen Aufgaben jeder Entwicklungsstufe und der Überwindung spezieller Lebenskrisen liegt die eigentliche Leistung im

Verlauf der persönlichen Lebensgeschichte. Je nach Lebensabschnitt stellen sich dem Menschen nicht nur andere Aufgaben und Möglichkeiten, sondern auch die sozialen Bezugspunkte verändern sich. Während beispielsweise für das kleine Kind die Eltern und die Familie wichtige Stützen sind, tritt im Jugendalter die Gruppe der Gleichaltrigen in den Vordergrund und stellt jenen Rahmen dar, in dem die Frage »Wer bin ich?« – die Identitätsfrage – gestellt wird. Später bringen das Hineinwachsen in eine Partnerschaft und der Blick auf die Möglichkeit, selbst Kinder zu bekommen, neue seelische und soziale Aufgaben, die mehr oder weniger gut bewältigt werden können. Schließlich geht es dann im Alter darum, gleichsam in einer Art Zusammenschau auf die Fülle der gelebten Jahre zu sehen, sich als Teil eines größeren Ganzen – »der Menschheit« – zu begreifen und zu einer inneren Ruhe, Weisheit und Gelassenheit zu kommen. Ob und in welchem Ausmaß dies gelingen kann, wird von den vorausgehenden Erfahrungen ebenso beeinflusst wie von den konkreten Lebensbedingungen und den Ressourcen, auf die man zurückgreifen kann. Hier spielt beispielsweise die Beziehungsfähigkeit der Mitarbeiterinnen und Mitarbeiter von Pflegeinstitutionen eine große Rolle, die den alten Menschen ganz wichtige Hilfestellungen anbieten

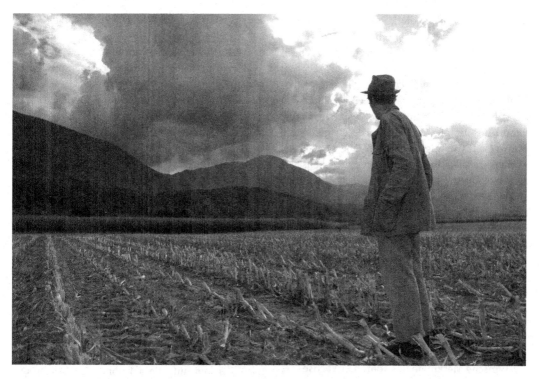

☑ **Abb. 2.2**   Rückschau auf die Ernte des Lebens. (Quelle: ▶ © www.spechtarts.com)

und so zu einem »Gelingen« des Altseins beitragen können. Nachfolgend wird auf Merkmale jener Altersabschnitte eingegangen, die im Rahmen bedürfnisorientierter Altenpflege von besonderer Relevanz sind.

### Das späte Erwachsenenalter

Welche Besonderheiten und Merkmale kennzeichnen die späten Lebensabschnitte? Das späte Erwachsenenalter wird als eine Zeit beschrieben, in der es vor allem im Bereich der zwischenmenschlichen Beziehungen zu drastischen Umstellungen kommt. Bei Ehepaaren, die Kinder haben, bricht die Zeit an, in der diese sich aus dem Familienverband der Kernfamilie lösen und eigene Wege gehen. Doch auch andere Abschiede kennzeichnen diese Lebensphase. Berufstätige sehen das Ende ihrer Erwerbstätigkeit nahen und müssen sich auf das Ende selbstverständlich gewordener Kontakte mit Kollegen vorbereiten. Das kann in einigen Fällen entlastend sein – meist jedoch entsteht durch den Wegfall regelmäßiger kollegialer Kontakte eine Leere, die nur durch aktives Handeln überwun-

den werden kann. Es gilt nun, die sozialen Kontakte selbst zu initiieren, sich aus freien Stücken und ohne beruflich bedingte Vorgaben mit den Menschen zu treffen, die einem wichtig sind. Die sozialen Kontakte spielen sich in diesem Lebensabschnitt in aller Regel mit gleich gesinnten Menschen ab, mit denen man Ideen, Vorstellungen und Interessen teilt, die eine ähnliche Weltanschauung vertreten oder sich in einer ähnlichen Situation befinden. Als Orientierungshilfen im sozialen Miteinander dienen persönliche Erfahrungen und die daraus gewonnen Lebensweisheiten.

Auf der körperlichen Ebene machen sich spätestens jetzt viele kleine und größere Einschränkungen bemerkbar (▶ Abschn. 2.1.1). Auch das seelische Erleben wird immer öfter durch die Vorgänge rund um das Altwerden und das Näherrücken des eigenen Endes bestimmt. Die Vergänglichkeit liegt gleichsam in der Luft und führt oft zu dem Bedürfnis, das eigene Leben noch einmal Revue passieren zu lassen, die Ernte des Lebens zu betrachten (☑ Abb. 2.2), erzählend neu zu beleben oder in

**2**

schriftlicher Form für die kommende Generation zu bewahren. In der Rückschau auf das gelebte Leben können Zufriedenheit und Dankbarkeit im Vordergrund sein – oder auch Bedauern über all das, was nie mehr möglich sein wird. Im Mittelpunkt des seelischen Erlebens stehen Bemühungen, aus der Fülle gelebter Erfahrungen jene herauszufiltern, die für die individuelle Lebensgestaltung sinnvoll und wichtig erscheinen. Die sogenannte psychosoziale Krise, die es in diesem Lebensalter zu überwinden gilt, liegt demnach in einer Auseinandersetzung mit all den Veränderungen, die für dieses Lebensalter typisch sind. Gelingt es dem Einzelnen, dies zu akzeptieren, kann sich eine neue Form von Zufriedenheit einstellen, ein Gefühl der Lebenserfülltheit und inneren Sicherheit. Bedauern bis Verzweiflung machen sich dagegen dort breit, wo es nicht gelingt, in einem Prozess der Anpassung und Neuorientierung die auftretenden Veränderungen anzunehmen.

> **Typische Merkmale des späten Erwachsenenalters**
> - Psychosoziale Krise: »Erfüllung versus Verzweiflung«
> - Personaler Umkreis: Partner, Familie, Freunde; »Menschen meiner Art«
> - Sozialordnung: »persönliche Lebensweisheiten«
> - Erlebnisform: »sein, was man geworden ist«
> - Durch Überwindung der Krise erworbene Grundhaltung: »individuelle Weisheit«

## Das Greisenalter

Wie lange die Lebensphase des späten Erwachsenenalters dauert, ist von Mensch zu Mensch verschieden und lässt sich – wie auch bei allen anderen Lebensabschnitten – nicht exakt bestimmen. Bei einigen Menschen kommt es zu einem fließenden Übergang von der Selbstständigkeit hin zu einem immer größeren Maß an benötigter Unterstützung. Bei anderen wiederum können körperliche oder psychosoziale Veränderungen gleichsam über Nacht das Stadium des späten Erwachsenenalters beenden und einen neuen Lebensabschnitt ein-

läuten. Wenn sich der Lebensbogen deutlich neigt, tritt der alte Mensch in jene Phase ein, die auch mit dem Begriff Greisenalter umschrieben wird.

In vielen Fällen ist dies jener Lebensabschnitt, in dem die meisten Menschen eine Pflege oder zumindest vielfältige Unterstützung brauchen. Der persönliche Umkreis, in dem sich soziale Kontakte abspielen, bleibt oft auf Betreuer, Pfleger und Begleiter beschränkt – ob zu Hause, in einem Heim oder einem Krankenhaus. Die freie Wahl sozialer Ansprechpartner wird ebenso zunehmend eingeschränkt, wie auch viele andere Möglichkeiten, das Leben nach eigenen Vorstellungen zu gestalten. Der hoch betagte alte Mensch muss sehr viele Verrichtungen rund um seine ureigensten Wünsche und Bedürfnisse an andere abgeben – das fällt oft sehr schwer und stellt für viele eine große seelische Belastung dar. Die Fähigkeit, sich einem anderen Menschen in seiner eigenen Hilfsbedürftigkeit anvertrauen zu können, wird so zu einem entscheidenden Element für ein gutes soziales Miteinander.

Auf der körperlichen Ebene treten nach und nach Zeichen auf, die auf abnehmende Körperfunktionen hindeuten. Es wird beispielsweise für den alten Menschen mühsam, Arme und Beine zu koordinieren und auch das Sprechen wird langsamer. Viele Dinge, die früher leicht und wie selbstverständlich zu erledigen gingen, werden zu unüberwindbaren Hürden und machen die soziale Abhängigkeit wiederum deutlich sichtbar. Auch eine aktive Auseinandersetzung mit der Umwelt wird immer seltener, die Menschen ziehen sich mehr und mehr in ihre innere Bilderwelt zurück und durchleben oft weit zurückliegende Dinge zum wiederholten Mal. Vieles, was früher wichtig war, wird gut erinnert und bekommt in der Erinnerung neuen Glanz. Demgegenüber fällt alles, was im Augenblick erlebt wird rasch ins Vergessen. Manchmal treten auch Wesensmerkmale verdichtet bis überzeichnet hervor, die man für diesen Menschen als typisch bezeichnet hat. Aus einer sparsamen Frau kann eine geizige alte Frau werden, aus einem aufschäumend temperamentvollem Mann ein wütend-aggressiver alter Mann, aus einer schüchternen Frau eine alles erduldende alte Frau …

Ein Begleiter drückte das in einem Gespräch so aus: »Ich hatte das Gefühl, ganz zum Schluss hat sich ihr Wesen in gewissem Sinn vollendet.« Was sich schon Jahre zuvor als Auseinandersetzung mit den großen und kleinen Abschieden des Lebens angedeutet hatte, findet nun im bewussten Zugehen auf den Tod seine Fortsetzung (▶ Abschn. 3.4). In der Auseinandersetzung mit der letzten psychosozialen Lebenskrise können Menschen zu einer großen inneren Zufriedenheit gelangen. Wenn kein positiver Abschluss, keine positive Lebensbilanz und keine versöhnliche Grundhaltung erreicht werden, stellt sich oftmals Verbitterung und seelische Verhärtung ein.

---

**Typische Merkmale des Greisenalters**
- Psychosoziale Krise: »Zufriedenheit oder Verbitterung«
- Personaler Umkreis: »Menschen, die mich pflegen und begleiten«
- Sozialordnung: »sich anvertrauen können«
- Erlebnisform: »Wissen, dass man einmal nicht mehr sein wird«
- Durch Überwindung der Krise erworbene Grundhaltung: »Versöhnung«

---

Den Gedanken, dass menschliches Leben in verschiedenen Abschnitten verläuft und wir immer wieder herausgefordert sind, Altes und Vertrautes aufzugeben und loszulassen, um uns neuen Aufgaben und Herausforderungen zu stellen, hat Herman Hesse in seinem Gedicht »Stufen« auf eindrucksvolle Weise dargestellt. Er vergleicht darin das Leben der Menschen mit dem Werden, Wachsen und Vergehen in der Natur. Die Bereitschaft Abschiedzunehmen stellt eine wichtige Voraussetzung für positive Erfahrungen mit Neuem dar – und das bis zum letzten Atemzug:

> » Wohlan denn, Herz, nimm Abschied und gesunde!
> (Hermann Hesse)

## 2.2 Altern aus der Sicht von Defizit- und Aktivitätsmodellen

Im Alltagsverständnis der meisten Menschen wird »alt« mit »am Ende des Lebens« gleich gesetzt und meint jene Lebensspanne, die mit dem Tod ihr Ende findet. Assoziativ verbunden sind mit dem Alter gemeinhin eine schlechte Gesundheit, die Abnahme der Beweglichkeit, die Abnahme geistiger Fähigkeiten, häufiges Auftreten von Behinderung, die Abnahme der Leistungsfähigkeit und letztendlich die Pflegebedürftigkeit. In diesem Zusammenhang ist auch von einem defizitären Altenmodell die Rede. Begriffe wie »roleless role« oder »disengagement-theorie« aus der Altensoziologie gehen speziell auf die vielen unterschiedlichen Verlustsituationen ein, z. B. der Auszug der Kinder, der Wegfall beruflicher Kontakte, der Verlust von Freunden und Verwandten, des Partners und vieler Menschen der eigenen Generation. Setzt man die Brille des Defizitmodells auf, steht Inaktivität statt Aktivität, Defizit statt Kompetenz, Sinnlosigkeit statt Perspektiven und Rückzug statt Engagement im Vordergrund subjektiven Empfindens alternder Menschen. Die oft gehörte Aussage: »Schließlich bin ich jetzt in meinem wohlverdienten Ruhestand!« unterstreicht die passive Herangehensweise an das eigene Alter.

Natürlich entsprechen viele Elemente des Defizitmodells der Realität alternder und alter Menschen. Es ist Faktum, dass körperliche Einschränkungen auftreten, die Leistungskraft sinkt oder die innere Spannkraft nachlässt (▶ Abschn. 2.1). Es ist auch Faktum, dass das Wegsterben liebgewordener Weggefährten nicht nur die eigenen sozialen Bezüge verändern, sondern auch die eigene Endlichkeit deutlicher vor Augen führt. Viele kleine und größere Trauerprozesse (▶ Abschn. 2.5.2) begleiten alternde Menschen – unabhängig, welchem theoretischen Modell man folgt! Diese zu würdigen, auf sie einzugehen und durch biografische Elemente im Gespräch zu begleiten, ist eine wichtige Aufgabe einer bedürfnisorientierten Altenbegleitung.

> ❯ Bei sogenannten **Defizitmodellen** des Alterns stehen die negativen Seiten der Alterungsprozesse im Vordergrund. Im Mittelpunkt der Betreuungs- und Begleitaufgaben stehen Bemühungen, bestehende Defizite aufzufangen oder/und zu kompensieren.

Die Forschungsansätze der letzten Jahrzehnte weisen auf eine andere Sichtweise im Umgang mit der Situation alter Menschen hin (Backes und Clemens 2013). Dabei geht es um die Erforschung jener Be-

**❏ Abb. 2.3**   Unterschiedliche Zugänge zum Thema Altern: »Das Glas ist halb voll – das Glas ist halb leer«. (Quelle:
▶ © www.spechtarts.com)

dingungen, die es möglichen machen, die kognitiven Reserven und Potenziale im Alter effizient zu nützen. Man spricht in diesem Zusammenhang auch von Aktivitätsmodellen. Im Mittelpunkt dieser Modelle stehen Bemühungen, Fähigkeiten und Fertigkeiten alter Menschen so zu schulen, dass ein selbstständiges, selbstverantwortliches und intellektuelles Leben in einer anregenden und unterstützenden sozio-ökonomischen Umwelt möglichst lang aufrecht erhalten werden kann. Aus einem »wohlverdienten Ruhestand in Passivität« können aus subjektiver Sicht so vielleicht »gewonnene Jahre« oder sogar noch »goldene Jahre« werden. Dies ist nicht zu verwechseln mit dem »forever young«-Bild, das besonders durch die Werbung propagiert wird, und ein deutlich verzerrtes Bild der Lebensrealität alter Menschen zeichnet. Das Aktivitätsmodell hat in zahlreiche Pflegekonzepte Eingang gefunden, die unter dem Schlagwort »ak-

tivierende Pflege« oder »aktivierende Förderung« in der einschlägigen Literatur beschrieben werden (Matolycz 2011).

> ▶ Bei den sogenannten **Aktivitätsmodellen** stehen Anregung, Förderung und Unterstützung im Mittelpunkt von Betreuung und Begleitung alter Menschen. Als Anknüpfungspunkt dienen bestehende Fähigkeiten und Fertigkeiten.

Im direkten Kontakt mit alten Menschen merkt man meist recht rasch, ob in deren Selbstwahrnehmung und im Umgang mit den kleinen und großen Mühen des Alters das Lebensglas eher »halb voll« oder »halb leer« ist (❏ Abb. 2.3). Diese Einschätzung folgt auf der individuellen Ebene den jeweiligen Aspekten der angesprochenen theoretischen Modelle. Woher der persönliche Zugang und Umgang mit dem eigenen Altern kommt, bleibt Begleitern oft verborgen und tritt in vielen Fällen erst im Laufe einer längeren Begleitsituation, die Raum für biografiegeleitete Gespräche lässt (▶ Abschn. 3.1.3), zu Tage. Auf einer objektiven Ebene wird der Prozess des Alterns von einer Reihe unterschiedlicher Faktoren beeinflusst. Zu nennen sind in diesem Zusammenhang Umweltfaktoren, soziokulturelle Dimensionen, individuelle Anlagen und Prädispositionen, der persönlicher Gestaltungswille und spezifische Krankheitsbilder mit den für sie typischen Veränderungen und Auswirkungen auf die Betroffenen. Bei der Suche nach einem idealen Betreuungs- und Begleitangebot für einen alten Menschen werden körperliche Prozesse ebenso als Parameter herangezogen wie die persönliche Einschätzung der Situation durch die Betroffenen oder deren Betreuer. Neben einer genauen körperlich-geistigen Iststand-Analyse tritt eine weitere Frage in den Mittelpunkt: Was macht alte Menschen zu zufriedenen Alten? Warum findet beispielsweise der eine trotz schwerer Einbußen auf körperlicher und sozialer Ebene immer noch sehr viel Positives und Lebenswertes an seiner Situation und blickt zufrieden in die Zukunft? Warum kommt ein anderer trotz geringen Einbrüchen und einem intakten sozialen Umfeld aus dem Jammern und Klagen nicht heraus? Kann man Bedingungen nennen, die zu einem subjektiven Wohlbefinden führen und dies trotz erheblicher Einschränkungen?

Erkenntnisse aus den Arbeiten von Altenforschern – allen voran von Leopold Rosenmayr und Paul Baltes – zeigen, dass sich ein subjektives Gefühl von Zufriedenheit und Wohlbefinden dann einstellt, wenn Menschen aktive Zukunftsüberlegungen anstellen (Baltes und Eckensberger 1997, Rosenmayr 1989, 2007). Das bedeutet, sich mit den Veränderungen auf den verschiedensten Ebenen aktiv auseinanderzusetzen und in einer Art von Voraussicht Schritte zu setzen, die einem das Gefühl vermitteln, wenigstens zu einem kleinen Teil Baumeister der eigenen Lebensumstände zu sein. In diesem Zusammenhang sei auf den von Paul Baltes beschriebenen SOK-Prozess hingewiesen, der zwar über alle »Lebensspannen« hinweg ein wichtiger Regulator ist, jedoch im Alter besonders bedeutsam wird. Eine erfolgreiche Entwicklung im Altern kann auch als gut abgestimmtes Zusammenwirken

von Selektionen, Optimierung und Kompensation beschrieben werden. Durch die vielfältigen altersbedingten Prozesse ist es besonders sinnvoll und notwendig, eine klare Auswahl angestrebter Ziele zu treffen (**S**elektion), sich genau zu überlegen, wie man diese am leichtesten erreichen (**O**ptimierung) und wie man dabei bestimmte Schwächen, Einschränkungen oder Ausfälle ersetzen kann (**K**ompensation). Diese Vorgehensweise steht in deutlichem Kontrast zu den häufig anzutreffenden Formen des Wegschiebens und Verdrängens wahrgenommener Alterserscheinungen.

**Beispiel**

Andrea war ihr ganzes Leben lang eine gute Musikerin und Sängerin. Mit zunehmendem Alter – sie war zum Zeitpunkt des Gesprächs knapp 80 Jahre alt – merkte sie ein deutliches Nachlassen ihrer Hör- und Merkfähigkeiten. Auch hatte sie Gehprobleme, die es ihr immer schwerer machten, an den regelmäßigen Musiziertreffen teilzunehmen. Aber die heiß geliebte Musik aufzugeben – nein, das konnte und wollte sich Andrea gar nicht vorstellen. Doch etwas musste getan werden! Andrea hat sich dann entschlossen, einen kleinen Kreis von Musikern zu regelmäßigen Treffen zu sich nach Hause einzuladen und die Auswahl der Stücke auf einige wenige zu beschränken. Um auch einen entsprechend wertvollen Beitrag im Chor zu liefern, übte Andrea mehr als bisher und dieses zusätzliche Üben erfüllte sie mit großer Freude. Der Schwierigkeit, sich neue Stücke zu merken oder zu erlernen, ging sie insofern aus dem Weg, als sie ihre Kolleginnen und Kollegen bat, doch »unsere guten alten Stücke« zu spielen oder nur solche einzuüben, die »so ähnlich sind«. Andrea folgte unbewusst jenem Prinzip der Selektion (es wurden nur einige wenige Musikstücke ausgewählt), Optimierung (sie übte auch außerhalb der gemeinsamen Abende) und Kompensation (exaktes Wiedergeben von »Altem« ließ die Schwierigkeiten beim Einstudieren neuer Stücke verblassen). Die gesamte Vorgehensweise von Andrea kann als »kompensatorische Maßnahme« betrachtet werden und ist ein bemerkenswertes Beispiel einer aktiven Auseinandersetzung mit altersbedingten Defiziten und der Suche nach Lösungsmöglichkeiten.

**2**

Manche Menschen beginnen, sich zu einem relativ frühen Zeitpunkt in ihrer Lebensgeschichte bewusst mit aktuell nötigen Anpassungsprozessen zu beschäftigen. Dies kann einer zukünftigen Überforderung vorbeugen, Lernprozesse in Gang setzen und zu einem gesteigerten Wohlbefinden führen. Doch auch in fortgeschrittenem Alter können Menschen angeleitet werden, ihren Handlungsspielraum nach dem SOK-Modell aktiv zu gestalten. Diese Erkenntnis kann für alle, die mit der Pflege und Begleitung alter Menschen betraut sind, von großer Bedeutung sein. Auch wenn der Handlungsspielraum alter Menschen kleiner und kleiner wird, auch wenn die Umsetzung der einen oder anderen »Zukunftsbemühung« den Pflegealltag erschwert, sollten Menschen angeregt werden, jede noch so kleine Chance zur Selbstverwirklichung und Lebensgestaltung zu ergreifen. Sie können dabei unterstützt werden, die geeignete Selektion ihrer Ziele vorzunehmen und Wege zu finden, diese gemäß ihrer Möglichkeit optimal zu erreichen. Durch kompensatorische Handlungen wird häufig der individuelle Aktivitätsradius erweitert und es ergeben sich neue Sichtweisen.

Die Möglichkeit, aus eigenen Stücken Ansprüche, Bedürfnisse und konkrete Handlungsabläufe gleichsam »zurückzunehmen« und irreversible Situationen als gegeben anzusehen, stellt für viele alte Menschen ein Stück Lebensqualität und persönliche Freiheit dar. Dabei spielt der Aspekt der Freiwilligkeit, der Eigenverantwortung und der individuellen Gestaltung eine dominante Rolle und steht in krassem Gegensatz zu einer Anpassung auf »Druck von außen«. Dies gilt es in Begleitsituationen besonders zu berücksichtigen. Wenn sich die persönliche Gesamtsituation im Alter drastisch verändert und wenn es offensichtlich ist, dass diese Veränderungen größtenteils irreversibel sind, bleibt es auf der persönlichen Ebene immer noch möglich, die Haltung gegenüber diesem Zustand zu verändern und so zu einer inneren Gelassenheit und einem subjektiven Wohlbefinden zu gelangen. Dort, wo dies nicht möglich ist, wo Verweigerung, Verdrängung und Verleugnung statt Akzeptieren die Oberhand gewinnen, kann die täglich neue Konfrontation mit der Lebensrealität einer tiefen seelischen Kränkung gleichkommen und nach und nach in eine psychosoziale Isolation führen.

> ⊙ **Altersbedingte Prozesse machen es notwendig, eine klare Auswahl angestrebter Ziele zu treffen (Selektion), genau zu überlegen, wie man diese am leichtesten erreichen (Optimierung) und wie es gelingen kann, bestimmte Schwächen, Einschränkungen oder Ausfälle zu ersetzen (Kompensation).**

Neben einer Beschäftigung mit Aspekten der Gegenwart und der gedanklichen Planung der Zukunft spielt für das subjektive Wohlbefinden auch die Möglichkeit eine Rolle, die Gedanken in die Vergangenheit wandern zu lassen. Es wird von älteren Menschen zumeist als sehr bereichernd erlebt, jemandem unter dem Motto »was hat mir geholfen« davon zu erzählen, wie man »damals« Zukunft gestaltet hat (▸ Biografiearbeit, Abschn. 3.1.3). Es tut ganz offensichtlich nicht nur gut, tatsächliche Zukunftsgestaltung vorzunehmen, sondern auch mit einem Menschen über das zu sprechen, was einst wichtig und möglich war und was dem Leben Sinn und Freude verlieh. Vielleicht lässt sich auch leichter entdecken, welche kleinen Wünsche man doch noch umsetzen kann – in der Realität oder zumindest in Gedanken. An dieser Stelle sei auch auf die große Bedeutung von Zufriedenheit und einer positiven Lebensbilanz hingewiesen. »Positiv« meint nicht, dass das Leben rückblickend nur als schön, einfach und gut beschrieben wird, »positiv« bedeutet vielmehr, dass der Mensch zu seinem gelebten Leben steht und einen inneren Sinnzusammenhang herstellen kann, wie es beispielsweise im Text »Der Clown« zum Ausdruck kommt:

> ❯❯ **Der Clown**
> Am Ende des Lebens
> glücklich:
> Das Scheitern
> war der Weg.
> (Wolfgang Schuster)

## 2.3 Was das Altern schwer machen kann: vom Umgang mit Kränkungen

Im Laufe der gelebten Jahre entwickelt jeder Mensch seine ganz eigenen Vorstellungen von sich selbst. Dieses – auch als Identität – bezeichnete Bild der eigenen Person betrifft alle Lebens- und Seinsbereiche. Petzold hat in diesem Zusammenhang auch von den tragenden Säulen der Identität gesprochen und benennt sie mit »Leiblichkeit, soziale Bezüge, Arbeit und Leistung, materielle Sicherheit und Werte« (Petzold 2004) (◘ Abb. 2.4). Solange der Lebensbogen eine aufsteigende Tendenz hat, sind diese Säulen bei den meisten Menschen stark und tragfähig und bekommen durch individuelle Erfahrungen ihren ganz eigenen »Schliff«. Im Detail bedeutet dies, dass der Körper vielfältige Aktivitäten zulässt, unterschiedlichste Belastungen aushält und mit den Gesundheit gefährdenden Anfechtungen gut zurechtkommt. Es bedeutet auch, dass die sozialen Kontakte lebendig und gestaltbar sind, das soziale Netz dicht ist und ein reger Austausch mit unterschiedlichsten Gesprächspartnern stattfinden kann. Die Säulen Arbeit und Leistung nehmen in diesem Zeitraum einen zentralen Platz in der Lebensgestaltung und Lebensführung ein. Zudem besteht eine gewisse Balance zwischen Entwicklungsgewinnen und Entwicklungsverlusten.

Was geschieht, wenn der Zenit des Lebensbogens überschritten ist? Was geschieht, wenn der Lebensbogen sich neigt? Meistens sind es kleine Anzeichen im körperlichen Bereich, die auf das langsame Brüchigwerden der Lebenssäulen hindeuten: Der Körper kann sich nicht mehr so rasch regenerieren, die Anfälligkeit gegenüber Krankheiten und Verletzungen steigt oder die Beweglichkeit einzelner Körperteile lässt drastisch nach. Auch die Konzentrationsfähigkeit ist nicht mehr »die alte« und das Gedächtnis weist die eine oder andere Lücke auf (► Abschn. 2.1). Nach und nach haben diese Veränderungen auch ihre Auswirkungen auf den Arbeitsbereich und die Leistungsfähigkeit des Einzelnen. Schließlich bleibt auch das soziale Netz nicht davor verschont, brüchig zu werden. Wichtige Seilschaften, die über viele Jahre des Lebens gehalten haben, verlieren ihre Kraft und Stärke durch den Verlust einzelner Mitglieder. Anstelle eines steten Zuwachses an Halt gebenden Kontakten tritt eine Abnahme nicht nur an Quantität sondern oft auch an Qualität der Beziehungen. Das Thema Vergänglichkeit und Endlichkeit tritt ganz konkret in das Bewusstsein und bleibt nicht länger mehr nur ein Gedankenspiel.

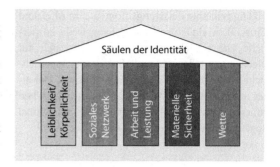

◘ **Abb. 2.4**   Säulen der Identität nach H. Petzold

Die individuellen Reaktionen alternder Menschen auf die unterschiedlichen Veränderungen und Einbrüche können recht verschieden ausfallen. Während die einen sehen können, dass beispielsweise das Ende einer bestimmten Aktivität einer anderen Tür und Tor öffnet – z. B.: »Ich kann jetzt nicht mehr regelmäßig Sport betreiben – dafür habe ich jetzt mehr Zeit und lese meinen Enkeln Bücher vor.« – kann das bei anderen tiefe Verzweiflung auslösen – z. B.: »Ich kann nicht mehr gut sehen und hören – da ist es wohl das Beste zu Hause zu bleiben, was soll ich da noch unter Menschen?« Doch jenseits individueller Unterschiede werden sich Menschen im letzten Abschnitt ihres Lebens immer wieder der vielen Veränderungen bewusst, die unweigerlich darauf hindeuten, dass ihr Weg zu Ende geht. Rainer Maria Rilke fängt in seinem Gedicht »Ende des Herbstes« diese Stimmung auf besondere Weise ein:

**》 Ende des Herbstes**
Ich sehe seit einer Zeit
wie alles sich verwandelt.
Etwas steht auf und handelt
und tötet und tut Leid.
Von Mal zu Mal sind all
die Gärten nicht dieselben;
von den gilbenden zu der gelben
langsamen Verfall:
wie war der Weg mir weit.
Jetzt bin ich bei den leeren
und schaue durch alle Alleen.
Fast bis zu den fernen Meeren
kann ich den ernsten schweren
verwehrenden Himmel sehn.
(Rainer Maria Rilke)

Häufig genannte Belastungsmomente im Alter sind Einsamkeit, ein fehlendes Ziel, Langeweile, körperliche Gebrechlichkeit, Schwierigkeiten, sich auf Neues einzustellen und schließlich das unausweichliche Herankommen des eigenen Sterbens. Das alles macht traurig (▶ Abschn. 2.5.2). Alte Menschen müssen von vielem Abschied nehmen – manchmal sogar von allem, was einmal wichtig war.

---

**Beispiele für Veränderungen im Alter, die mit Abschiednehmen verbunden sind:**

- Abschied von Fähigkeiten und Fertigkeiten (»Ich kann nicht mehr alleine gehen«, »Ich brauche Hilfe beim Ankleiden«…)
- Abschied von Ideen und Träumen (»Ich werde mein Haus nicht mehr umgestalten können«, »Ich werde keine Pilgerreise mehr machen«…)
- Abschied von aktiven Handlungsmöglichkeiten (»Ich muss mein Hobby aufgeben«, »Ich kann nicht mehr frei über meine Zeit verfügen«…)
- Abschied von sozialen Spielräumen (»Ich kann meine Freunde nicht mehr besuchen gehen«, »Ich habe keine Möglichkeit, meine Gesprächspartner selbst auszuwählen«…)
- Abschied von geliebten Menschen und vertrauten sozialen Umwelten (»Nach und nach sterben alle meine Freunde weg«, »Meine Generation – da gibt es nicht mehr viele!«…)

---

Je weiter reichend die Einschnitte sind, die der Einzelne erlebt, und je schwieriger die Gesamtsituation ist, desto häufiger kann man schwere Abweichungen von einem sogenannten normalen Lebensverhalten feststellen. Das Interesse an der Umwelt scheint zu erlahmen und auch die Fähigkeit, sich jemandem liebevoll zuzuwenden schwindet. Verbunden ist dieser Zustand mit einer starken Verminderung der Leistungsfähigkeit, was bei sehr alten Menschen oft mit einer allgemeinen Inaktivität assoziiert ist. Im Extremfall kann es zu einer tiefen und schmerzlichen Verstimmung kommen (Schneider und Nesseler 2011).

Wie muss es Menschen zu Mute sein, die sich unerwünscht und nutzlos vorkommen, die sich eingeschränkt und überfordert fühlen und gleichzeitig sehr intensiv erleben, wie die kostbare Lebenszeit verrinnt und der Tod näher rückt? Bei allen Schwierigkeiten, die in Pflegesituationen auftreten können, ist es manchmal hilfreich, sich mit dem einen oder anderen der nachfolgenden Sätze auseinanderzusetzen und nachzuspüren, welche Gefühle in einem selbst entstehen und welche Möglichkeiten einem einfallen, diesen belastenden Gedanken und Gefühlen etwas entgegenzusetzen.

■ **Selbsterfahrungsimpulse**
Anregungen für eine persönliche Auseinandersetzung: Was lösen die nachfolgenden Sätze in Ihnen aus und was könnte helfen?
- »Ich bin doch nur unerwünscht, mich braucht keiner.«
- »Ich kann ja nicht mehr mit anpacken, ich bin einfach nur mehr nutzlos.«
- »Auch wenn Sie es gut mit mir meinen, ich kann mich an die neue Situation nicht gewöhnen – einen alten Baum soll man halt nicht mehr verpflanzen!«
- »Alle meine alten Freunde sind gestorben, von den alten Nachbarn lebt auch keiner mehr – die nächste werde wohl ich sein.«

Welche Reaktionen aus der Umwelt könnten helfen, die Not zu lindern? Wenig sinnvoll ist es, mit einem »Aber das ist doch nicht so« oder »So dürfen Sie gar nicht denken!« zu reagieren. Ein erster Schritt könnte darin bestehen, diese Sätze anzuhören, ohne sich selbst schuldig oder angegriffen zu fühlen. Dies bedeutet einen kompetenten und achtsamen Umgang mit dem Instrument Kommunikation und hier in erster Linie mit dem aktiven Zuhören (▶ Abschn. 3.1.2), bei dem man dem Gesprächspartner seine ungeteilte Aufmerksamkeit schenkt, sich ganz auf ihn einstellt, ihn nicht unterbricht und versucht, mit großer Empathie seine Gefühlswelt zu erfassen. Oft hilft es dem pflegebedürftigen Menschen schon, wenn es jemanden gibt, dem er solche Sätze »zumuten« kann und der es aushält, seine innere Not mit anzusehen. Auch wenn es in vielen Fällen tatsächlich wenig zu verändern gibt, kann menschliche Nähe und das Gefühl, wahrge-

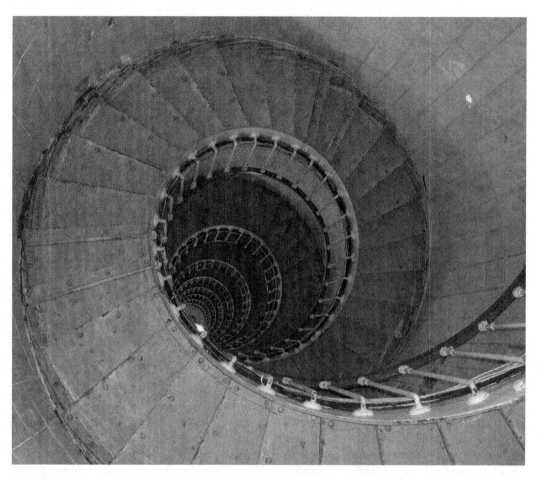

**Abb. 2.5** Negativspirale, die zur Aussage führt: »Alter ist eine einzige Kränkung«

nommen zu werden, ein wenig Linderung bringen und dem menschlichen Grundbedürfnis nach Akzeptanz und Wertschätzung (▶ Abschn. 2.4) Rechnung tragen. Bleiben Menschen jedoch mit ihren belastenden Gedanken und den damit verbundenen Gefühlen allein, kann sich rasch eine tiefe Resignation einstellen und eine Negativspirale kommt in Bewegung, an deren Ende der gesamte Lebenszustand als eine einzige große Kränkung und Zumutung erlebt wird (◘ Abb. 2.5).

**Kränkungen im Alter**

— Einsamkeit, soziale Isolation: »Ich bin unerwünscht.«

— Langeweile, Ziellosigkeit: »Ich bin nutzlos.«
— Körperliche Gebrechlichkeit: »Ich bin eingeschränkt.«
— Plötzliche Veränderungen der Lebensumstände: »Ich kann mich nicht an Neues gewöhnen.»
— Näherkommen des eigenen Todes: »Ich muss sterben.«

Bleiben Menschen mit den negativen Gefühlen und Gedanken allein, stellt sich rasch eine resignierte, gereizte oder mürrische Stimmung ein und eine negative Spirale von Abkapselung, Rückzug, ablehnendem Verhalten gegenüber Änderungsvorschlägen und Misstrauen setzt sich in Gang. Wenngleich der Ausgangspunkt das seelische Empfinden war – die Kränkung – sind auch soziale und schließlich körperliche Auswirkungen die Folge. Leistungsstörungen, Arbeitsprobleme, funktionelle und vegetative Beschwerden, Affektreaktionen wie Depression und Angst ergänzen das traurige Bild eines Menschen, der im Erleben von »Alter als Kränkung« stecken bleibt und keine Hilfe bekommt oder annehmen kann. Ein behutsames Heranführen an die »Sonnenseiten« des Lebens im Allgemeinen und die des Alters im Speziellen, ein Gesprächsangebot, Orientierungshilfen und Anregungen zur Lebensbilanz sind Angebote aus der Biografiearbeit, die einer drohenden Vereinsamung derart gekränkter Menschen entgegenwirken kann.

Viele altersbedingte Veränderungen machen es für den alten Menschen schwer, persönliche Ziele und Erwartungen nach seinen Vorstellungen zu erreichen und zu erfüllen. Und so macht sich oft Enttäuschung breit, wenn die Abstimmung der »Erwartungen an das Leben« auf die realen persönlichen Möglichkeiten nicht gelingt. Auch das kann als Kränkung erlebt werden. In dieser Situation hat es sich oft als hilfreich erwiesen, über die aktuelle Lage zu sprechen und über die Notwendigkeit, die Erwartungen und das Anspruchsniveau auf ein realistisches und umsetzbares Maß einzupendeln. Das kann aber nur dann entlastend wirken, wenn von den alten Menschen nicht erwartet wird, dass sie sich den veränderten und sich stets neu verändernden körperlichen, geistigen, seelischen und sozialen Bedingungen rasch anpassen müssen. In den Begegnungen muss besonders darauf geachtet werden, keinen Druck in Richtung »Akzeptierenmüssen« zu erzeugen (▶ Abschn. 2.2). Unter Druck kann höchstens eine Scheinanpassung erfolgen. Während in so einem Fall nach außen hin der Eindruck vermittelt wird, der alte Mensch habe sich mit seiner Situation arrangiert, schreitet hinter dieser Maske der Prozess der Vereinsamung voran und führt nicht selten zu einem raschen körperlich-geistigen Verfall oder in seelische Leere.

## 2.4    Bedürfnisse und ihr Stellenwert in der Altenpflege

Ein bewusstes Hinschauen auf menschliche Grundbedürfnisse im Allgemeinen und Bedürfnisse alternder Menschen im Besonderen hilft Begleiterinnen und Begleitern, bedürfnisorientierte Maßnahmen in der Altenpflege gezielter einsetzen zu können. Um welche Bedürfnisse handelt es sich dabei? In der wissenschaftlichen Literatur gibt es eine Reihe von Arbeiten, die sich mit den verschiedenen Bedürfnissen und ihrer relativen Bedeutung im Leben von Menschen befassen. Besonders bekannt ist die Bedürfnispyramide des US-amerikanischen Psychologen Abraham Maslow (Maslow 1981). Die angeführten Kategorien reichen von den physiologischen Bedürfnissen (z. B. Essen, Trinken, Schlafen …) über das Bedürfnis nach Sicherheit (Unbekanntes verstehen lernen, Schutz/beschützt werden …), soziale Bedürfnisse (Partnerschaft, Freundschaft, soziale Rollen …), Individualbedürfnisse (Unabhängigkeit, Ansehen, Wertschätzung …) bis zu dem Bedürfnis nach Selbstverwirklichung (Ausschöpfen des individuellen Potenzials). Die in der gedachten Pyramide weiter oben angesiedelten Bedürfnisse melden sich erst dann drastisch zu Wort, wenn die darunter liegenden in für den Einzelnen ausreichendem Maß erfüllt sind.

Im Zusammenhang mit der Begleitung von Menschen am Lebensende wird in der einschlägigen Literatur zudem noch häufig auf die seelischen Grundbedürfnisse verwiesen (Specht-Tomann und Tropper 2013). Dabei handelt es sich um das Bedürfnis nach Annahme (»Ich werde so geliebt wie ich bin.«), das Bedürfnis nach Beachtung (»Ich werde als Person wahrgenommen.«), das Bedürfnis nach Umwelterkundung (»Ich habe einen Lebensraum, den ich gestalten kann.«), das Bedürfnis nach Vorbildern (»Ich kann mich an jemandem orientieren.«) und das Bedürfnis nach Gemeinschaft (»Ich gehöre dazu.«). Werden diese Bedürfnisse nicht oder nur unzureichend erfüllt, kann Resignation und Rückzug ebenso die Folge sein wie Aggression oder psychosomatische Reaktionen. Im Rahmen einer bedürfnisorientierte Altenpflege wird es immer wieder notwendig sein, einen genauen Blick auf die Bedürfnissituation der pflegebedürftigen Menschen zu werfen und die Pflege-, Begleit- und Betreuungsangebote nach den individuellen Bedürfnissen zu richten. Dies verlangt von den Begleiterinnen und Begleitern einerseits eine genaue Beobachtungsgabe und große Sensibilität gegenüber Veränderungen in der Bedürfnislage, andererseits auch ein hohes Maß an Flexibilität und Kreativität hinsichtlich der Begleitangebote.

Nachfolgend sind einige Beispiele angeführt, die zum einen die inhaltlichen Bedürfnisebenen aufzeigen und zum anderen den darin enthaltenen Aufforderungscharakter für gezielte altenpflegerische Maßnahmen ansprechen.

- **Bedürfnisse und exemplarische Beispiele, diesen Bedürfnissen im Pflegalltag nachzukommen**
a. **Bereich physiologisch-biologische Bedürfnisse:**
  - Sicherstellen der täglich nötigen und auf den aktuellen Zustand abgestimmten Essenszufuhr unter Berücksichtigung individueller Vorlieben bzw. Abneigungen
  - Ausreichende Flüssigkeits- und Sauerstoffzufuhr
  - Maßnahmen zur Aufrechterhaltung bzw. Konstanthaltung der Körpertemperatur unter Berücksichtigung persönlicher Vorlieben
  - Aktivierende Angebote für »Körper, Seele und Geist«
  - Wissen um die lebenslang anhaltende Bedeutung von Sexualität bzw. des Bedürfnisses nach Zärtlichkeit, achtsamer Umgang mit Berührungen
  - Eingehen auf die Bedeutung des Wechsels von »Arbeit« (Aktivitätsphase) und »Erholung« (Passivitätsphase)
  - Maßnahmen zur Ausschaltung bzw. bestmöglichen Reduzierung von Schmerz
b. **Bereich Bedürfnis nach Sicherheit:**
  - Möglichkeiten schaffen, die neue Umwelt nach dem jeweils persönlichen Tempo kennen zu lernen
  - Hilfestellungen, die aus »Unbekanntem« »Bekanntes« werden lassen
  - Zusammenhänge und Abläufe des täglichen Pflegalltags sichtbar machen

- Schutz vor Verletzungen: allgemeine Vorsorge und individuelle Abstimmung je nach körperlich-geistigem Zustand
- Eingehen auf individuelle »Sinn-Fragen«
- Orientierungshilfen anbieten bei der Suche nach Menschen, die eine »Beschützer«-Rolle einnehmen: Klärung der Zuständigkeiten
- Eingehen auf vorhandene Rituale und ggf. gemeinsames Suchen nach neuen, die Sicherheit geben können
- Abklären und Eingehen auf Fragen im Zusammenhang mit der rechtlichen Situation (z. B. Patientenverfügung, Sachwalterschaft u. Ä.)
c. **Bereich soziale Bedürfnisse:**
  - Unterstützung bei der Aufrechterhaltung bestehender sozialer Kontakte (Familienmitglieder, Freunde, Nachbarn …)
  - Möglichkeiten schaffen, in denen neue Beziehungen aufgebaut werden können (zu Mitbewohnern und Mitbewohnerinnen, Betreuerinnen und Betreuern)
  - Angebote über die Verluste (Tod, Trennung, geringer werdende Kontakte) im privaten Bereich (Ehepartner, Freunde, Kinder …) zu sprechen
  - Ansprechpartner sein, um die gelebten Beziehungen in der Erinnerung neu zu beleben
  - Den pflegebedürftigen Menschen immer wieder Momente ungeteilter Aufmerksamkeit und Zuwendung schenken (Zuwendung und Geborgenheit)
  - Im professionellen Umgang die alten Rollen im sozialen Leben der Bewohner und Bewohnerinnen berücksichtigen und ggf. darauf eingehen
  - Unterstützung und gegebenenfalls Begleitung bei Versuchen, sich in neue soziale Gruppen vor Ort einzufügen
d. **Bereich Individualbedürfnisse:**
  - Förderung von Selbstständigkeit bis zuletzt
  - Laufende Anpassung der Angebote an den jeweiligen körperlich-geistigen Zustand: »begleitete Selbstständigkeit«
  - Raum schaffen für Erfolgserlebnisse nach dem Motto: »So wenig Unterstützung wie möglich, so viel Hilfe wie nötig«

- In verschiedenen Lebensbereichen (z. B. Essen, Zimmergestaltung, Gruppenteilnahmen) Wahlmöglichkeiten schaffen, um so zumindest punktuell das Gefühl individueller Freiheit zu vermitteln
- Angebote, die es den Bewohnerinnen und Bewohnern möglich machen, sich »stark« zu fühlen (Bezugspunkt ist immer der jeweilige körperlich-geistige Ist-Zustand)
- Eingehen auf die Menschen mit dem Blick auf das jeweils Besondere in der Lebensgeschichte jedes Einzelnen
- Wertschätzender Umgang: »Sie sind wichtig!«
- Achtsamer Umgang mit den sog. Körpergrenzen (▶ Abschn. 3.2.4)
- Vermeiden abschätziger Bemerkungen und Formulierungen, die die Individualität der Bewohner und Bewohnerinnen missachten (z. B. Belächeln missglückter Aktivitäten, Negierung des Namens stattdessen Verallgemeinerungen und Diminuierungen: »Opa«, »Muttchen« …)
- Vermeiden von Handlungen, die die Selbstachtung und Würde der Bewohner und Bewohnerinnen schmälert: z. B. konstruktiver Umgang mit »kleinen Missgeschicken«, pragmatischer Umgang mit der »Wahrheit« von Erzähltem (▶ Abschn. 3.3)

e. **Bereich Selbstverwirklichung:**

- Aktivitätsangebote, die individuellen Fähigkeiten der Bewohner und Bewohnerinnen entgegenkommen (diverse Gruppenangebote: »Basteln, Singen, Werken, Bewegen, Erzählen …«)
- Überlegungen, wie das individuelle Potenzial von Bewohnern und Bewohnerinnen ausgeschöpft werden kann (Vermeidung von Unter- wie auch Überforderung, regelmäßige Anpassung an Veränderungsprozesse im körperlich-geistigen Bereich)
- Aufgreifen von »Bildungswünschen« im weitesten Sinn (Erlernen von Gemeinschaftsspielen, ausgewählte Lektüre, reale oder virtuelle Teilnahme an sozialen und kulturellen Leben in der Gemeinde …)
- Angebot von Gesprächen, in denen das eigene Leben noch einmal Revue passieren

kann (▶ Biografiearbeit Abschn. 3.1.3): »Was in meinem Leben gelungen ist …«
- Gesprächsangebote zu verschiedenen Lebensthemen
- Akzeptierende Haltung gegenüber der persönlichen Auseinandersetzung von Bewohnern und Bewohnerinnen mit der Sinnfrage: nichts ein- oder ausreden, keine verharmlosenden oder relativierenden Kommentare (▶ Abschn. 3.1.2.6)

Nicht jeder alte Mensch wird im breiten Spektrum der Bedürfnislandschaft die gleichen Prioritäten setzen. Dies hängt zum einen von der Persönlichkeit des Einzelnen, seinen Erfahrungen, seinen Ressourcen und dem Grad an Sättigung einzelner Bedürfnisse ab, zum anderen von seinem Gesamtzustand. Altenforscher und Altenorganisationen weisen mit dem Schlagwort »Freiheit statt Fürsorge!« auf die große Bedeutung selbstbestimmter Lebensgestaltung bis zum Lebensende hin (Biberti und Scherf 2011, Hummel 2001, Scherf 2013).

Im Fall von Hilfs- und Pflegebedürftigkeit geht es dann in der Begleitung darum, sich Strategien zu überlegen, die die Selbstständigkeit bis zuletzt unterstützen und sie dann kontinuierlich den jeweils sichtbaren oder berichteten Veränderungen anzupassen. Dabei gilt es, auch die individuellen Bedürfnisse wahrzunehmen und als Orientierungshilfe für Form und Ausmaß von Unterstützung, Förderung und Begleitung heranzuziehen. Ein Schlüssel für den Zugang zu individuellen Bedürfnissen der jeweils Betroffenen kann u. a. die Biografiearbeit sein (▶ Abschn. 3.1.3). Gemeinsam mit den alten Menschen können sich Begleiter und Begleiterinnen in »Gesprächen über das Leben« nicht nur den jeweils individuellen Wünschen und Bedürfnissen nähern, sondern es wird auch möglich, sich auf die Suche nach individuellen Ressourcen aus der Vergangenheit zu machen, die für die Gegenwart zu nutzen oder zu adaptieren sind. Dieser Aspekt bedürfnisorientierter Altenpflege ist darüber hinaus auch in der Lage, ein Vertrauensverhältnis zwischen den pflegebedürftigen Menschen und ihren Begleiterinnen und Begleitern aufzubauen, welches die oft belastende Situation einer Fremdunterbringung mildern kann. Um dem in der Altenforschung verbreiteten Schlagwort »vom

Ruhestand zur späten Freiheit« gerecht zu werden, muss im Einzelfall immer geprüft werden, wie die biopsychosoziale Situation des alten Menschen ist (Erhebung des Ist-Standes), welche präventiven Maßnahmen (▶ Abschn. 2.1.1) umgesetzt werden können und wie die individuellen Präferenzen und Bedürfnisse der Pflegebedürftigen sind. Nicht für jeden Menschen sind die in den theoretischen Ausführungen genannten Lebensbereiche gleich wichtig. Und so wird es viel von den kommunikativen Fähigkeiten (▶ Abschn. 3.1.2) der Begleiter und Begleiterinnen abhängen, jene Informationen zu erhalten, die für die Umsetzung einer bedürfnisorientierten Altenpflege notwendig sind.

## 2.5 Fremdunterbringung: zwischen Verlust und Entlastung

Der Weg von einem selbstständigen und selbstbestimmten Leben hin zu einer betreuten Wohn- und Lebenssituation wird von den Betroffenen sehr unterschiedlich erlebt, verarbeitet und gestaltet. Ob der Einzug in ein Pflegeheim als Erlösung und als Wendepunkt einer belastenden Lebenssituation verstanden oder eher als Abschieben erlebt wird, hängt von vielen Faktoren ab. Zum einen spielen persönliche Faktoren eine entscheidende Rolle. Es gibt Menschen, die ihr Leben lang die Fähigkeit kultiviert und ausgebaut haben, sich den wechselhaften Lebensbedingungen so anzupassen, dass sie unter den notwendigen oder auferlegten Veränderungen nicht allzu sehr leiden. Dabei spielt das Ausmaß an Handlungsspielraum eine wichtige Rolle und die Fähigkeit, das Leben auch dort noch aktiv zu gestalten, wo wenig Spielraum bleibt (▶ Abschn. 2.3). Demgegenüber stehen Menschen, die bereits in frühen Jahren Schwierigkeiten hatten, Veränderungen zu akzeptieren, sich an neue Gegebenheiten anzupassen und die sich ein Stück weit »immer schon« fremd bestimmt fühlten.

Neben diesen in der Persönlichkeit der Betroffenen verankerten Aspekten gibt es Situationen, die es einem alten Menschen leichter oder schwerer machen, sich an den Gedanken an eine Fremdunterbringung zu gewöhnen. Zu erwähnen ist in diesem Zusammenhang die Bereitschaft der Betroffenen – aber auch ihres sozialen Umfeldes – sich

beizeiten Gedanken über jenen Lebensabschnitt zu machen, der von zunehmenden Einschränkungen gezeichnet ist. Die Erfahrung zeigt, dass es jenen Menschen leichter fällt, sich in eine Heimsituation zu begeben, die sich im Vorfeld mit dieser Möglichkeit aktiv auseinandergesetzt, nötige Informationen eingeholt und diesen Schritt bewusst und mehr oder weniger aus eigenen Stücken gesetzt haben.

Anders sieht es mit Menschen aus, die aufgrund eines einschneidenden Ereignisses gleichsam von heute auf morgen ihre eigenen vier Wände verlassen müssen und in einer Institution untergebracht werden. Die unterschiedlichen Ausgangssituationen, in denen alte Menschen in Pflegeeinrichtungen kommen, gilt es in der Betreuung, Pflege und Begleitung zu berücksichtigen. Es geht darum, den alten Menschen aber auch seinen Angehörigen die Zeit zu geben, die sie für eine Umorientierung und Einpassung brauchen. Es geht darum, sich auf eine Zeit einzustellen, in der als Ausdruck eines großen Bedürfnisses nach Sicherheit viele Fragen häufig mehrmals gestellt werden und immer wieder aufs Neue nach einer Antwort verlangen. Und es geht darum, Verständnis aufzubringen für die vielfältigen Trauerreaktionen der Bewohner und Bewohnerinnen.

Zusammengenommen ist der Beginn einer Fremdunterbringung sowohl für die Betroffenen wie auch für deren Begleiter eine sensible Zeit der gegenseitigen Annäherung und des gegenseitigen Kennenlernens. Je besser die Mitarbeiter und Mitarbeiterinnen über die unterschiedlichen Facetten einer bedürfnisorientierten Altenpflege Bescheid wissen, desto besser kann ein Miteinander gelingen. Dies ist nicht nur für das Wohlbefinden der Bewohner und Bewohnerinnen ausschlaggebend, sondern führt auch zu einer höheren Berufszufriedenheit und kann einer Burnout-Gefährdung entgegenwirken.

### 2.5.1 Ausgangssituationen einer Fremdunterbringung

Welche Szenarien für den Beginn einer Fremdunterbringung sind typisch? Prinzipiell kann man drei klassische Ausgangssituationen benennen, die alte Menschen in Pflegeinstitutionen bringen: eine plötzliche Erkrankung oder Verunfallung, die ein Leben ohne Begleitung nicht mehr möglich machen, ein langsames Hineingleiten in eine Pflegebedürftigkeit, das ohne professionelle Betreuung nicht gemeistert werden kann, und fortgeschrittene demenzielle Erkrankungen, die eine Begleitung und Pflege zu Hause nur schwer möglich machen.

---

**Ausgangssituationen für den Beginn einer Fremdunterbringung**

- Eine plötzliche Erkrankung oder Verunfallung, die nach einer Akutversorgung gleichsam über Nacht eine Pflegesituation nach sich zieht (z. B. Schlaganfall, Herzinfarkt, Unfälle).
- Ein langsames Schwächerwerden verbunden mit dem fortschreitenden Abbau der Funktions- und Leistungsfähigkeit (z. B. Verminderung des Seh- und Hörvermögens, eingeschränkte Motorik, Sturzanfälligkeit, Nachlassen der Konzentrationsfähigkeit). Meist führt der Weg über familiäre Unterstützung zu punktueller Fremdbetreuung durch mobile Dienste bis hin zum Eintritt in eine Pflegeeinrichtung. Der körperlich-geistige Zustand der Betroffenen kann sehr unterschiedlich sein, worauf bereits bei Eintritt in eine Institution eingegangen werden muss.
- Demenzerkrankungen (einhergehend mit einer Beeinträchtigung des Gedächtnisses und des Denkvermögens sowie Verhaltensveränderungen), die je nach Verlauf früher oder später dazu führen, dass Erkrankte eine professionelle Begleitung im Rahmen einer Pflegeinstitution brauchen.

---

Die genannten Situationen unterscheiden sich nicht nur durch das jeweilige Ausmaß an erforderlicher Unterstützung, Betreuung oder Pflege, sondern geben den Angehörigen wie den Betroffenen selbst mehr oder weniger viel Zeit, sich auf die neue Lage einzustellen. Auch sind die Anzeichen, ob und wie viel Pflege benötigt wird, je nach Ausgangslage sehr unterschiedlich.

Plötzlich eintretende Ereignisse erfordern ein spontanes und rasches Handeln seitens der Familie der Betroffenen. Für tief greifende Diskussionen über das geeignete Altenheim oder die passende 24-Stunden-Betreuung ist keine Zeit, wenn der Vater mit einem Schlaganfall in die Klinik eingeliefert wird oder die Mutter einen Herzinfarkt erlitten hat. Bei solchen Ereignissen steht ein optimales Management anstehender Aufgaben im Vordergrund und die Frage, wie es weitergehen kann, tritt zurück. Erst wenn sich die seelischen Wogen ein wenig geglättet haben, wird es möglich sein, in Abstimmung mit dem Zustand des Patienten und den ärztlichen Prognosen eine Zukunftsplanung vorzunehmen.

Unterstützung und Betreuung steht zunächst oft unter dem Aspekt der Reaktivierung – also der Bemühungen, den »alten Gesundheitszustand« wieder herbeizuführen oder zumindest eine Annäherung zu ermöglichen. Ob und in welchem Ausmaß dies gelingen kann, bleibt abzuwarten. Diese Wartezeit öffnet Angehörigen und – sofern möglich – Betroffenen die Tür für ein Überdenken und Überlegen in Richtung Betreuung, Pflege und Fremdunterbringung. Die Kontakte mit Pflegeeinrichtungen werden in diesen Fällen zunächst meist von den Angehörigen geknüpft. Dies bedeutet, dass entsprechende Informationen so aufbereitet werden sollten, dass sie auf wesentliche Fragen von Angehörigen eingehen und deren Sorgen und Ängste aufgreifen. Oft entscheiden diese ersten Kontakte darüber, ob das weitere Miteinander glücken kann oder nicht. Wie wichtig es ist, Angehörige gleichsam mit ins Boot zu holen, zeigen zahlreiche Arbeiten über Parameter für ein gelungenes Einleben in der neuen Wohn- und Lebenssituation.

**Beispiel**

Herr T. lebt mit seiner Frau in einem kleinen Haus auf dem Land. Beide waren als Landwirte tätig und sind nach der Hofübergabe in die Nähe ihres ältesten Sohnes gezogen. Der Kontakt zu allen vier Kindern ist gut und das Ehepaar übernimmt immer wieder kleinere Arbeiten im Gemüsegarten oder bei der Obstverwertung. Auch als Babyhüter sind sie willkommene Gäste bei Kindern und Schwiegerkindern. Obwohl beide schon auf ihren 80er zugehen, sind sie gesundheitlich in gutem Zustand und fühlen sich wohl. Dann und wann kommen die Töchter vorbei und helfen ein bisschen bei den groben Arbeiten. Viel Unterstützung brauchen die beiden nicht, sie kommen mit den altersbedingten Einschränkungen gut zu recht. Manchmal hilft die eine oder andere Tochter beim Hausputz oder sie bringen die Eltern in die Stadt, wenn ein größerer Einkauf oder ein Arztbesuch nötig ist. Vielmehr an Hilfestellung ist nicht nötig.

Niemand denkt daran, wie schnell sich alles ändern kann! An einem heißen Sommertag erleidet Herr T. einen schweren Schlaganfall. Sein Zustand ist bedenklich. Dieses Ereignis versetzt die Familie in einen Schock. Wie gelähmt schauen sie der mit Blaulicht davon fahrenden Rettung nach ... Die folgenden Wochen sind geprägt von der Sorge um den Vater, die Begleitung der geschockten Mutter und den Versuchen, die Situation zu begreifen. Es fällt allen sehr schwer, diesen »Blitz aus heiterem Himmel« als Realität anzuerkennen.

Der Wunsch, dass alles nur ein böser Traum sei, begleitet viele Familienmitglieder und neben aller Trauer und Sorge steht bei den Besuchen im Krankenhaus vor allem die Frage im Raum, ob der alte Vater wieder »so wie früher« werden kann. Die Ärzte vertrösten die Familienangehörigen und meinen, dass es noch zu früh sei, darüber eine Auskunft zu geben. Nach einigen Wochen zeichnet es sich ab, dass ein längerer Aufenthalt von Herrn T. in einer Rehabilitationsklinik nötig sein wird. »Und dann? Vater wird sicher nicht mehr in sein Haus zurückkommen können – Mutter wäre mit seiner Pflege überfordert! Wie viel Hilfe wird Vater brauchen und wer wird sie leisten? Welches Heim käme in Frage?«

Diese Familie muss erst langsam in die neue Situation hineinwachsen und sich gedanklich an das Thema Pflege herantasten. Der Aufenthalt von Herrn T. in einer Rehabilitationsklinik schafft einen gewissen zeitlichen Puffer, um sich gedanklich auf die veränderten Lebensumstände einzustellen, den Trauergefühlen Raum zu geben und erste Kontakte mit einem nahe gelegenen Pflegeheim aufzunehmen. Durch einige Gespräche mit der Heimleitung kann eine gute Vertrauensbasis geschaffen werden, die es der Familie leichter möglich macht, ihren Va-

ter einer Fremdbetreuung anzuvertrauen. Gut aufbereitete Informationsblätter und die Möglichkeit, sich die Räumlichkeiten anschauen zu können, sind weitere wichtige Elemente im Sinne vertrauensbildender Maßnahmen. Die so plötzlich eingetretene Veränderung im Leben der gesamten Großfamilie wirkt jedoch noch lange nach und braucht auch in den Folgemonaten einfühlsame Begleitung und viel Verständnis seitens der Pflegekräfte für immer wiederkehrende Rückschläge im Eingewöhnungsprozess.

Bei einem langsamen Übergang in eine Pflegesituation erleichtert der Faktor Zeit den Anpassungsprozess der Betroffenen an neue Gegebenheiten und macht ein langsames Hineinwachsen in die Pflegesituation möglich. Allerdings ist zu bedenken, dass es für viele Angehörige schwierig ist abzuschätzen, wie viel Betreuung notwendig ist und ab wann definitiv eine regelmäßige Pflege bzw. eine Fremdunterbringung in Betracht gezogen werden muss. Einen nahen Angehörigen in einem Pflegeheim anzumelden, ist und bleibt für viele Menschen ein sehr schwerer Schritt.

Selten wird davon berichtet, dass sich Senioren selbst in Altenheimen anmelden oder ihren Umzug etwa in ein betreutes Wohnen organisieren. Dort wo dies möglich ist, kann auch mit einer raschen Eingewöhnung und einer hohen Akzeptanz gegenüber notwendigen Pflegemaßnahmen gerechnet werden. Doch meistens werden die Entscheidungen für den Eintritt in ein Pflegeheim von Angehörigen, Ärzten oder Sozialbetreuern vorangetrieben. Inhaltliche Kriterien orientieren sich an der Möglichkeit, den Aktivitäten des täglichen Lebens ausreichend nachzukommen. Darüber hinaus können auch Aspekte der zeitlichen Veränderung herangezogen werden. Wenn sich die Hilfsbedürftigkeit eines Menschen innerhalb weniger Wochen drastisch verstärkt und mehr und mehr Bereiche nicht mehr selbstständig übernommen werden können, ist die Zeit der Pflegebedürftigkeit und häufig auch die Frage nach einer geeigneten Fremdunterbringung gekommen.

Neben den individuellen Einschätzungen gibt es auch offizielle Regelungen für die Frage, ab wann ein Mensch pflegebedürftig ist und damit auch staatliche Unterstützung bekommt. Kriterium ist das Ausmaß an nötiger täglicher Hilfe in den Bereichen Körperpflege, Ernährung und Mobilität. Leistungen können dann bezogen werden, wenn eine Pflegebedürftigkeit voraussichtlich mehr als sechs Monate dauert und ein Mindestausmaß an täglichem Zeitaufwand besteht (in Deutschland liegt der Mindestaufwand derzeit bei täglich 90 Minuten, in Österreich bei mehr als 50 Stunden im Monat). Die Höhe der zuerkannten Beiträge richtet sich nach dem Ausmaß der benötigten Hilfe und wird in den Pflegestufen zusammengefasst. Pflegeberatungsstellen vor Ort stehen für Fragen zur Verfügung und können Angehörigen bei den Anträgen behilflich sein sowie den richtigen Weg bei den Behördengängen weisen. Das zuerkannte Geld wird dem Pflegebedürftigen selbst ausbezahlt, was als Beitrag zu einem möglichst selbst bestimmten Leben gesehen wird.

Der langsame Übergang in eine Pflegesituation lässt Betroffenen wie Angehörigen Zeit, sich nach geeigneten Einrichtungen umzusehen – theoretisch. Die Praxis zeigt, dass die meisten alten Menschen einfach »zuwarten«, in der Hoffnung, dass »es« bis zuletzt gut gehen wird. Die Angst, Vertrautes aufgeben und Neuland betreten zu müssen, wirkt sich oft lähmend auf die Entscheidungsfähigkeit Betroffener und deren Familien aus. Durch gezielte Veranstaltungen (z. B. Tag der offenen Tür) und gutes Informationsmaterial über die Gegebenheiten im Heim können Berührungsängste gemildert werden. Im Einzelfall gilt auch hier: Der Erstkontakt (Kommunikation, ▶ Abschn. 3.1.2) ist wichtig und bestimmt oftmals über Gelingen oder Misslingen des Übergangs von der Vertrautheit der eigenen vier Wände hin zu einem Leben in einer neuen Umgebung und mit neuen Menschen.

### Beispiel

Frau W. ist 87 Jahre und lebt in dem Haus, das sie gemeinsam mit ihrem Mann unter großen Entbehrungen gebaut hat. Die Jahre vor dem Hausbau musste sie mit ihrer Familie zuerst bei Verwandten in engen Verhältnissen auf dem Land verbringen. Dann zog das Paar mit den vier Kindern in eine kleine Wohnung unter dem Dach. Hier waren die Winter eiskalt und die Sommer drückend heiß. Mit den bescheidenen Mitteln einer kleinen Erbschaft erfüllten Frau W. und ihr Mann sich den großen Wunsch nach einem eigenen Heim. Jeder Pfennig

wurde gespart und die Kinder erhielten nur das Allernotwendigste zum Anziehen und Spielen. Beim Hausbau packten alle mit an. Verwandte, Nachbarn und Freunde halfen, wo es nur ging, und so wurde der Traum von Frau W. Wirklichkeit. Die Familie zog in das eigene Heim. Frau W. betreute neben ihrer Arbeit so gut es ging die vier Kinder. Später, als die Kinder erwachsen waren, führte sie ein ruhiges Leben mit ihrem Mann… Jahre vergingen, Frau W. pflegte ihren Mann, der nach einer Krebserkrankung rasch an Kraft verlor. Die Pflege war mühsam, doch für Frau W. kam es nicht in Frage, ihren Mann in ein Pflegeheim zu geben. Auch die von einer Tochter organisierte Haushilfe lehnte sie ab: »Wir wollen keine Fremden, das kann ich alles selbst!«
Nach dem Tod des Mannes trauerte Frau W. sehr, sie fühlte sich mit einem Mal nutzlos. Die eigenen Beschwerden wurden ihr plötzlich bewusst und immer wieder erzählte sie über schwere Träume, die sie belasteten. Nach einem Schlaganfall, der bei ihren Kindern zu einer heftigen Diskussion um die Betreuung der Mutter führte, wollte Frau W. solange in einer Rehabilitationsklinik untergebracht werden, bis sie wieder in ihr heiß geliebtes Haus zurückkehren konnte. Die Kinder übernahmen wochenweise den »Hausdienst« und stellten auch schon einen Betreuungsplan für ihre Mutter zusammen. Sie hatten noch zu gut den Satz in den Ohren: »Aus meinem Haus werdet ihr mich nur tot heraustragen!« Die Organisation eines Aufenthalts in einem Pflegeheim schien ihnen wie Verrat an der Mutter …
Frau W. erholte sich nur schleppend von ihrem Schlaganfall und hatte große Schwierigkeiten beim Überwinden von Unebenheiten oder gar von kleineren Treppen. Doch nichts und niemand konnte sie von einer Rückkehr in ihr Haus abhalten. Die von den Kindern organisierte Hauskrankenpflege zur Unterstützung der Grundpflege wurde von Frau W. nach wenigen Tagen ebenso abbestellt wie der regelmäßige Besuch ihrer ältesten Tochter, die täglich nach dem Rechten sehen wollte. »Ich melde mich, wenn ich etwas brauche – du siehst doch, wie rüstig ich bin«, sagte Frau W. Nach einer Erkältung ließen die Kräfte der mittlerweile bereits alten Frau jedoch drastisch nach. Hilfe war an allen Ecken und Enden nötig, Hilfe, die in diesem Ausmaß von der Familie nicht mehr geleistet werden konnte. Zum

Erstaunen aller brachte Frau W. nun selbst das Thema Pflegeheim zur Sprache und willigte schließlich in die Übersiedlung ins Heim ein. Trotz ihres hohen Alters war Frau W. in der Lage, sich notwendigen Anpassungen zu beugen und Entscheidungen für ihren letzten Lebensabschnitt zu treffen. Trotz der subjektiven »Niederlage«, nicht bis zu ihrem Tod im eigenen Haus leben zu können, konnte Frau W. dem Leben in der Pflegeeinrichtung einiges abgewinnen und war stolz darauf, dass sie sich – mehr oder weniger – selbst dafür entschieden hat.

**Beispiel**

Hildegard H. lebte in einer kleinen Zweizimmerwohnung in einer Siedlung am Stadtrand. Sie war stolz darauf, mit ihren 81 Jahren noch ganz selbstständig den Haushalt führen zu können. Auch den wöchentlichen Einkauf erledigte sie mit Hilfe einer Nichte selbst. Ihr körperlicher und geistiger Zustand war gut und es gab keine Anzeichen dafür, dass die Zeit der Selbstversorgung und des selbstständigen Lebens bald vorbei sein würde. Eines Tages aber stürzte Frau H. in ihrer Wohnung und konnte sich nur mit Mühe an ihr Handy herantasten, um ihre Nichte zu verständigen. Mit der Rettung wurde sie in das Krankenhaus gebracht, wo man einen Oberschenkelhalsbruch feststellte. Es folgten Wochen des Spitals- und Rehabilitationsaufenthaltes. In diesen Wochen veränderte sich das gesamte Wesen der 81-Jährigen. Sie weinte oft und bat die Nichte inständig, einen Platz in einem Heim zu organisieren. »Jetzt ist es so weit – ich kann nicht mehr zurück in meine Wohnung.« Mit diesem Satz unterstrich sie ihre Sorge und ihre Ängste und ließ die Umwelt unmissverständlich wissen, dass sie in ein Altenpflegeheim wollte. Nachdem ein Platz in einer nahe liegenden Einrichtung gefunden und die Übersiedlung durchgeführt wurde, glaubten alle, dass sich Hildegard H. wohl bald in ihrem neuen Zuhause wohl fühlen werde. Doch dem war nicht so. Binnen weniger Wochen veränderte sich das Zustandsbild von Frau H. drastisch. Sie klagte über häufige Schwindelgefühle, wollte kaum noch aufstehen, wurde inkontinent und zeigte sich bei den Besuchen der Nichte oft desorientiert und verwirrt. Ärztliche Untersuchen brachten keine Befunde zu Tage, die diese massive Veränderung bei Frau H. rechtfertigten. Traurig musste ihre Familie

zur Kenntnis nehmen, dass Hildegard H. durch den Schock ihres Unfalls mit den damit verbundenen Folgen seelisch nicht fertig wurde und für sich noch keine Möglichkeiten gefunden hatte, die notwendigen Anpassungen an die neue körperliche Situation zu vollziehen – ohne auf allen Ebenen in die Unselbstständigkeit und Hilflosigkeit abzuleiten.

Eine Sonderstellung innerhalb der Pflegesituationen nimmt die Begleitung von an Demenz erkrankten Menschen ein. Hier handelt es sich weder um eine akute Erkrankung, wie beispielsweise einen Herzinfarkt, noch um einen normalen Alterungsprozess, bei dem die Vitalfunktionen langsam schwächer werden. Demenz ist eine Erkrankung des Gehirns, die mit einer Beeinträchtigung des Gedächtnisses und des Denkvermögens einhergeht und bei einigen Formen auch mit massiven Veränderungen in der Persönlichkeit der Erkrankten verbunden ist (► Abschn. 3.3). Es ist ein weit verbreiteter Irrtum, dass Demenz mit einem normalen Alterungsprozess gleichzusetzen ist. Nicht jeder alte Mensch wird dement, wenngleich mit zunehmendem Alter die Wahrscheinlichkeit steigt, an einer Form von Demenz zu erkranken.

Pflegende Angehörige demenzkranker Menschen kommen oft sehr rasch an die Grenzen des Machbaren. Es ist bekannt, dass sich an Demenz Erkrankte in ihrer gewohnten und vertrauten Umgebung am sichersten und wohlsten fühlen. Dies bringt viele Angehörige in eine schwierige Entscheidungssituation. Ausführliche Informationen und Gespräche mit den Leiterinnen bzw. Leitern der in Frage kommenden Altenpflegeeinrichtungen können den Entscheidungsprozess erleichtern. Die meisten Pflegeheime sind für Menschen mit und ohne demenzielle Veränderungen offen. Diese Mischformen der Unterbringung bringen Vor- und Nachteile. Die Vorteile sind in erster Linie für leichter Erkrankte darin zu sehen, dass sie sich in ihrem Verhalten an dem gesunder Alter orientieren können (z. B. »Wie benütze ich das Essbesteck richtig«). Die Nachteile bestehen vor allem darin, dass von den Mitbewohnern nicht erwartet werden kann, typische Symptome von Demenz zu verstehen und adäquat mit ihnen umzugehen. Einige Pflegeheime bieten spezielle Betreuungsangebote für demente Bewohnerinnen und Bewohner oder

schaffen Wohn- und Pflegebereiche für Demenzkranke, in denen ganz speziell auf deren Bedürfnisse eingegangen werden kann.

**Beispiel**

Frau M., 75 Jahre, lebt allein in ihrer Wohnung. Im
Rahmen einer Vorsorgeuntersuchung kommen
auch die in den letzten Monaten immer häufiger
werdenden Orientierungsprobleme und »Vergesslichkeiten« zu Sprache. Auf Drängen des Arztes wird
ein Demenztest durchgeführt. Das Ergebnis ist für
alle Familienmitglieder ein Schock: Demenz! Eine
alte und pflegebedürftige Mutter zu haben, damit
haben sich die Familienmitglieder bereits auseinandergesetzt, und auch das Thema Pflegeheim kam
öfter zu Sprache. Aber eine Mutter mit Demenz zu
begleiten – damit fühlten sich alle überfordert. Im
Rückblick mussten sie sich eingestehen, dass viele
Vorkommnisse der letzten Wochen auf die Krankheit Demenz hingewiesen haben. Da gab es z. B.
»Erinnerungslisten«, die Frau M. geschrieben hatte
und in ihrem Nachtkästchen verborgen hielt, oder
Ereignisse, bei denen der Hausschlüssel im Blumen-
topf und die Zahnbürste im Wäschekorb gefunden
wurden. All diese Geschehnisse entschuldigten die
Familienmitglieder nur zu bereitwillig und wollten
auf den geistigen Zustand ihrer Mutter gar nicht
so genau hinsehen. Mit der Diagnose Demenz in
der Hand mussten sie der Wahrheit ins Gesicht sehen. Bald kam die Familie zum Entschluss, für ihre
Mutter einen Platz in einem Pflegeheim zu suchen.
Die Übersiedlung ins Heim verlief problemlos und
alle hatten den Eindruck, dass Frau M. in gewisser
Weise erleichtert war. Im Heim fanden die Familienmitglieder auch Ansprechpersonen, mit denen sie
über ihre Sorgen reden konnten und die ihnen Anregungen für den Umgang mit ihrer Mutter gaben.
Das Pflegeheim wurde so nicht nur für Frau M. zu
einer neuen Heimat, sondern ermöglichte es den
einzelnen Familienmitgliedern, ihre Mutter auch
weiterhin zu begleiten und trotz veränderter Bedingungen immer wieder nah zu sein.

So unterschiedlich die Ausgangssituationen für
den Wechsel von »zu Hause« in ein Heim auch sein
mögen, wichtig ist es, auf die Betroffenen und ihre
Angehörigen zuzugehen, ihnen gewünschte Informationen wiederholt (»einmal ist zu wenig«) und

durch unterschiedliche Medien (gesprochenes
Wort, Führungen, Infoblätter-Folder, Kontaktmög-
lichkeiten mit Pflegepersonen/Mitarbeitern und
Bewohnern) nahe zu bringen. Manchmal ist es hilfreich, sich selbst in die Lage hineinzuversetzen, in
der sich die betroffenen Menschen befinden.

- **Selbsterfahrungsimpulse**

Impulse für eine aktive Auseinandersetzung mit
Fragen rund um das Thema »Pflege«:
- »Welche Worte bringe ich mit »Pflege« in Zusammenhang? …«
- »Welche Wünsche habe ich persönlich, wenn
  ich daran denke, selbst pflegebedürftig zu werden? … Was ist mir besonders wichtig?«
- »Pflege ist für mich wie …«
- »Wenn ich an »Pflege« denke, habe ich Angst
  vor …«
- »Wie soll die Einrichtung aussehen, die
  »mein« Altenpflegeheim sein könnte?«
- »Was dürfte in »meinem« Altenpflegeheim
  unter keinen Umständen passieren?«
- »Was könnte mein Leben in einem Altenpflegeheim als Bewohnerin/Bewohner schön
  machen?«

### 2.5.2 Trauer als mögliche Reaktion auf Fremdunterbringung

Der Schritt von den gewohnten eigenen vier Wänden in eine Altenpflegeeinrichtung stellt für alle
alten Menschen eine große Herausforderung dar,
unabhängig davon, ob sie diesen Schritt aus eigenen Stücken setzen oder mehr oder weniger fremd-
bestimmt wurden. Beim Einzug in ein Heim werden die Anpassungsanforderungen meist in den
Vordergrund gerückt. Viele Unterstützungsangebote beziehen sich auf das Vertrautmachen mit den
neuen Räumlichkeiten, Informationen über den
Tagesablauf und die Beschäftigungsangebote sowie
therapeutische Möglichkeiten oder das Bekannt-
machen mit Bewohnern und Bewohnerinnen, die
sich schon gut eingelebt haben. Der Fokus der Aufmerksamkeit liegt gewissermaßen im Gestalten der
Zukunft. Die Bemühungen von Heimleitung und
Mitarbeitern bzw. Mitarbeiterinnen der jeweiligen
Einrichtung sollen dem alten Menschen helfen,

sich rasch in seinem neuen Zuhause – das ja auch sein letztes Zuhause ist – wohl zu fühlen oder zumindest »gut anzukommen«. Wie lange es dauert, bis jemand sich an die neue Situation gewöhnt und mit den vielfältigen Veränderungen arrangiert hat, ist schwer vorhersehbar. Es wird sowohl von persönlichen Merkmalen abhängen als auch von der konkreten »Einbegleitung«, dem Maß an Toleranz gegenüber dem individuellen Tempo der Betroffenen seitens der Heimmitarbeiter und -mitarbeiterinnen sowie vom Betreuungs- und Pflegesetting. Wie sich dieser Prozess auch immer gestaltet, wichtig ist es, auch die emotionalen Reaktionsweisen der alten Menschen im Blick zu behalten.

Ein zentrales Thema ist und bleibt gerade zu Beginn von Fremdunterbringungen der große Bereich »Abschied« mit allen dazugehörigen Gefühlen. Menschen, die in eine Altenpflegeeinrichtung kommen, müssen von all dem Abschied nehmen, was in den letzten Jahren als äußere Gegebenheiten Lebensrealität war: Abschied von der vertrauten Umgebung, von den selbst gestalteten Wohn- und Lebensräumen, von den alt vertrauten Möbeln, Geschirr, Vorhängen, Pflanzen …, Abschied von bekannten Gerüchen und Geräuschen, von den Menschen in der unmittelbaren Nachbarschaft, Abschied von alten Gewohnheiten, vertrauten Tagesabläufen und Beschäftigungen … Um den Neuankömmlingen in einer Pflegeinrichtung diesen Übergang von Altem zu Neuem, von Vertrautem zu Noch-Ungewohntem zu erleichtern, ist es wichtig, sich die unterschiedlichen Abschiedssituationen vor Augen zu führen und diese bei den Unterstützungsangeboten für die Eingewöhnungsphase zu bedenken.

> **Beispiele für Abschiedssituationen als Folge notwendiger Übersiedlung in ein Heim**
> - Verlust der eigenen Wohnung (»Geschichte der eigenen vier Wände«)
> - Verlust der gewohnten Raumaufteilung und die damit verbundene Sicherheit für die Orientierung (»Wie werde ich mich wohl zurecht finden?«)
> - Abschied vom vertrauten Ausblick (»Mein Blick aus dem Fenster«)
> - Verlust der gewohnten Geräuschkulisse als zeitlich-räumliche Orientierung (»Die Kirchenglocken werden mir fehlen!«)
> - Wegfall der spezifischen Geruchskulisse (»Die Landluft fehlt mir.«)
> - Verlust vertrauter und Sicherheit gebender Gegenstände (»Der Stuhl neben der Tür hat mich schon oft aufgefangen … wie wird das jetzt werden?«)
> - Verlust des gewohnten Tagesrhythmus (»Ich kann nicht mehr so schlafen und essen, wie ich es gewohnt bin.«)
> - Wegfall der vertrauten sozialen Bezüge (»Hier kann ich meinen Nachbarn nicht mehr zum Nachmittagskaffe treffen.«)
> - Abschied von gewohnten sozialen Ritualen (»Mit den wöchentlichen Besuchen meiner Enkel wird es jetzt wohl vorbei sein …«)

Pflegekräfte sind sehr oft mit den seelischen Reaktionen und deren Auswirkungen auf das Sozialverhalten der Bewohner und Bewohnerinnen konfrontiert, die als Reaktion auf eine Fremdunterbringung zu sehen sind. Diesen Gefühlen angemessen zu begegnen und sie nicht als Bagatelle abzutun bzw. als persönlichen Angriff zu erleben (»Ich gebe mein Bestes und trotzdem klagt Herr S. immer noch, dass er bei uns ist«, »Ich bemühe mich so und verstehe überhaupt nicht, warum Frau K. mich immer wieder beschimpft«…), ist eine große Herausforderung. Um einen besseren Zugang zu den vielfältigen seelischen Reaktionen der Bewohner und Bewohnerinnen zu bekommen, kann es hilfreich sein, sich auf einer theoretischen Ebene den unterschiedlichen Gefühlsäußerungen zu nähern und Anregungen für einen geeigneten Umgang zu bekommen.

Gibt es eine gemeinsame Klammer, unter der man die vielen Gefühlsäußerungen und Reaktionen von Bewohnern und Bewohnerinnen zusammenfassen kann? Gibt es Erklärungsansätze und daraus abgeleitete Maßnahmenvorschläge? Auf den ersten Blick scheinen viele Gefühlsregungen wenig miteinander zu tun zu haben – einmal steht Wut und Zorn im Vordergrund, dann wieder Jammern, Klagen oder tiefe Traurigkeit. Wenn man die Frage nach

**2**

einer gemeinsamen Klammer beantworten will und dabei auf Trauerprozesse hinweist, ist das für manchen verwirrend. Trauer wird in erster Linie mit der Reaktion auf einen Todesfall assoziiert. Doch Trauer ist eine viel umfassendere Reaktion, sie ist die Antwort der Seele auf jede Form von Abschied, Trennung oder Verlust (Freud 2014, Kast 2013, Worden 2010). Wie oben bereits skizziert, müssen sich Menschen bei ihrem Eintritt in eine Pflegeeinrichtung von vielem verabschieden. Diese Abschiede sind weit mehr als äußere Randerscheinungen, sie treffen vielmehr den inneren Kern der Betroffenen. Die Trauerreaktionen können dabei gleichsam als Hilfsprogramm der Seele verstanden werden, um dem Menschen einen Weg für eine Neuorientierung zu ebnen. Für Begleiter und Begleiterinnen ist es hilfreich, wenn sie über diesen innerseelischen Prozess Bescheid wissen, um dieses Wissen auch in ihre bedürfnisorientierte Pflege und Begleitung einfließen lassen zu können – und einen bewussten Zugang zu den eigenen Gefühlen zu finden.

**»  Abschied**
     Wie hab ich das gefühlt was Abschied heißt.
     Wie weiß ichs noch: ein dunkles unverwundnes
     Grausames Etwas, das ein Schönverbundnes
     Noch einmal zeigt und hinhält und zerreißt.
     (Rainer Maria Rilke)

Zahlreiche Autoren und Autorinnen – unter ihnen beispielsweise Elisabeth Kübler-Ross, Verena Kast, William Worden oder Ruthmarijke Smeding – haben sich in wissenschaftlichen Arbeiten mit dem Thema Trauer beschäftigt. Dies reicht von der Entwicklung von Trauermodellen, über Beschreibungen normaler und pathologischer Trauerreaktionen bis hin zu Unterstützungsmaßnahmen für Begleiter und Begleiterinnen von Menschen in Trauer. Bekannt sind Konzepte, die einen phasenhaften Verlauf der Trauer beschreiben. Dabei werden einzelne Stationen nach dem vorherrschenden emotionalen Zustand benannt. Durch diese Arbeiten wird ein differenzierter Blick auf jene Gefühle möglich, die mit Verlustsituationen im weitesten Sinn assoziiert sind. Verdrängen und Wegschauen ist ebenso in die breite Palette von Trauergefühlen einzuordnen wie Wut, Zorn und Verzweiflung. Diese Sichtweise eröffnet einen differenzierteren Zugang zu trauernden Menschen. Die Beschreibung einzelner

seelischer Zustandsbilder erleichtert nicht nur das Erkennen von Trauerprozessen, sondern verweist auch auf wichtige Begleitmöglichkeiten.

---

**Schematische Darstellung der Trauerstationen nach den Phasenmodellen**
Stationen der Trauer:
- **1. Station:** Ablehnung (Nicht-Wahrhaben-Wollen, Schock, Wegschieben, Verleugnen, Verdrängen …)
- **2. Station:** Ausbruch der Emotionen (Wut, Zorn, Aggression, Klagen-Anklagen …)
- **3. Station:** Auseinandersetzung (Traurigsein, Regression, Suchen, Verhandeln …)
- **4. Station:** Annahme (Wandlung, Zustimmung, Integration des Verlustes, Neuorientierung, neuer Bezug zu sich selbst und der Welt …)

---

Andere Arbeiten setzen sich verstärkt mit der Frage auseinander, welche »Aufgaben« Trauernde bewältigen müssen, um mit der Verlustsituation gut umgehen zu können. Es werden einzelne Aspekte der Trauerarbeit beschrieben, die Menschen nach Abschieds- und Verlustsituationen zu bewältigen haben.

---

**Traueraufgaben**
- Den Verlust als Realität akzeptieren
- Sich dem Schmerz, den dieser Verlust auslöst, stellen und bearbeiten (Trauerreaktionen wie Ruhelosigkeit und »Suchen« als integralen Bestandteil der Trauerarbeit akzeptieren; negativen Gefühle ihren Platz geben und daran arbeiten)
- Anpassen an eine Umwelt, in der der Verstorbene/das Verlorene fehlt (Verlust als Grenzerfahrung; Auseinandersetzung mit der Sinnfrage; Aufbau eines neuen Verhältnisses zu sich selbst und der Umwelt)
- Emotionale Energie von Verlust abziehen und in Neues investieren (Veränderungen des Lebensgefühls wahrnehmen; Verlorenem einen neuen Platz geben und in Erinnerung behalten; Integration in die eigenen Biografie)

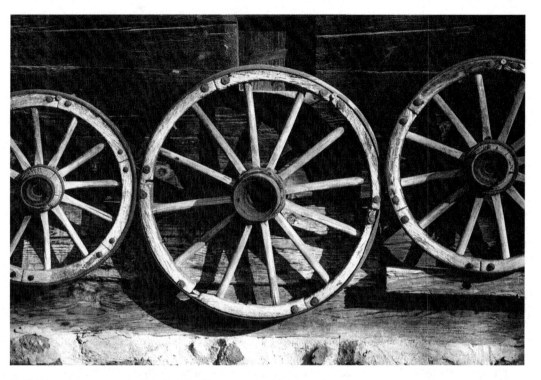

**☐ Abb. 2.6**   Trauerwege oder Trauerrad. (Quelle: ▶ © www.spechtarts.com)

Beide Ansätze lassen sich dann miteinander verbinden, wenn man die einzelnen Phasen nicht in einer linearen Abfolge sieht, sondern gleichsam als Zustandsbeschreibungen versteht und sich vor Augen hält, dass die einzelnen Stationen unterschiedlich rasch und auch in unterschiedlicher Reihenfolge – etwa in einem Wechsel von Vorwärts- und Rückwärtsbewegungen – durchlebt werden (☐ Abb. 2.6). Verbunden mit dem Durchleben einzelner seelischer Zustandsbilder sind jeweils spezielle Aufgaben, die der Trauernde bewältigen sollte, um den Verlust in seine Lebensgeschichte zu integrieren und gestärkt wieder in die Zukunft zu blicken.

Entwicklungspsychologisch kann man für jedes Lebensalter typische Verlustsituationen benennen, die Trauerreaktionen nach sich ziehen können. Einige Ereignisse sind eng mit inneren Entwicklungsschritten verbunden und werden auch als interne Auslöser für Trauer bezeichnet. Andere wiederum treffen Menschen als Schicksalsschlag von außen und werden als externe Auslöser bezeichnet. In Pflegesituationen kommt es sehr oft

zu einer Vermischung von internen und externen Auslösern, die in erster Linie bei den pflegebedürftigen Menschen selbst zu beobachten sind: Trauer über das Nachlassen von körperlichen und geistigen Kräften oder Trauer, dass »vieles nicht mehr so ist wie früher«, trifft beispielsweise auf Trauer über den Umzug in ein Altenheim oder auf Trauer über den Verlust geliebter Menschen im engeren sozialen Umfeld. In solchen Fällen kann man auch eine Potenzierung der Trauer beobachten und eine drastische Verschlechterung der biopsychosozialen Gesamtsituation. Dies bedarf einer besonders einfühlsamen Begleitung auf dem Hintergrund des Wissens, dass Trauer als elementares Lebensgefühl den Menschen letztlich hilft, die Schattenseiten des Lebens anzunehmen.

Ohne Trauer könnten schmerzhafte Abschiede, notwendige Veränderungen und Trennungen nur schwer verkraftet und bewältigt werden. Deshalb ist es hilfreich, das Gefühl der Trauer als positive Kraft zu sehen und zu akzeptieren. Berichte aus der psychologischen Beratung und Therapie verweisen darauf, dass Menschen, die sich bewusst mit ihrer Trauersituation auseinander setzen, einen Verlust besser verarbeiten und leichter eine Neuorientierung einleiten können (Canacakis 2013, Rechenberg-Winter und Fischinger 2010, Witt-Loers 2010). Dies scheint in Hinblick auf mögliche Begleitangebote in Pflegeeinrichtungen von großer Bedeutung. Gerade in Pflegesituationen kommen alle Beteiligten immer wieder mit dem Gefühl der Trauer in Berührung. Diesem Gefühl adäquat zu begegnen, ihm Raum zu geben und auch längerfristig zu berücksichtigen, ist ein Qualitätszeichen einer Einrichtung. Dort, wo Trauer weggeschoben, verdrängt oder nicht zugelassen wird, entsteht die Gefahr einer seelischen Abwärtsbewegung, die die Betroffenen immer weiter »nach unten« zieht, wo die Hoffnung auf Freude und ein positives Eingewöhnen an die neuen Lebensumstände allmählich schwindet und nur mehr die Belastungen im Vordergrund stehen. Ein achtsamer Umgang mit Trauergefühlen und eine behutsame Trauerbegleitung stellen wichtige Eckpfeiler dar in der Bekämpfung innerer Vereinsamung von Pflegebedürftigen aber auch und von Burnout bei Pflegenden und Begleitern (Lexa 2013; Müller und Pfister 2014).

- **Selbsterfahrungsimpulse**

Trauererfahrungen

— Denken Sie zurück an Ihre Kindheit, an Ihre Jugend… welche Verluste und Abschiede (z. B. Freunde, vertraute Umgebung, unerfüllte Liebe, wichtige Menschen, körperliche Einbrüche und deren Folgen …) haben Sie traurig gemacht? Wie haben Sie auf Verluste und Abschiede reagiert? Was oder wer hat Ihnen geholfen?

— Von welchen Zukunftsplänen, Vorstellungen und Wünschen haben Sie sich im Laufe Ihres Lebens verabschiedet und von welchen haben Sie sich verabschieden müssen? Hatte der Aspekt »freiwillig«–»unfreiwillig« Auswirkungen auf Art und Dauer der Verarbeitung?

— Welche der nachfolgenden Gefühle sind Ihnen im Zusammenhang mit Ihrer eigenen Trauer bekannt (unterstreichen Sie drei, die Sie besonders gut kennen):

| Angst | Chaos | Erleichterung | Zorn |
|---|---|---|---|
| Innere Leere | Rastlosigkeit | Wut | Dankbarkeit |
| Hass | Schock | Einsamkeit | Starre |
| Erschöpfung | Schmerz | Verzweiflung | Gleichgültigkeit |
| Selbstmitleid | Schuld | Ohnmacht | Desinteresse |
| Müdigkeit | Erlösung | Minderwertigkeit | Verwirrung |
| Beklemmung | Zerrissenheit | Orientierungslosigkeit | Unruhe |

Bei mir tauchte zusätzlich noch auf…

— Was hilft Ihnen, wenn Sie traurig sind? Was kann Sie trösten? Menschen (wer?), Natur, Musik, mit sich alleine sein, »Jammern und Klagen«, Aussprachemöglichkeit, in den Arm genommen werden, in Ruhe gelassen werden, Meditieren, Bewegung, Schlaf, Ablenkung, Arbeit, »den Kummer von der Seele schreiben«, Schreien, Weinen, Beten …

Wie erkennen Pflegepersonen, dass Bewohner oder Bewohnerinnen traurig sind? Auf der Landkarte der Trauer finden sich viele zum Teil recht unterschiedliche Bezeichnungen von Gefühlszuständen, Gedankeninhalten und körperlichen Befindlichkeiten, die zusammengenommen als Trauerreaktionen bezeichnet werden. Prinzipiell unterscheidet man drei Bereiche, in denen es zu Trauerreaktionen kommen kann. Es handelt sich dabei um

— den Aspekt der Gefühle (emotionale Ebene),
— körperliche Empfindungen (körperliche Ebene) und
— Gedanken und Phantasien (kognitive Ebene).

Wie stark die einzelnen Symptome auftreten und welche im Vordergrund stehen, ist nicht bei allen Menschen gleich. Es wird immer ein stückweit davon abhängen, um welche Person es sich handelt und welche Art von Abschied, Verlust oder Trennung bewältigt werden muss. Trotz der eben angesprochenen großen individuellen Breite an Reaktionen gibt es besonders häufig vorkommende Symptome, die auf das Vorhandensein von Trauer schließen lassen. In der nachfolgenden Aufzählung werden jene Aspekte zusammengenommen, die oft zeitlich nahe auftreten und mehr oder weniger deutlich einer Station auf dem Trauerweg zuzuordnen sind – wissend, dass es sich nicht um eine rein chronologische Abfolge handelt. Zusätzlich werden mögliche Hilfestellungen angeführt, die Begleiterinnen und Begleitern Handlungsspielräume eröffnen und erste Orientierungshilfen sein können.

- **Trauerreaktionen, die häufig auftreten können**
1. **Ablehnung/Nichtwahrhaben:**

Schock, Leere, Realitätsverweigerung, Nichtglaubenkönnen, Starre, inneres Chaos, Gefühl der Unwirklichkeit, Sprachlosigkeit, Verwirrung, verzögerte körperliche Reaktionen, Übelkeit, Schweißausbrüche, starkes Herzklopfen …

Anregungen für die Begleitung:
- »Ich bin einfach bei Ihnen und lasse Sie nicht allein.«
- »Ich frage nicht viel und gebe Ihnen Zeit.«
- »Ich helfe Ihnen, sich im Alltag zurecht zu finden.«
- »Ich nehme Ihre Gefühle ernst und beschwichtige nicht.«

2. **Ausbruch der Emotionen:**

Wut, Zorn, Angst, Aggression, Anklagen, Panikattacken, Weinen, Jammern, Klagen, Schuldgefühle, Ohnmacht, Stimmungslabilität (reizbar-depressiv-aggressiv), Konzentrationsstörungen, Antriebsschwäche, Schlafstörungen, Appetitmangel, Apathie …

Anregungen für die Begleitung:
- »Ich versuche, Ihre Wut und Ihren Zorn zu verstehen und nicht persönlich zu nehmen.«
- »Ich rede Ihnen nichts ein oder aus.«
- »Ich halte Ihre Angst und Verzweiflung aus und laufe nicht weg.«
- »Ich vertröste nicht, sondern versuche, mit Ihnen ins Gespräch zu kommen.«

3. **Auseinandersetzung**

Gefühle der Einsamkeit und Verzweiflung, Hilflosigkeit, Minderwertigkeitsgefühle, Unruhe, Rastlosigkeit, depressive Zustände, Suizidgedanken, Suchverhalten verbunden mit inneren Zwiegesprächen, verändertes Zeitgefühl, Müdigkeit, intensives Träumen, Vermischen von Traum und Wirklichkeit, Durchschlafstörungen …

Anregungen für die Begleitung:
- »Ich spreche mit Ihnen über alles, was Sie beschäftigt und was Sie gerne loswerden wollen.«
- »Ich höre Ihnen immer wieder aufs Neue zu, auch wenn ich die Geschichte schon oft gehört habe.«
- »Ich versuche, Ihre »dünne« Haut zu verstehen.«
- »Ich übe mich in Geduld.«

4. **Annahme**

Gefühle der Befreiung und Erleichterung, größere Selbstständigkeit, neue Sinnfindung, Dankbarkeit, Ruhe, wiederkehrende Orientierungsprobleme, Anfälligkeit für Rückfälle, sensibles Reagieren auf jede Form neuer Verluste, allmähliche Normalisierung der Körperfunktionen…

Anregungen für die Begleitung:
- »Ich unterstütze Sie dabei, sich neu zu orientieren.«
- »Ich bleibe Ihre Ansprechperson, wenn Sie es möchten – dränge mich aber nicht auf.«
- »Ich bleibe aufmerksam für mögliche Rückfälle.«
- »Ich freue mich mit Ihnen.«

Denkt man an die Situation in Pflegeheimen, wird deutlich, wie stark das Thema Trauer mitschwingt. Die Inhalte, worüber getrauert wird, verändern sich laufend. Stehen zu Beginn die Abschiedssituationen von zu Hause und die geforderte Neuanpassung im Vordergrund der Trauerbewältigung, so kommen im Laufe des Heimaufenthaltes immer wieder neue Situationen hinzu, die das Gefühl der Trauer auslösen können. Zu denken ist beispielsweise an die Verschlechterung der körperlich-geistigen Kapazitäten, an Schwierigkeiten mit einzelnen Pflegepersonen, an das Wegsterben von Mitbewohnern oder -bewohnerinnen, an Schmerzsituationen (▶ Abschn. 3.2), an seltener werdende Besuche der Familie, an Schwierigkeiten mit Kindern bzw. anderen Verwandten oder das Ausscheiden lieb gewonnener Pflegekräfte oder anderer Betreuer und Betreuerinnen.

**2**

**Beispiel**

Ferdinand R. verlor innerhalb eines halben Jahres sehr viel von dem, was sein Leben bisher ausmachte: Seine Frau verstarb nach einem Schlaganfall, sein Jugendfreund erkrankte an Krebs und konnte bald nicht mehr an den regelmäßigen Treffen teilnehmen, sein ältester Sohn zog mit seiner Familie ins Ausland und schließlich ließ auch seine Sehkraft drastisch nach, sodass es Ferdinand R. nicht mehr möglich war, sich seinem geliebten Hobby Lesen zu widmen. Die körperliche und seelische Verfassung des alten Mannes – er stand in seinem 83. Lebensjahr – verschlechterte sich von Tag zu Tag. Bei ihren Besuchen musste Angelika, die Tochter von Ferdinand R., feststellen, dass ihr Vater mit den vielen Schicksalsschlägen der letzten Monate nicht zurecht kam. Er konnte die Tage nicht mehr strukturieren, verlor das Gefühl für Zeit und schaffte es nicht mehr, sich ausreichend zu versorgen. »Eine lähmende Traurigkeit lag in der Luft«, sagte Angelika und hatte mit den Tränen zu kämpfen. Auch sie musste mit dem Abschied von ihrer Mutter fertig werden und fühlte sich oft zu schwach, Entscheidungen für die Lebensgestaltung ihres Vaters zu treffen. Sie bat ihre Geschwister um Unterstützung und so wurde gemeinsam entschieden, die Übersiedlung des Vaters in eine Altenpflegeeinrichtung zu veranlassen. Mit dieser Vorgeschichte kam Ferdinand R. ins Heim. In der ersten Zeit seines Aufenthaltes war der alte Mann sehr verschlossen. Auf Fragen gab er nur kurze Antworten, das Essen rührte er kaum an und die Kontaktangebote von Mitbewohnern und Mitarbeitern schienen an ihm abzuprallen. Ferdinand R. saß die meiste Zeit in seinem Lehnstuhl, den er von zu Hause mitnehmen konnte, und schien ganz in sich versunken. Wenn Familienmitglieder zu Besuch kamen, fand er das zwar schön, doch schien er kein wirkliches Interesse am Leben und Treiben seiner Lieben zu haben. Nach etlichen Wochen veränderte sich sein Gemütszustand. Ferdinand R. wurde öfter wütend, wenn er in »seiner Ruhe« gestört wurde und rief: »Ja, kann man mich denn nicht in Ruhe lassen!« oder »Ich möchte nichts mehr müssen!« Nur Schwester Christine fand oft die richtigen Worte für Ferdinand R., sie nahm seine Gefühlsausbrüche nicht persönlich und bemühte sich, den alten Mann zum Erzählen anzuregen. Er reagierte erstaunt auf das Interesse der Schwester. Doch nach und nach begann er von seiner Frau zu erzählen, vom Leben mit ihr, von seinen Kindern, seinem Beruf und seinen geliebten Büchern. Die Berichte waren zunächst karg und wenig emotional, bekamen aber mit der Zeit immer mehr Kraft und Farbe: Freude und Trauer, Wut und Dankbarkeit, Bedauern und Zufriedenheit … viele Facetten kamen zum Vorschein und brachten Ferdinand R. wieder in Kontakt mit seiner reichen Gefühlswelt …

Langsam fand er aus der lähmenden Traurigkeit wieder heraus und versuchte, sich aktiv mit seinem neuen Zuhause auseinanderzusetzen. Dabei stieß er immer wieder auf Situationen, in denen ihm schmerzhaft bewusst wurde, was alles nicht mehr möglich war. Andererseits gelang es ihm immer öfter, auch das zu sehen und wertzuschätzen, was sich in der neuen Situation zum Guten gewendet hat. Nach anfänglich heftigem Widerstand freundete er sich beispielsweise mit einem Tonträgergerät an, durch das er sich wieder mit seiner geliebten Welt der Literatur und Wissenschaft befassen konnte. Nach ca. einem Jahr hatte sich Ferdinand R. gut im Heim eingelebt. Er fand immer wieder Gesprächspartner, mit denen er sich austauschen konnte und erlebte sich manchmal in der Rolle, andere zu trösten und ihnen bei ihrer Trauer um den Verlust des selbstständigen Lebens zu helfen. Die Familie von Ferdinand R. war erstaunt und erleichtert über die positive Entwicklung – einzig der Umzug seines ältesten Sohns ins Ausland blieb ein wunder Punkt: die Trauer darüber blieb gleichsam »in der Wut stecken«.

In einer Pflegesituation, in der meist mehrere »Trauerkreise« ineinander greifen, muss man genau hinsehen und nach Antworten auf viele Fragen suchen, z. B. »Wer ist der Mensch, der trauert?«, »Welche Trauergeschichte trägt er mit sich?«, »Um welchen Abschied, um welches Traurigsein … geht es im Moment?« und »Welche Möglichkeiten im Umgang mit Trauer konnten im Laufe des Lebens gefunden werden?« Dies verlangt von Pflegekräften und Begleitern bzw. Begleiterinnen ein hohes Maß an Engagement, an sozialer Kompetenz und an Geduld. Und es bedarf immer wieder auch eines richtigen Maßes an Abgrenzung: »Es sind Ihre Tränen, Ihre Ängste, nicht meine – aber: ich sehe Ihre Trauer.« »Es ist Ihre Klage, Ihre Verzweiflung, nicht meine – aber: ich sehe Ihre Trauer.« »Es ist Ihr Schmerz, Ihr Zorn, nicht meiner – aber: ich sehe Ihre Trauer.« Diese Abgrenzung ist nicht mit »kühler Distanz« zu verwechseln, sondern verweist auf die wichtige innere Haltung des Mitschwingens und Einfühlens, die zu den Kernfähigkeiten guter Begleiter und Begleiterinnen gezählt wird. Erfolgreiche Trauerbegleitung kann umso eher gelingen, je bewusster es den Begleitern oder Begleiterinnen ist, dass Trauer eine normale und lebensnotwendige Antwort des Menschen auf Verlustsituationen ist. So können sie Tröster sein statt Ver-Tröster und ihren Gefühlen der Solidarität Ausdruck verleihen.

» …Und dann eines Tages alt sein und noch
  lange nicht alles verstehen, nein, aber anfan-
  gen, aber lieben, aber ahnen, aber zusammenhängen mit Fernem und Unsagbarem, bis in
  die Sterne hinein.
  (Rainer Maria Rilke)

## 2.6 Fazit

- Eine weit verbreitete Altersdefinition (Weltgesundheitsorganisation) unterscheidet zwischen älteren Menschen (60–70), alten Menschen (70–90), Hochbetagten (älter als 90) und Langlebigen.
- Alter als klar umschriebene Lebensspanne wird in den westlichen Industriestaaten mit dem Ausscheiden aus dem Berufsleben gleichgesetzt. Aus biologischer und entwicklungspsychologischer Sicht ist Altern jedoch kein punktuelles Ereignis sondern ein prozesshaftes Geschehen.
- Veränderungen im Alter lassen sich auf unterschiedlichen Ebenen feststellen: körperliche Veränderungen, Veränderungen im seelischen Erleben und in der Art und Weise, wie soziale Kontakte gestaltet und gelebt werden, Veränderungen der Beziehung zur Umwelt und Veränderungen in der Einstellung zu wesentlichen Lebensfragen.
- Im Umgang mit altersbedingten Veränderungen spielen präventive Maßnahmen eine große Rolle. Man unterscheidet zwischen primärer, sekundärer, tertiärer und quartärer Prävention. Die beiden zuletzt genannten haben für die Pflegepraxis hohe Relevanz.

- Defizitmodelle des Alterns: Die negativen Seiten des Alterungsprozesses stehen im Vordergrund. Hauptaufgabe der Betreuungs- und Begleitaktivitäten besteht darin, Defizite aufzufangen, auszugleichen oder zu kompensieren.
- Aktivitätsmodelle des Alterns: Anregung, Förderung und Unterstützung stehen im Mittelpunkt der Betreuungsaufmerksamkeit unter Berücksichtigung bestehender Fähigkeiten und Fertigkeiten.
- Der sogenannte SOK-Prozess (Selektion/Optimierung/Kompensation) beschreibt aktives Gestalten und Anpassen der Lebensrealität an altersbedingte Veränderungen. Er kann auch bei relativ großer Einschränkung zu einem Mehr an Lebensqualität führen und das Gefühl persönlicher Freiheit schaffen.
- Subjektiv oft als Kränkung erlebte Ereignisse im Alter, die aufzufangen und zu begleiten sind: soziale Isolation, Ziellosigkeit, körperliche Gebrechlichkeit, plötzliche Veränderung der Lebensumstände, Anzeichen des näher rückenden Todes.
- Bedürfnisse, die auch im Alter wichtig und zu berücksichtigen sind: physiologisch-biologische (z. B. Essen, Trinken, Wechsel von Aktivität und Ruhe), Sicherheitsbedürfnisse (z. B. Schutz vor Verletzungen, Orientierungshilfen, Rituale), soziale (z. B. Pflege von Kontakten, Unterstützung beim Aufbau von Beziehungen, Gruppenzugehörigkeit), individuelle (z. B. Wertschätzung der Lebensgeschichte, individuelle Freiheit, Aspekte der Selbständigkeit) und Bedürfnisse der Selbstverwirklichung (z. B. Aktivitätsangebote, Gespräche »über das Leben«).
- Die Eckpfeiler für eine Lebenszufriedenheit bis zuletzt sind: Veränderungen zu erkennen und angemessen zu reagieren (Anpassen), dem gelebten Leben positiv zu begegnen (Lebensrückschau/Lebensbilanz) und die Zukunft zumindest ein wenig planen und gestalten zu können.
- Trauer ist eine gesunde Reaktion auf jede Form von Abschied und Verlust. Trauerprozesse begleiten Menschen in jedem Lebensabschnitt, treten aber im Alter durch die Fülle an Verlusten gehäuft auf. Nicht-Wahrhaben-Wol-

len, Wut, Zorn, tiefe Verstimmung sind nur einige der typischen Trauergefühle. Gerade in Pflegesituationen sind unterstützende Angebote für eine erfolgreiche Trauerarbeit besonders wichtig.

— Die Ausgangssituationen, die zu einer Fremdunterbringung führen, sind unterschiedlich. Drei typische Situationen sind zu nennen: akuter Einbruch mit nachfolgenden Problemen in der Selbstversorgung (z. B. Oberschenkelhalsbruch, Schlaganfall, Herzinfarkt), langsame Verschlechterung des Gesamtzustandes bis zu dem Punkt, an dem eine Selbstversorgung nicht mehr möglich ist sowie fortschreitende demenzielle Erkrankungen.

## Verwendete und weiterführende Literatur

Altmann S (2014) Der letzte Umzug: Der Weg ins Altersheim für Pflegebedürftige und ihre Angehörigen. disserta, Hamburg

Amann A, Ehgartner G, Felder D (2010) Sozialprodukt des Alters. Über Produktivitätswahn, Alter und Lebensqualität. Böhlau, Wien 2010

Amann A, Kolland F (Hrsg.) (2014) Das erzwungene Paradies des Alters? Weitere Fragen an eine Kritische Gerontologie. Springer Fachmedien, Wiesbaden

Backes M, Clemens W (2013) Lebensphase Alter: Eine Einführung in die sozialwissenschaftliche Alternsforschung. Beltz, Weinheim

Backes M, Clemens W, Künemund H (Hrsg) (2004) Lebensformen und Lebensführung im Alter. VS Verlag für Sozialwissenschaften, Wiesbaden 2004

Baltes P B, Eckensberger L H (1997) Entwicklungspsychologie der Lebensspanne, Klett-Cotta, Stuttgart

Baltes P B et al (1994) Altern und Alter: Ein interdisziplinärer Studientext zur Gerontologie. Gruyter, Berlin

Bernhardt B (2014) Der Einzug des Pflegebedürftigen ins Heim – Grenzerfahrung für pflegende Angehörige: Wie kann Angehörigenarbeit in Pflegeheimen Betroffene unterstützen? disserta, Hamburg

Biberti I, Scherf H (2011) Das Alter kommt auf meine Weise: Lebenskonzepte heute für morgen. Goldmann, München

Brandstädter J, Lindenberger U (Hrsg) (2007) Entwicklungspsychologie der Lebensspanne: Ein Lehrbuch. Kohlhammer, Stuttgart

Buijssen H, Hirsch R D (1997) Probleme im Alter. Diagnose, Beratung, Therapie und Prävention. Beltz, Weinheim

Bundesarbeitsgemeinschaft der Senioren-Organisationen (Hrsg), Markus K (2011) Wohnen im Alter: Eine Entscheidungshilfe. C.H. Beck, München

Canacakis J (2013) Ich begleite dich durch deine Trauer: Lebensfördernde Wege aus dem Trauerlabyrinth. Kreuz/Herder, Freiburg

Clemens W (2014) Zu früh oder wieder später in die »Späte Freiheit«? – Ältere Arbeitnehmer im gesellschaftlichen und demografischen Wandel. In: Amann A, Kolland F (Hrsg.) (2014) Das erzwungene Paradies des Alters? Weitere Fragen an eine Kritische Gerontologie. Springer Fachmedien, Wiesbaden pp 109–127

Deutscher Verein für öffentliche und private Fürsorge e.V (Hrsg) (2013) Alternde Gesellschaft – eine Bedrohung?: Ein Gegenentwurf von Andreas Kruse. Lambertus, Freiburg

Dörner K (2012) Leben und sterben, wo ich hingehöre: Dritter Sozialraum und neues Hilfesystem. Paranus, Neumünster

Dyk van S, Lessenich S (Hrsg) (2009) Die jungen Alten: Analysen einer neuen Sozialfigur. Campus, Frankfurt a. M

Erikson E H (2008) Identität und Lebenszyklus. Drei Aufsätze. Suhrkamp, Berlin

Erikson E H (1988) Der vollständige Lebenszyklus. Suhrkamp, Berlin

Freud S (2014) Trauer und Melancholie. In: Freud S (2014) Gesammelte Werke. Anaconda, Köln

Gatterer G (2007) Multiprofessionelle Altenbetreuung. Ein praxisbezogenes Handbuch. Springer, Berlin

Goethe von J W (2006) Maximen und Reflexionen. Deutscher Taschenbuch, München

Grimm W, Grimm J (2009) Grimms Märchen. Vollständige Ausgabe. Anaconda, Köln

Grünheid E, Fiedler CH (2013) Bevölkerungsentwicklung. Daten, Fakten, Trends zum demografischen Wandel. Bundesinstitut für Bevölkerungsforschung, Wiesbaden

Guardini R (2008) Die Lebensalter. Topos Plus, Kevelaer

Hasseler M (2011) Prävention und Gesundheitsförderung in der Pflege – ein konzeptioneller Ansatz. Beltz, Weinheim

Hautzinger M (2006) Wenn Ältere schwermütig werden: Hilfe für Betroffene und Angehörige bei Depression im Alter. Beltz, Weinheim

Herrmann U (2011) Wie ich wohnen will: Wohnideen 60plus. Luther-Verlag, Bielefeld

Hesse H (2011) Stufen: Ausgewählte Gedichte. Insel, Berlin

Hummel K (2001) Freiheit statt Fürsorge. Vernetzung als Instrument zur Reform kommunaler Altenhilfe. Vincentz Network GmbH & C, Hannover

Hurrelmann K, Klotz T (Hrsg) (2014) Lehrbuch Prävention und Gesundheitsförderung. Huber, Bern

Kast V (2013) Trauern: Phasen und Chancen des psychischen Prozesses. Kreuz/Herder, Freiburg

Keller S (2011) Leben und Wohnen im Alter. Stiftung Warentest, Berlin

Kübler-Ross E, Kessler D (2006) Dem Leben neu vertrauen: Den Sinn des Trauerns durch fünf Stadien des Verlustes finden. Kreuz/Herder, Freiburg

Kruse A, Wahl H W (2010) Zukunft Altern: Individuelle und gesellschaftliche Weichenstellungen. Spektrum Akademischer Verlag, Heidelberg

Kuhlmey A, Schaeffer D (Hrsg) (2008) Alter, Gesundheit und Krankheit. Huber, Bern

Lang F R, Martin M, Pinquart M (2011) Entwicklungspsychologie – Erwachsenenalter. Hogrefe, Göttingen

Lehr U (2006) Psychologie des Alterns. Quelle & Meyer, Wiebelsheim

Lexa N (2013) Burnout und Burnout-Prävention in der Palliative Care: Praxishandbuch für Gesundheitsfachpersonen. Hans Huber, Bern

Lindenberger U, Brandtstädter J (2007) Entwicklungspsychologie der Lebensspanne: Ein Lehrbuch. Kohlhammer, Stuttgart

Lindenberger U, Smith J, Mayer K H, Baltes P B (Hrsg) (2009) Die Berliner Altersstudie. Akademie-Verlag, Berlin

Maslow A H (1981) Motivation und Persönlichkeit. Rowohlt, Berlin

Matolycz E (2011) Pflege von alten Menschen. Springer, Wien

Müller M, Brathuhn S (2014) Handbuch Trauerbegegnung und -begleitung: Theorie und Praxis in Hospizarbeit und Palliative Care. Vandenhoeck & Ruprecht, Göttingen

Müller M (2004) Dem Sterben Leben geben: Die Begleitung sterbender und trauernder Menschen als spiritueller Weg. Gütersloher Verlagshaus, Gütersloh

Müller M, Pfister D (2014) Wie viel Tod verträgt das Team?: Belastungs- und Schutzfaktoren in Hospizarbeit und Palliativmedizin. Vandenhoeck & Ruprecht, Göttingen

Naegele G (1993) Lebenslagen im Strukturwandel des Alters: Alternde Gesellschaft – Folgen für die Politik. VS Verlag für Sozialwissenschaften, Berlin

Paul C (Hrsg) (2011) Neue Wege in der Trauer- und Sterbebegleitung: Hintergründe und Erfahrungsberichte für die Praxis. Gütersloher Verlagshaus, Gütersloh

Petzold H.G. et al. (2011) Hochaltrigkeit: Herausforderung für persönliche Lebensführung und biopsychosoziale Arbeit. VS Verlag für Sozialwissenschaften, Wiesbaden

Petzold H (2004) Integrative Therapie. Junfermann Verlag, Paderborn

Pohlmann S (2011) Sozialgerontologie. Uni-Taschenbücher (UTB), Stuttgart

Rechenberg-Winter P, Fischinger, E (2010) Kursbuch systemische Trauerbegleitung. Vandenhoeck & Ruprecht, Göttingen

Rentsch T, Zimmermann H P (2013) Altern in unserer Zeit: Späte Lebensphasen zwischen Vitalität und Endlichkeit. Campus, Frankfurt a. M

Riemann F (2011) Die Kunst des Alterns: Reifen und Loslassen. Ernst Reinhardt, München

Riemann F (2013) Grundformen der Angst. Ernst Reinhardt, München

Ries W (2012) Glücklich wohnen im Alter: Welche Wohnform ist die beste für mich? 17 Wohnmodelle im Überblick. alcorde, Essen

Rilke R M (2013) Gesammelte Werke. Anaconda, Köln

Rilke R M (2006) Die Gedichte. Insel, Berlin

Rosenmayr L (1989) Die späte Freiheit. Das Alter, ein Stück bewußt gelebten Lebens. Siedler, München

Rosenmayr L (2007) Schöpferisch Altern: Eine Philosophie des Lebens. LIT, Wien

Rosenmayr L (2011) Im Alter – noch einmal – leben. LIT, Wien

Saake I (2006) Die Konstruktion des Alters: Eine Gesellschaftstheoretische Einführung in die Altersforschung. Verlag für Sozialwissenschaften, Berlin

Scherf H (2013) Altersreise: Wie wir altern wollen. Herder, Freiburg

Schmid W (2014) Gelassenheit: Was wir gewinnen, wenn wir älter werden. Insel Verlag, Berlin

Schneider F, Nesseler T (2011) Depressionen im Alter: Die verkannte Volkskrankheit. Herbig, München

Schölzke M (2015) Die Lebenskunst der Älteren: Was wir uns von ihnen abschauen können. Kreuz/Herder, Freiburg

Schroeter K R, Prahl H W (2004) Soziologisches Grundwissen für Altenhilfeberufe: Ein Lehrbuch für die Fach(hoch)schule. Beltz, Weinheim

Schuster W (o J) Der Clown. Unveröffentlichte Gedichte. © Wolfgang Schuster, Fellbach

Schützendorf E (2000) Das Recht der Alten auf Eigensinn: Ein notwendiges Lesebuch für Angehörige und Pflegende. Ernst Reinhardt, München

Smeding R, Heitkönig-Wilp M (2010) Trauer erschließen: Eine Tafel der Gezeiten hospizverlag, Esslingen

Specht-Tomann M, Tropper D (2012) Zeit zu trauern – Kinder und Erwachsene verstehen und begleiten. Patmos, Ostfildern

Specht-Tomann M, Tropper D (2013) Zeit des Abschieds. Sterbe- und Trauerbegleitung. Patmos, Ostfildern

Specht-Tomann M (2014) Der letzte Wunsch: Zuhause sterben: Impulse für pflegende Angehörige. Kreuz/Herder, Freiburg

Steidl S, Nigg B (2014) Gerontologie, Geriatrie und Gerontopsychiatrie: Ein Lehrbuch für Gesundheits- und Pflegeberufe. facultas.wuv, Wien

Vogel B (2014) Demografischer Wandel und Gesundheit: Lösungsansätze und Perspektiven. Herder, Freiburg

Witt-Loers S (2010) Trauernde begleiten: Eine Orientierungshilfe. Vandenhoeck & Ruprecht, Göttingen

Worden W J (2010) Beratung und Therapie in Trauerfällen: Ein Handbuch. Huber, Bern

Zeyfang A, Hagg-Grün, U (2012) Basiswissen Medizin des Alterns und des alten Menschen Springer, Berlin

# Alte Menschen verstehen und begleiten: ganzheitliche Betreuungsarbeit

*Monika Specht-Tomann*

M. Specht-Tomann, *Ganzheitliche Pflege von alten Menschen*,
DOI 10.1007/978-3-662-47505-8_3, © Springer-Verlag Berlin Heidelberg 2015

Ich lebe mein Leben in wachsenden Ringen,
die sich über die Dinge ziehn.
Ich werden den letzten vielleicht nicht vollbringen,
aber versuchen will ich ihn. (…) (Rainer Maria
Rilke)

Nachdem in den ersten beiden Abschnitten die Situation alter Menschen im Allgemeinen und die von Menschen zu Beginn einer Fremdunterbringung im Besonderen skizziert wurde, sollen in den nachfolgenden Ausführungen unterschiedliche Aspekte einer ganzheitlichen Betreuungsarbeit für alte Menschen dargestellt und praxisnah beleuchtet werden. Als Ausgangspunkt dient der zeitliche Abschnitt, in dem sich im Leben eines alten Menschen mehr oder weniger deutlich abzeichnet, dass kein Weg an einer Fremdunterbringung vorbei führt. Der Leser soll die Möglichkeit bekommen, Informationen und Anregungen über jene Bereiche zu bekommen, die für die Begleitung alter Menschen relevant sind. Im Mittelpunkt der Überlegungen stehen immer die Bedürfnisse der Bewohner und Bewohnerinnen und die Suche nach optimalen Pflege- und Betreuungsangeboten. Besonderes Augenmerk wird auf den Beginn einer Fremdunterbringung gelegt, da hier bereits wichtige Weichen für eine bedürfnisorientierte Altenpflege und -betreuung gestellt werden. Zentrales Thema dabei ist die Kommunikation und so wird den Fragen nachgegangen, wie Kommunikation gelingen kann, welche Modelle zur Verfügung stehen und über den Zeitraum des Erstkontakts hinaus von tragender Bedeutung bleiben.

Bedürfnisorientierte Altenpflege befasst sich intensiv mit jenen Zustandsbildern, die bei alten Menschen häufig anzutreffen sind und die einer besonderen Begleitung bedürfen. Zum einen sind das unterschiedliche Formen von Schmerzen, zum anderen geht es um die Krankheit Demenz. In den entsprechenden Abschnitten werden Erfassungsinstrumente und Beobachtungsrichtlinien ebenso angesprochen wie Möglichkeiten der Therapie, Symptomlinderung und einfühlsamen Begleitung. Spezielle Hinweise für den Umgang mit an Demenz Erkrankten sollen zu einem tieferen Verstehen dieser Menschen seitens des gesamten Betreuungsteams führen. Den Abschluss des Abschnittes »Alte Menschen verstehen und begleiten: ganzheit-

liche Betreuungsarbeit« bilden Ausführungen zur Sterbebegleitung. Es ist ein wichtiges Ziel bedürfnisorientierter Altenpflege, Hospizkultur und Palliativbegleitungen in Altenpflegeeinrichtungen zu etablieren und den alten Menschen ein Verbleiben im Heim – ihrer letzten »Heimat« – bis zum Tod zu ermöglichen.

## 3.1    Der erste Schritt ins Heim

Es gibt ganz unterschiedliche Ausgangssituationen für Menschen, die vor dem Eintritt in eine Altenpflegeeinrichtung stehen (▶ Abschn. 2.5). Die Bandbreite reicht von einer eigenständig getroffenen und von langer Hand geplanten Übersiedlung in eine entsprechende Betreuungsinstitution bis hin zu einer Situation, die plötzlich eintritt und den Betroffenen und/oder den Angehörigen keine andere Wahl lässt. Hinzu kommt noch die Frage, welche Angebote den Betroffenen überhaupt zur Verfügung stehen. Nicht alle Betroffenen sind in der komfortablen Lage, sich für eine bestimmte Altenpflegeeinrichtung mit einem klar umrissenen Leitbild entscheiden zu können. Dies hängt u. a. vom regionalen Angebot und von den finanziellen Ressourcen der künftigen Bewohnerinnen und Bewohner ab. Aus der Praxis ist bekannt, dass es sich als sehr vorteilhaft erweist, wenn sich der alte Mensch selbst oder/und seine Angehörigen über die vorhandenen Möglichkeiten bei Zeiten informieren, die finanzielle Situation abklären und Kontakt zu den in Frage kommenden Häusern herstellen. Manche Einrichtungen bieten auch Schnuppernachmittage oder -tage an, die den Betroffenen einen ersten Einblick in die Atmosphäre und die Angebote bieten können. So gut wie alle Einrichtungen stellen ihren potenziellen Bewohnerinnen und Bewohnern Informationsmaterial zu Verfügung (Folder mit »Hausporträts« und Pflegeleitbild, entsprechende Internetseiten oder »Kennenlernveranstaltungen«). Hier lohnt es sich, das jeweilige Angebot kritisch zu sichten und in Bezug zu den eigenen Wünschen und Vorstellungen zu setzen, aber auch die Relevanz der Angebote auf dem Hintergrund des körperlich-geistigen Zustandes des alten Menschen zu prüfen (z. B. »Was bedeutet dieses Angebot konkret? Wer ist dafür verantwortlich? Wie schaut das Setting aus? Wer ist die Ansprechperson, wenn etwas nicht so klappt? Kann jeder die Angebote in Anspruch nehmen oder gibt es zusätzliche Kosten? Was bedeuten spezielle Begriffe wie …?«).

Mit der Übersiedlung in ein Heim bricht für die Betroffenen und deren Angehörige eine aufregende Zeit an. Es ist eine Zeit, die viele neue Situationen bringt und viele Begegnungen mit noch unbekannten Menschen. Am Beginn einer Fremdunterbringung steht das Erstaufnahmegespräch, das mit den Betroffenen selbst und in aller Regel mit einem Familienmitglied geführt wird. Es ist der Anfang eines individuell abgestimmten Pflegeprozesses und einer kontinuierlich zu ergänzenden Pflegeanamnese. Dieser Beginn, dieses erste intensivere In-Kontakt-Kommen zwischen den Vertretern der Pflegeeinrichtung und dem künftigen Bewohner bzw. der künftigen Bewohnerin und deren Angehörigen ist von nachhaltiger Bedeutung (Kähler und Gregusch 2014). Gelingt es, in diesem Erstgespräch eine Vertrauensbasis aufzubauen, bleiben Traurigkeit, Resignation, Angst, Widerstand oder Misstrauen der alten Menschen in einem der Situation angemessenen Ausmaß und der Anpassungsprozess an die neue Lebensrealität kann positiv gestartet werden. Gelingt dies nicht, wird die Eingewöhnungsphase deutlich länger sein und die subjektive Befindlichkeit stark belastet. Dies hat nicht nur negative Auswirkungen für die Betroffenen und deren Angehörigen, sondern stellt auch für die Pflege, Begleitung und Betreuung gewissermaßen einen Risikofaktor dar, da Angebote und Maßnahmen oft gegen Widerstände oder Apathie umgesetzt werden müssen und einen hohen »Mehraufwand« an Zeit und persönlichem Einsatz abverlangen.

### 3.1.1 Das Erstaufnahmegespräch

Das Wissen um die große Bedeutung eines guten Starts in den Lebensabschnitt »Leben im Altenheim« führte dazu, dass im Rahmen praxisbezogener Arbeiten aus dem Bereich der Pflegewissenschaften unterschiedliche Konzepte für effiziente Aufnahme- und Begleitgespräche sowie relevante Rahmenbedingungen ausgearbeitet wurden. Derzeit gibt es im deutschsprachigen Raum noch keine

einheitlich gestalteten Aufnahmeverfahren. Einige Häuser arbeiten mit Aufnahmebögen, die wichtige Eckdaten erheben und dem Heim erste Orientierungsmöglichkeiten liefern sollen. Andere Heime stellen wiederum beim Erstkontakt allein die persönliche Begegnung in den Vordergrund und lassen sich für das Erfassen relevanter Daten Zeit bzw. greifen auf vorliegende Informationen (Arztbrief, Pflegestufenerhebung, Angehörigenbefragung, biografisches Stammblatt u. Ä.) zurück. Unabhängig davon, für welches Setting sich ein Haus entscheidet, wichtig und hilfreich ist es, dass die Person oder die Personen, die das Gespräch führen, sich die grundlegenden Ziele des Erstaufnahmegesprächs ins Gedächtnis rufen: »Was kann dieses Gespräch leisten und was soll damit erreicht werden?« In einem zweiten Schritt geht es darum, eine konkrete Zielformulierung vorzunehmen, die mit dem Leitbild der jeweiligen Institution übereinstimmt: »Was wollen wir in diesem ersten, wichtigen Kontakt der neuen Bewohnerin bzw. dem neuen Bewohner vermitteln? Worauf wollen wir in diesem Gespräch besonderen Wert legen? Wie wollen wir das Gespräch gestalten?«

---

**Zielformulierungen für ein Erstaufnahmegespräch**

- Gestaltung der Situation »Ankommen in der neuen Heimat« – Entlastung negativer Gefühle
- Basisinformationen über die Einrichtung im Allgemeinen
- Informationen zum Mitarbeiterteam und zu Organisatorischem
- Klärung von Erwartungen
- Erfassen derzeit artikulierbarer Bedürfnisse
- Erhebung pflegerelevanter Informationen
- Erste Situationseinschätzung seitens der Vertreter des Heims
- Erster Schritt zum Aufbau einer Beziehung zum künftigen Bewohner bzw. zur künftigen Bewohnerin

---

Worauf ist nun bei dem Erstaufnahmegespräch besonders zu achten? Zwei Bereiche gilt es mit großer Aufmerksamkeit zu gestalten: die Inhalte, die transportiert werden sollen, und die Räumlichkeiten, in denen das Gespräch stattfindet. Zusätzlich müssen drei Interessengruppen bedacht werden: der »künftige Bewohner«, die »Angehörigen« und das »Heim«. Jede der drei Gruppen hat etwas anders gelagerte Interessen und Fragestellungen. Die gemeinsame Schnittmenge ist, alle Informationen zusammenzutragen, die den Eingliederungsprozess des alten Menschen in die neue Lebensrealität erleichtern kann. Dies wird durch einen offenen und ehrlichen Informationsaustausch erleichtert, dessen Ausgangspunkt im Erstaufnahmegespräch liegt und in der Folge als bedürfnisorientierte Maßnahme den Lebensalltag der Bewohner und Bewohnerinnen stets begleiten sollte. Viele der Erstinformationen können in ihrer Bedeutung erst im nachfolgenden Alltag erfasst und mit Inhalt gefüllt werden. Wie gut es jedoch gelingt, die Brücke vom Gehörten hin zur Umsetzung in den neuen Lebenskontext zu bauen, hängt oft von atmosphärischen Größen im Erstkontakt ab. Dieser erste längere und inhaltlich gefüllte Kontakt – das Erstaufnahmegespräch – ist der Beginn eines neuen Lebensabschnittes für die alten Menschen selbst und auch für deren Angehörige. Dementsprechend wichtig ist es, dass dieser Start gut verläuft. Neben dem wichtigen Stellenwert in der individuellen Biografie künftiger Bewohner und Bewohnerinnen stellt das Erstaufnahmegespräch auch den Beginn der bedürfnisorientierten Pflege und Begleitung dar. Es ist die erste und wichtige Pflegeaufgabe in einer ganzen Reihe von Maßnahmen, die den individuell abgestimmten Pflegeprozess einleiten.

Um welche Inhalte geht es bei diesem wichtigen Erstgespräch? Die Praxis in den unterschiedlichen Häusern lässt sich nicht über einen Kamm scheren. Manche Heimleitungen haben entschieden, zu Beginn die atmosphärischen Elemente stärker zu betonen und sich in erster Linie auf die Fragen und Sorgen sowie auf angesprochene Bedürfnisse und Wünsche einzulassen, z. B. »Wie lange muss ich da bleiben? Was passiert mit den Tieren zu Hause? Wer zahlt das alles? Kommt ein Pfarrer? Wo ist mein Zimmer? Wie schaut es mit Besuchszeiten aus? Kann ich das Heim manchmal für Besuche Zuhause verlassen? Wie oft bekomme ich etwas zu essen? Kann ich auf dem Zimmer essen? Kann ich

bis zum Sterben im Heim bleiben? Kommt mein Hausarzt auch ins Heim? Was passiert, wenn ich mich mit meiner Zimmernachbarin nicht verstehe? Bekomme ich ein Einzelzimmer? Wann sind die Essenszeiten? Kann ich mir manchmal etwas wünschen, was ich besonders gern esse?…« In anderen Häusern stehen wiederum formale Dinge stärker im Vordergrund (z. B. Checklisten zur Erfassung des gesundheitlichen Zustandes) oder die Betonung liegt auf einem Vertrautwerden mit den häuslichen Gegebenheiten und Angeboten.

Nachfolgend werden wichtige inhaltliche Bereiche zusammengefasst, die es zu bedenken gilt. Sie sollen eine Orientierungshilfe bei Überlegungen zur Gestaltung des Erstaufnahmegesprächs in der jeweiligen Institution sein und gegebenenfalls ein Überdenken der bisherigen Praxis erleichtern.

- **Welche Themen können ein Erstaufnahmegespräch beinhalten? Worauf ist besonders zu achten?**
  Anregungen und Impulse:
  - »Wer sind wir?« Kurze Informationen über das Haus: Schwerpunkte (nicht zu viel!), Vorstellen des Hauses anhand des Leitbildes/Pflegemodells/Betreuungskonzepts, Vorstellung der für den neuen Bewohner oder die neue Bewohnerin wichtigen Mitarbeiter und Mitarbeiterinnen, Tagesablauf vorstellen und erklären (»fix versus variabel«), Zuständigkeiten im Haus (Pflegedienstleitung/Heimleitung/relevante Bezugsbetreuung u. Ä.), Eingehen auf häusliche Besonderheiten (z. B. Lift, Glocke, Kapelle, Medikamentenstützpunkt), Hausordnung, Organisatorisches (z. B. Erreichbarkeit) …
  - »Wichtige Grundhaltung und daraus abgeleitetes Verhalten«: ausreichend Zeit für Fragen der künftigen Bewohner und Bewohnerinnen einplanen, dem zukünftigen Bewohner/der zukünftigen Bewohnerin mit Würde und Respekt begegnen, Sicherheit vermitteln, Zeit lassen, ruhige Atmosphäre schaffen, Intimsphäre wahren (für einen separaten Raum ohne »Zuhörer« sorgen), Zuhören, auf Wünsche eingehen, Fragen/Sorgen ernst nehmen, dem künftigen Bewohner vermitteln, etwas Besonderes zu sein, auf Fragen bzw. Sorgen der Angehörigen eingehen (z. B. Hilfe bei Körperpflege,

Mobilisierung, Gewichtskontrolle, Blutzucker-kontrolle, Nachtlicht), ausreichend Zeit für die Angehörigen, Zeit zum Durchatmen …

– »Was wünschen Sie sich?«: Erwartungen erfragen, Wünsche erheben, tägliche Gewohnheiten erfragen, biografische Informationen einholen (Ziel: Biografie-Anamnese-Planung anhand von Erfassungsbögen), Gewohnheiten von »früher« ansprechen, Vorlieben/Abneigungen gegenüber Speisen und Getränken, Klärung der Frage: Wer von den Angehörigen wird als primäre Ansprechperson bestellt? Frage nach Sachwalterschaft, Frage nach Patientenver-fügung, Klärung der Arztsituation (Mitnahme des eigenen Hausarztes/Heimarzt/neuer Arzt vor Ort), finanzielle Regelung abklären …

– »Was ist möglich?«: Auskünfte über Angebote, z. B. Mitnahme persönlicher Sachen, Tiere, Ausgänge, »Schnupperstunden«, Begleitperson bei externen Untersuchungen, Wäschever-sorgung, Einkaufsmöglichkeiten, Tagesaus-flüge, Kirchgang, Taschengeld, eigene Möbel, Mitarbeit (z. B. Garten, Wäscherei, Küche), inkludierte und zusätzliche Therapieangebote (z. B. Physiotherapie, Ergotherapie, Logo-pädie, Gedächtnistraining, psychologische Begleitung), »außer Haus gehen«, Möglich-keiten gelegentlichen externen Übernachtens, Besuchszeiten, Übernachtungsmöglichkeiten von Angehörigen in krisenhaften Zeiten, Sitz-wache/Nachtbetreuung, Sicherung der Wertsa-chen, Info über Heilbehelfe und Medikamente, Hilfsangebote, Feste im Jahreskreis, Geburts-tagsfeiern, Seelsorge, ehrenamtliche Mitarbei-ter als Besuchsdienste, Mahlzeiten wahlweise im Speisesaal oder im Zimmer …

– »Erfassen des Gesamtzustandes«: Kranken-geschichte, Ist-Stand, Mobilität, aktueller Ge-fühlszustand, psychosoziale Aspekte, auf den Gesamteindruck achten, Sammeln von Infor-mationen, um die künftigen Angebote auf den körperlich-geistigen Zustand abzustimmen …

– »Erste Schritte in der neuen Heimat«: Rund-gang durchs Haus bzw. relevante Räume, Zim-merbesichtigung, Kontakte zu Mitbewohnern, Hilfestellung beim Einräumen und Gestalten des Zimmers, Akzente setzen gegen das Gefühl »ich bin hier fremd und allein«, Zeigen des Sitz-platzes beim Essen und ggf. Vorstellen der Sitz-nachbarn, soziale Kontakte ermöglichen, Anre-gungen für ein Mitgestalten des Zimmers …

Aus der Kommunikationsforschung ist bekannt, dass neben Empathie (sich in die Situation des Gegenübers einfühlen), Dialogfähigkeit (sich auf das Gegenüber einstellen und in Beziehung treten) und einer dem Gegenüber positiven inneren Ein-stellung (Wertschätzung, Respekt, Akzeptanz von »Anderssein«) die äußeren Rahmenbedingungen einen wichtigen Beitrag zum Gelingen eines Ge-sprächs liefern (Schulz von Thun 2014). Wie schaut der Raum aus, in dem das Gespräch stattfindet? Welche Elemente können ein »Willkommen« signalisieren? Was sollte unbedingt vermieden werden? In der nachfolgenden Übersicht werden wichtige Punkte angeführt, die die Entscheidung für einen bestimmten Besprechungsraum erleich-tern können. Nicht immer und überall werden alle angeführten Aspekte realisierbar sein. Doch ange-sichts der großen Bedeutung eines guten Starts soll-te möglichst wenig dem Zufall überlassen werden. Die Räumlichkeit, in denen das Erstaufnahmege-spräch geführt wird, kann gleichsam als Visiten-karte der Institution angesehen werden und kann vielfältige Gefühle aktualisieren. Wie der Raum ge-staltet ist, den eine Einrichtung zum Empfang des neuen Bewohners oder der neuen Bewohnerin be-reit hält, sollte bereits einiges von dem ausstrahlen, was in weiterer Folge in einer bedürfnisorientierten Pflege aufgegriffen wird (▶ Abschn. 2.4).

---

**Hinweise für eine das Gespräch fördernde Raumgestaltung**

– Von den übrigen Räumlichkeiten getrenn-ter Raum (Wahrung der Intimsphäre, un-gestörter Ablauf)
– Ansprechender »Ausblick« (worauf fällt der Blick durchs Fenster?) und »Einblick« (wo-rauf fällt der Blick beim Umherschweifen im Raum?)
– Freundliche und einladende Atmosphäre vermittelt durch:
  – Helligkeit und sorgfältiger Umgang mit Lichtquellen (kein zu grelles Licht)

- Angenehme Farbgestaltung (z. B. zartes Orange oder Gelb)
- Blumen- oder Pflanzenschmuck
- Angenehme Temperatur und gute Luft (vorsichtiger Einsatz von Duftölen)
- Dekoration der Jahreszeit entsprechend
- Getränkeangebote

— Bequeme Sitzgelegenheiten, Vermeiden von frontalen Sitzpositionen und freie Sitzwahl

— Störquellen minimieren (z. B. Lärmbelästigung)

Gespräche im Allgemeinen und das Erstaufnahmegespräch im Besondern folgen einem bestimmten Ablauf beginnend mit der Einleitung (»Eröffnung«, Begrüßung, Vorstellen, Ziele des Gesprächs benennen) über den inhaltlich meist prall gefüllten Hauptteil (Austausch zwischen den Gesprächspartnern: Informationsvermittlung und Informationserfassung; Verständnisüberprüfung und ggf. Wiederholung) hin zum Schluss (abschließende Fragen mit Blick auf die Eingangssituation und Überprüfen der Zielformulierung, klarer Abschluss, gegebenenfalls Angebot für weitere Gespräche). In Situationen mit hoher emotionaler Beteiligung – und davon ist bei einem Erstaufnahmegespräch in einer Altenpflegeeinrichtung auszugehen – ist es wichtig, dass die Gesprächsführung klar ist und die Gesprächsstruktur (Einleitung-Hauptteil-Schluss) eingehalten wird. Hinweise aus der Kommunikationswissenschaft können den verantwortlichen Gesprächsleiterinnen oder -leitern zusätzlich helfen, das eigene Kommunikationsverhalten zu verbessern und zu schulen sowie unterschiedliche Reaktionen der Gesprächspartner besser einzuordnen und zu verstehen (Langer et al. 2011, Rogall-Adam et al. 2011). Darauf soll im Folgenden näher eingegangen werden.

### 3.1.2 Wichtige Kommunikationsaspekte für die Praxis

Kommunikation spielt gerade im Bereich der Pflege, Begleitung und Betreuung von Menschen eine zentrale Rolle. Doch was kann unter Kommunikation konkret verstanden werden und welche Elemente sind dabei zu berücksichtigen? In Arbeiten über die unterschiedlichsten Formen und Möglichkeiten der Kommunikationen zwischen Menschen hat es sich eingebürgert von einem »Sender« (von ihm gehen Botschaften auf der verbalen und nonverbalen Ebene aus) und einem »Empfänger« (dieser empfängt die gesendeten Botschaften) zu sprechen (□ Abb. 3.1). Kommunikation wird demnach auch als Prozess verstanden, in dem es zu einem fließenden Austausch zwischen den beiden Polen (»Sender«/»Empfänger«) kommt. Diese Beschreibung gibt auch recht gut wieder, was in der Situation eines Erstaufnahmegespräch geschieht, bei dem es im optimalen Fall zu einem steten Wechsel von »Senden« und »Empfangen« zwischen einem künftigen Bewohner oder Bewohnerin und der Heimleitung bzw. Pflegedirektion kommt. Dabei geht es zum einen um das Bereitstellen wichtiger Informationen und das aufmerksame Wahrnehmen von nonverbalen Botschaften, zum anderen um das Aussprechen von Fragen und das Senden von Signalen. Viele verschiedene Kommunikationselemente haben jedoch einen großen Einfluss auf den Ausgang des Gesprächs und dessen Nachhaltigkeit.

Aus einer Fülle beschriebener und erforschter Modelle werden nachfolgend einige Aspekte herausgegriffen und beschrieben, die nicht nur beim Eintritt in eine Pflegeeinrichtung wichtig sind, sondern gleichsam die kommunikative Basiskompetenz von Mitarbeiterinnen und Mitarbeitern ausmachen sollten. Aus einer bedürfnisorientierten Altenpflege vom Beginn der Fremdunterbringung bis zu deren Ende sind sie nicht wegzudenken und können gleichsam als Gütekriterium herangezogen werden. Um dem Ziel einer guten, personenzentrierten Pflege, Begleitung und Betreuung im Rahmen einer Altenpflegeeinrichtung möglichst nahe zu kommen, sollten auf dem Gebiet der zwischenmenschlichen Kommunikation folgende Begriffe und Modelle berücksichtigt und anwendungsbezogen geschult werden: Filtermechanismen, Kongruenz, Empathie, Inhalts- und Beziehungsaspekte einer Nachricht, »vier Seiten einer Nachricht« und das aktive Zuhören (Bay 2014, Rogers 1985, Schulz von Thun 2014, Watzlawick et al. 2011).

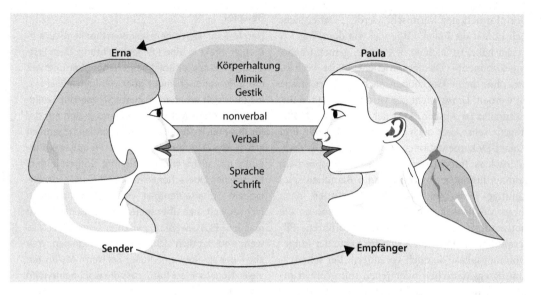

**Abb. 3.1** Sender und Empfänger

## Kommunikationsfilter

Wie Botschaften aufgenommen werden und welche Informationen im Gedächtnis haften bleiben, hängt von vielen Faktoren ab. An erster Stelle sei auf den sogenannten Kommunikationsfilter hingewiesen. Man kann sich dieses Phänomen tatsächlich in Form eines Filters vorstellen, in den viele Botschaften einfließen und dort auf unterschiedlich starke Filtermechanismen – Widerstände – treffen. Dies führt dazu, dass aus einer »reinen« eine »gefilterte« Nachricht wird (**Abb. 3.2**). An welche Filtermechanismen ist zu denken? Wenn man sich bewusst in die Situation eines Menschen hineinversetzt, der mit dem Erstaufnahmegespräch seinen ersten Schritt in eine neue und noch fremde Lebenswelt setzt, lassen sich eine Reihe möglicher Filter identifizieren: persönliche Einstellung zur Situation und den dazugehörigen Menschen, Unsicherheit, Angst, Aufgeregtheit, Aggression, schlechte körperliche Verfassung, eingeschränkte Seh- und/oder Hörfähigkeit, unangenehm wahrgenommene Atmosphäre, Irritation durch fremde Geräusche, Angespanntheit, Schmerzen, Sorgen, Vorinformationen, Befürchtungen, Erwartungen …

Viele der genannten »Filter« lenken die gegebenen Informationen – beispielsweise über das Heim, den Tagesablauf, die finanziellen Regelun-

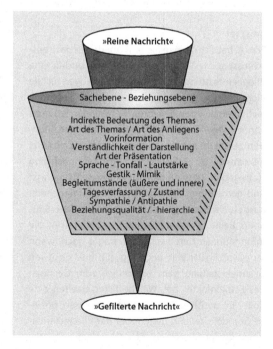

**Abb. 3.2** Kommunikationsfilter

gen, Therapieangebote, Essenszeiten u. Ä. – so ab, dass sie entweder gar nicht ankommen oder mit persönlichen Erwartungen und Ängsten bzw.

Vorinformationen vermischt werden. Daher stellt sich immer die Frage:»Wie viel von dem, was ich gesagt habe, ist auch so, wie ich es gemeint habe, angekommen?« Das gesprochene Wort verhallt oft, ohne beim Gegenüber nachhaltig registriert zu werden. Umso wichtiger wird im Hauptteil des Gesprächs (▶ Abschn. 3.1.1) der Aspekt des Nachfragens sein. Aber auch Gesprächsprotokolle und Ablauf-Dokumentationen sowie die Möglichkeit, gedrucktes Informationsmaterial zu besprechen, können hilfreiche Instrumente im Bemühen sein, künftige Bewohner und Bewohnerinnen nach ihren Möglichkeiten und in ihrem Tempo an die notwendigen Informationen heranzuführen. Filtermechanismen können sich im Laufe der Eingewöhnungsphase deutlich verändern. Bei sehr verängstigten Menschen oder jenen mit großem inneren Widerstand gegen die Fremdunterbringung brauchen Gesprächspartner oft sehr viel Geduld, bis sich die »Negativfilter« langsam zurückziehen und ein objektiveres Zuhören möglich wird.

**Beispiel**
Frau A. hat sich nach reiflichem Überlegen dazu entschlossen, ihre Wohnung aufzugeben und in eine Pflegeeinrichtung zu übersiedeln. Es war für sie nicht leicht, sich an den Gedanken zu gewöhnen, nicht mehr in ihren geliebten vier Wänden leben zu können. Aber ihre körperliche und familiäre Situation zeigte ihr nur zu deutlich, dass der Zeitpunkt gekommen ist, sich in eine betreute Einrichtung zu begeben. Dass sie den Entschluss selbst gefasst und gemeinsam mit ihrer Enkelin ein Pflegeheim ausgesucht hatte, erleichterte ihre seelische Situation. Beim Aufnahmegespräch nahm Frau A. alle Informationen bereitwillig auf, fragte nach, wenn ihr etwas unklar war, und trug mit ihrer positiven Grundeinstellung ganz wesentlich zum Gelingen des Erstkontaktes bei. Welche Filter spielten eine Rolle? Im positiven Bereich sind zu nennen: positive Grundeinstellung gegenüber der Pflegeeinrichtung und den Menschen, die dort arbeiten, Einsicht über die Notwendigkeit ihrer Übersiedlung und dadurch geringe innere Anspannung oder Abwehr sowie ausreichende und positive Vorinformationen über das Heim. Als »Negativfilter« machten sich ihre Schmerzen und die latente Sorge um die finanzielle Seite bemerkbar.

**Beispiel**
Herr M. kam nach einem längeren Krankenhausaufenthalt direkt in eine Pflegeeinrichtung. Dem Erstgespräch stand er ablehnend gegenüber und ließ die Informationen mehr oder weniger teilnahmslos über sich ergehen. Er hatte Schmerzen, wollte zurück in seine Wohnung und konnte sich mit der für ihn neuen Situation nicht abfinden. Eigentlich waren die Argumente für eine Fremdunterbringung gar nicht wirklich zu ihm vorgedrungen. Nach einer Oberschenkelhalsfraktur und wochenlangem Spitalsaufenthalt war er innerlich noch nicht soweit, sich über seine Zukunft Gedanken zu machen. Er schwankte zwischen aggressiver Abwehr und deutlich sichtbaren Angstsignalen. Welche Filter spielten eine Rolle? Bei Herrn M. führten viele»Negativfilter« dazu, dass die wohlmeinenden Worte und Informationen der Pflegedienstleitung alle in Richtung »Fremdbestimmung« gelenkt wurden. Aggression, fehlende Vorinformation, Angst, Schmerzen, Misstrauen, Gefühle von Ausgeliefertsein u. Ä. machten es Herrn M. unmöglich, Informationen aufzunehmen und sich konstruktiv an dem Gespräch zu beteiligen.

## Kongruenz
Im Zusammenhang mit der Frage, welche Aspekte aus dem Bereich der Kommunikation helfen können, Gespräche zu optimieren und ihre Glaubwürdigkeit zu erhöhen, taucht oft der Begriff kongruente oder authentische Kommunikation auf. Was ist Kongruenz und warum ist sie für den Umgang mit Menschen in Pflegeeinrichtungen besonders wichtig? Unter Kongruenz versteht man die Übereinstimmung der vielen verschiedenen Aspekte eines Informationsstromes. Es geht im Wesentlichen um das Ausmaß an Stimmigkeit zwischen einem bestimmten Kontext, der Art einer Formulierung, der Mimik und Gestik sowie des Tonfalls und der Lautstärke. Stimmen die genannten Bereiche überein, spricht man von einer kongruenten (lat. congruentia = »Übereinstimmung«) Kommunikation. Eine kongruente Kommunikation wiederum wird von den Gesprächspartnern als ehrlich, echt und bedeutsam erlebt. Besonders für Menschen in Ausnahmesituationen – und gerade der Beginn einer Fremdunterbringung muss als solche betrachtet werden – ist dieses Gesprächs-

merkmal sehr wichtig. Menschen sind in dieser speziellen Lage beispielsweise besonders hellhörig für Zwischen- und Untertöne oder für Unstimmigkeiten zwischen körpersprachlichen (nonverbalen) und sprachlichen (verbalen) Aspekten. Sie spüren, wenn das Gesagte nicht in den jeweiligen Kontext passt oder nicht den ehrlichen Überzeugungen des Gesprächspartners entspricht. Die Folge ist Verunsicherung, Rückzug, Misstrauen und Skepsis. Doch nicht nur zu Beginn eines Lebens im Altenheim ist eine echte und ehrliche Kommunikation wichtig, sie schafft auch über all die Jahre im Heim eine Atmosphäre der Zufriedenheit und des Vertrauens, in der Menschen sich öffnen können und ihren Bedürfnissen Ausdruck verleihen. Was geschieht aber, wenn die beiden Anteile einer Kommunikationssequenz – verbaler und nonverbaler Bereich – nicht miteinander übereinstimmen? Betrachtet man die Summe aller kommunikativen Anteile, so fällt auf, dass in ihrer Bedeutung nur etwa ein Drittel auf das gesprochene Wort entfällt, während etwa zwei Drittel aus dem paraverbalen und nonverbalen Bereich stammen. Bei einer kongruenten Kommunikation stimmen alle Anteile gut überein und sowohl auf der sprachlichen als auch auf der para- und nonverbalen Ebene werden gleichlaufende Informationen gesendet. Klaffen die beiden Aspekte jedoch deutlich auseinander (z. B. die Aussage »Mir geht es sehr gut« gekoppelt mit hängendem Mundwinkel, eingefallener Körperhaltung, schleppendem Tonfall) verlassen sich Gesprächspartner eher auf die Körpersprache als auf das gesprochene Wort.

> ❯ Kongruenz meint das Übereinstimmen unterschiedlicher Aspekte des Informationsstromes (verbale, paraverbale und nonverbale Anteile), die von einem Sender zu einem Empfänger einer Botschaft ausgeschickt werden. Stimmen verbale und nonverbale Botschaften nicht überein, wird der nonverbalen Information größere Bedeutung beigemessen.

## Empathie

Ein weiterer wichtiger Aspekt im Zusammenhang mit einer Vertrauen schaffenden Kommunikation ist das empathische Eingehen auf das jeweilige Gegenüber. Empathie – was ist das? Die meisten Menschen haben diesen Begriff schon gehört und verbinden damit vage Vorstellungen, wie z. B »sanft«, »einfühlsam« oder »verständnisvoll«. Um den etwas diffusen Begriff näher zu fassen, wird häufig auf ein altes indianisches Sprichwort Bezug genommen: »Urteile nie über einen anderen, bevor Du nicht einen Mond lang in seinen Mokassins gegangen bist.« Damit wird auf die Notwendigkeit hingewiesen, sein Gegenüber genau wahrzunehmen, indem man beispielsweise seinen Worten ebenso viel Bedeutung gibt wie seinen Gesten und all den anderen nonverbalen Elementen, durch die speziell emotionale Botschaften verschlüsselt dargeboten werden. Kehren wir zurück zu der oben beschriebenen Situation des Erstaufnahmegesprächs in ein Altenheim, dann könnte »in den Schuhen des anderen gehen« bedeuten, dass sich die Heimleitung oder die Person, die das Gespräch führt, möglichst umfassend in die Situation des Gegenübers einfühlt. Dabei kann auch das Gedankenspiel hilfreich sein, sich selbst in die Rolle des alten Menschen hineinzudenken und nachzuspüren, wie man sich wohl fühlen würde, was einem helfen könnte oder worauf es bei einem ersten Kontakt ankäme …

Eine empathische Grundhaltung macht es leichter möglich, sich den Empfindungen, Reaktionen, Gedanken, Ängsten und »stillen Fragen« alter Menschen zu nähern. Dadurch wird ein tieferes Verstehen und Mitempfinden möglich. Wie wichtig diese kommunikative Kompetenz auch in weiteren Begleitsituationen werden kann, wird am Beispiel des Umgangs mit dementen Menschen weiter unten ausgeführt (▶ Abschn. 3.3). Kongruenz, Empathie und Akzeptanz werden häufig gemeinsam genannt, wenn es um die Frage der Optimierung von Beziehungsarbeit geht. Diese drei Aspekte sind nicht nur in bestimmten therapeutischen Settings unabdingbar, sondern tragen wesentlich zum Gelingen vielfältiger Bemühungen in der bedürfnisorientierten Altenpflege bei.

> ❯ Empathie (»Einfühlungsvermögen«) bedeutet die Bereitschaft und Fähigkeit eines Menschen, sich umfassend in die biopsychosoziale Situation und Befindlichkeit eines anderen einzufühlen und bildlich gesprochen »in seine Schuhe zu schlüpfen«.

## Inhalts- und Beziehungsaspekt

Um Gespräche zu optimieren und für alle Beteiligten zu einem positiven Ausgang zu führen, ist es hilfreich, gleichsam auf einer Metaebene die Kommunikationsabläufe zu betrachten. Dabei sind Modelle hilfreich, die das komplexe Geschehen »Gespräch« aufbereiten und so den Blick auf Chancen und Gefahrenquellen in der Gesprächsführung weiten. Dadurch kann man beispielsweise leichter sehen, warum manchmal Gesagtes ganz anders verstanden wird, als man es gemeint hat. Auch wichtige Zusatzinformationen lassen sich leichter identifizieren, wenn man weiß, worauf zu achten ist.

Bei jedem Gespräch kann man zwischen einem Inhalts- und einem Beziehungsaspekt unterscheiden. Gerade beim Erstaufnahmegespräch spielt der Inhaltsaspekt eine große Rolle, steht er doch für alles, was im Sinne einer Informationsweitergabe (Sachinformationen) wichtig ist. Im Beziehungsaspekt kommt das Verhältnis der Gesprächspartner zueinander zum Ausdruck. Dabei ist sowohl an die emotionale Beziehungsqualität zu denken als auch an Rollenvorgaben oder Hierarchiestrukturen, die darüber bestimmen, wie Inhalte zu verstehen, zu deuten oder zu interpretieren sind. Der österreichische Kommunikationswissenschaftler Paul Watzlawick (Watzlawick et al. 2011), der mit dem Satz »Man kann nicht nicht kommunizieren« weit über die Grenzen seines Fachgebietes hinaus bekannt wurde, hat in seinen Arbeiten immer wieder darauf hingewiesen, dass Inhalte erst dann wirklich gehört und aufgenommen werden, wenn die Beziehungsebene zumindest neutral ist. Darüber hinaus sei zu bedenken, dass überall dort, wo Beziehungs- und Inhaltsaspekt nicht übereinstimmen (fehlende »Kongruenz«), den über den Beziehungsaspekt transportierten Botschaften mehr Glauben geschenkt wird. Für die Gestaltung des Erstaufnahmegesprächs bedeutet dieser Hinweis, dass man sich nicht nur über das »Was« Gedanken machen muss (»Welche Informationen sind wichtig und müssen gleich zu Beginn angesprochen werden?«, ▶ Abschn. 3.1.1), sondern besonders auch um das »Wie« (z. B. atmosphärische Größen, Emotionalität, Körpersprache). Bevor in einem Erstkontakt eine Fülle an Informationen an den künftigen Bewohner oder an die künftige Bewohnerin herangetragen wird, muss auf der Beziehungsebene agiert werden. Das oftmals belächelte zwischenmenschliche »Klima« ist also durchaus kein Nebenschauplatz, es ist vielmehr als Weichensteller für den Gesprächsausgang und daraus abzuleitende Bewältigungsstrategien zu verstehen. Positiv gestaltete Beziehungen im Rahmen eines Betreuungs- und Begleitungssettings haben nachgewiesener Maßen einen positiven Effekt auf die Bearbeitung von Trauer und Schmerz und leisten zur Bewältigung notwendiger Anpassungsleistungen einen wesentlichen Beitrag. Und so ist die Arbeit an einer guten Gesprächskultur also nicht nur ein bewusstes Gestalten der Beziehungen (»Beziehungsarbeit«), sondern auch ein wichtiger Baustein einer bedürfnisorientierten Altenpflege und -begleitung vom Erstkontakt bis zuletzt.

> ❯ **Jede Kommunikation enthält einen Inhaltsaspekt und einen Beziehungsaspekt. Erst wenn der Beziehungsaspekt zumindest neutral ist, können inhaltliche Aspekte aufgenommen werden.**

## Vier Seiten einer Nachricht

Um die unterschiedlichsten Anteile einer Aussage, einer Information oder – allgemein gesprochen – einer Botschaft besser herausfiltern zu können und so auch versteckte Hinweise auf subjektive Filter, Deutungsmuster oder Bedürfnislagen zu bekommen, hat sich ein vom deutschen Psychologen und Kommunikationswissenschaftler Schulz von Thun entwickeltes Modell bewährt (Schulz von Thun 2014). In diesem Modell werden vier Ebenen (»vier Seiten einer Nachricht«) dargestellt (❒ Abb. 3.3): die Ebene des Sachinhalts (»worüber ich Sie informiere«), die Ebene des Appells (»wozu ich Sie veranlassen möchte«), die Ebene der Beziehung (»was ich von Ihnen halte bzw. wie wir zueinander stehen«) und die Ebene der Selbstoffenbarung (»was ich von mir selbst kundtue«). Diesen vier Ebenen auf Seite des »Senders« stehen gleichsam »vier Ohren« auf Seite des »Empfängers« gegenüber (❒ Abb. 3.4), mit denen der Gesprächspartner oder die -partnerin das Gesagte aufnimmt: das »Sachohr« (»Was ist der sachliche Inhalt?«), das »Appellohr« (»Was wird von mir erwartet/Was soll ich tun?«), das »Beziehungsohr« (»Wie steht dieser Mensch zu mir?/

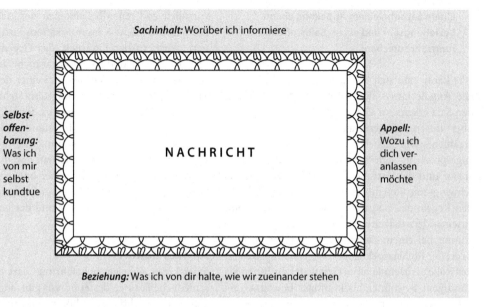

**Sachinhalt:** Worüber ich informiere

**Selbst-offen-barung:** Was ich von mir selbst kundtue

NACHRICHT

**Appell:** Wozu ich dich ver-anlassen möchte

**Beziehung:** Was ich von dir halte, wie wir zueinander stehen

◼ Abb. 3.3 Vier Seiten einer Nachricht (nach Schulz von Thun)

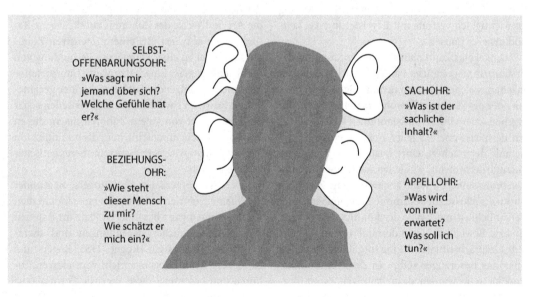

SELBST-OFFENBARUNGSOHR: »Was sagt mir jemand über sich? Welche Gefühle hat er?«

SACHOHR: »Was ist der sachliche Inhalt?«

BEZIEHUNGS-OHR: »Wie steht dieser Mensch zu mir? Wie schätzt er mich ein?«

APPELLOHR: »Was wird von mir erwartet? Was soll ich tun?«

◼ Abb. 3.4 »Vier Ohren«

Wie schätzt er mich ein?«) und das »Selbstoffen-barungsohr« (»Was sagt mir jemand über sich?/ Welche Gefühle hat er?«). Diese unterschiedlichen Bereiche einer Information oder Botschaft wurden zum besseren Verständnis isoliert dargestellt.

❯ Jede Botschaft enthält eine Sachebene, eine Appellebene, eine Beziehungsebe-ne und eine Selbstoffenbarungsebene. Entsprechend diesen vier Aspekten kann man auf Seite der Empfänger auch von

**einem Sachohr, einem Appellohr, einem Beziehungsohr und einem Selbstoffenbarungsohr sprechen.**

Wie kann man sich das konkret vorstellen? Welche Anteile lassen sich beispielsweise im folgenden Satz erkennen? »Ich möchte Ihnen jetzt etwas über unseren Tagesablauf und die Hausregeln erzählen.« Die Sachebene wird klar und deutlich angesprochen: »Ich informiere über den Tagesablauf und die Hausregeln«; auf der Appellebene schwingt mit: »Ich möchte Sie veranlassen, sich mit den Regeln des Hauses und den Ablauf im Heim auseinanderzusetzen«; auf der Beziehungsebene kommt bei einem Erstaufnahmegespräch in aller Regel der Rollenaspekt zum tragen: »Ich spreche in der Rolle als Heimleiterin/Heimleiter zu Ihnen als künftigem Bewohner, als künftiger Bewohnerin«; auf der Selbstoffenbarungsebene schwingt in der Situation eines Erstaufnahmegesprächs häufig die innere Haltung mit: »Mir ist ein guter Kontakt zu den Bewohnern und Bewohnerinnen von Anfang an wichtig; ich vertrete mit Begeisterung das Leitbild unseres Hauses.«

Umgekehrt kann man sich in der Situation des Erstaufnahmegesprächs natürlich auch Gedanken machen, welche Aussagen der künftigen Bewohnerin oder des künftigen Bewohners mit welchem der eigenen »vier Ohren« aufgenommen werden. Höre ich beispielsweise aus jeder Aussage einen Appell heraus, der mich zu einer bestimmten Handlung aufzufordern meint? Fühle ich mich rasch in meiner professionellen Rolle angesprochen? Ziehe ich oft Rückschlüsse auf bestimmte Problemlagen oder Persönlichkeitsmerkmale der künftigen Bewohnerin bzw. Bewohners? Oder dominiert mein Sachohr jede Gesprächssituation? Eine sorgfältige Reflexion über das bevorzugte »Ohr« in der Kommunikation kann wesentlich dazu beitragen, Konfliktsituationen zu entschärfen. Wenn eine Pflegekraft beispielsweise bevorzugt mit dem Appellohr hört, wird sie jede Äußerung der Bewohner und Bewohnerinnen mehr oder weniger als Auftrag verstehen. Dies führt in weiterer Folge oft zu dem Gefühl der Überforderung oder zur Einschätzung der Bewohner und Bewohnerinnen als Menschen, die »immer was von mir wollen!«. Steht hingegen das Sachohr

vor allen anderen Möglichkeiten der Aufnahme, entsteht bei den Kommunikationspartnerinnen und -partnern der Eindruck, das Gegenüber sei distanziert, kühl und könne so gar nicht auf die geäußerten Wünsche eingehen. Bei einer deutlichen Präferenz des Selbstoffenbarungsohrs steht die Gefahr eines »Psychologisierens« im Raum, was bei den meisten Menschen Widerstand auslöst und nicht selten zu einer Kommunikationsreduktion führt. Was man aus einer Botschaft jeweils heraushört, hängt also auch von den persönlichen Präferenzen ab. Weiß man darüber Bescheid, so besteht die Möglichkeit der Korrektur und der bewussten Kontrolle.

## Aktives Zuhören

Jeder kennt aus eigener Erfahrung, dass es unterschiedliche Formen des Zuhörens gibt, angefangen von einem flüchtigen Hinhören bis hin zu einem hoch konzentrierten Prozess, bei dem alle Nebenreize gleichsam ausgeschaltet sind. Ebenso hat jeder unterschiedliche Erfahrungen damit, wie sich die Art und Weise des Zuhörens auf die eigene Befindlichkeit auswirkt. Bei einem intensiven Zuhören kommt es zu einer komplexen Verbindung von Wahrnehmungen, Einschätzungen, Interpretationen und nachfolgender Suche nach einer geeigneten Antwort. Der wohltuende und bisweilen sogar heilsame Effekt von gutem Zuhören macht diesen Aspekt zwischenmenschlicher Kommunikation auch zu einem wichtigen Baustein therapeutischer Interventionen.

Der Psychotherapeut Carl Rogers, Begründer der klientenzentrierten Psychotherapie, räumt dem Zuhören einen ganz besonderen Platz im Rahmen zwischenmenschlicher Begegnungen und therapeutischer Settings ein (Rogers 1985, Rogers und Rosenberg 2005). Rogers spricht vom aktiven Zuhören und beschreibt diese spezielle Form als die Verbindung einer besonderen Grundhaltung mit konkreten Kommunikationsverhalten. Zum einen geht es beim aktiven Zuhören darum, dem Gesprächsgegenüber die volle Aufmerksamkeit zu schenken und sich ganz auf das Gespräch einzulassen. Zum anderen soll das Gehörte mit eigenen Worten wiedergegeben (»paraphrasieren«) und die wahrgenommenen Gefühle angesprochen (»verbalisieren«) werden. Der Effekt dieses ganz auf den Gesprächspartner abgestimmten Zuhörens liegt in der Möglichkeit, die eigenen Worte und Gefühle gleichsam durch einen Spiegel nochmals zu betrachten und hinsichtlich ihrer persönlichen Gültigkeit zu prüfen. Aktives Zuhören kann helfen, Missverständnisse zu minimieren, Korrekturen persönlicher Sichtweisen einzuleiten und die Beziehung zwischen den Gesprächspartnern zu vertiefen oder zu verbessern. Als Grundvoraussetzungen für das aktive Zuhören nennt Rogers eine empathische und offene Grundhaltung des Zuhörers, ein authentisches Verhalten und eine wertschätzende, akzeptierende Haltung dem Gesprächspartner gegenüber.

Worauf ist besonders zu achten, wenn man diese besondere Form der Kommunikation verwendet? Zunächst ist es wichtig, sich bewusst zu machen, dass es sich um eine Gesprächssituation handelt, die die volle Aufmerksamkeit verlangt. Man muss sich ganz auf das Gegenüber einlassen und diesen Menschen in den Mittelpunkt seiner Aufmerksamkeit stellen: »Im Moment bist nur Du wichtig!« Ausgedrückt wird diese Haltung auch auf der körpersprachlichen Ebene durch eine dem Gesprächspartner zugewandte Körperhaltung und durch Blickkontakt sowie durch parasprachliche Elemente (»Hm«, »aha« …). Ein weiterer Aspekt liegt in der Fähigkeit, das Gegenüber nach seinem Erzähl- und Redetempo sprechen zu lassen und Pausen auszuhalten. Auch sollten keine Ergänzungen, Korrekturen oder Interpretationen vorgenommen werden. All dies bedeutet nicht, dass der Zuhörer mit allem, was er hört, übereinstimmt oder das Gehörte sogar gutheißt. Es geht einfach nur darum, einen Gesprächsraum zu schaffen, in dem alles Platz hat, in dem alles angesprochen werden kann und in dem der Sprecher durch die behutsame Führung des Zuhörers mit seinen eigenen Meinungen, seiner eigenen Sichtweise und seinen eigenen Gefühlen konfrontiert wird. Das aktive Zuhören ist eine sanfte Form kommunikativer Begleitung und kann helfen, sich an Missverständnisse heranzutasten, nach geeigneten Problemlösungen zu suchen oder sanfte Verhaltenskorrekturen einzuleiten. In jedem Fall ist diese Kommunikationsform als vertrauensbildende Maßnahme in der Begleitung von Menschen nicht mehr wegzudenken und sollte demnach auch zum professionellen Werkzeug von Altenheimmitarbeiterinnen und -mitarbeitern gehören.

⊗ Beim aktiven Zuhören schenkt der Zuhörer seinem Gesprächspartner die ungeteilte Aufmerksamkeit, gibt das Gehörte mit eigenen Worten wieder (paraphrasieren) und spricht die wahrgenommen Gefühle an (verbalisieren).

Viele der oben angesprochenen Punkte fließen aufgrund einer professionellen Herangehensweise fast automatisch in Gespräche und Begegnungen zwischen Bewohnern bzw. Bewohnerinnen und Pflegepersonen ein. Dennoch lohnt es sich immer wieder, einzelne Aspekte genauer zu hinterfragen und die eigenen kommunikativen Fähigkeiten und die des gesamten Teams hinsichtlich spezieller Situationen zu schulen (▶ Abschn. 3.3, ▶ Abschn. 3.4) – zum Wohl der Bewohner und Bewohnerinnen aber auch hinsichtlich einer Burnout-Prophylaxe (Tanski 2014). Mit sich und mit anderen in gutem Kontakt sein zu können, zählt zu den einflussreichsten Faktoren psychischer und physischer Gesundheit.

■ **Wissenswertes aus der Kommunikation in seiner Bedeutung für die Pflegesituation**
– Kommunikation ist lebensnotwendig – auch in Situationen, in denen Menschen nicht direkt ansprechbar sind.
– Kommunikation umfasst das gesprochene Wort (verbal) ebenso wie die Sprache der Mimik und Gestik sowie der Berührung (nonverbal). Im Pflegealltag muss sowohl aktiv wie auch passiv auf beide Aspekte geachtet werden.
– Stimmungen, unbewusste Botschaften und Gefühle werden besonders über die Körpersprache ausgedrückt und übernehmen oftmals Signalfunktion.
– Wenn verbale und nonverbale Botschaften übereinstimmen, spricht man von kongruenter Kommunikation, die auch als »echt« erlebt wird. Bei einem Auseinanderklaffen von verbalen und nonverbalen Anteilen wird dem nonverbalen Bereich mehr Glaube geschenkt.
– Auch die Verweigerung von direkter Kommunikation ist eine Botschaft (»Man kann nicht

nicht kommunizieren«). Es gilt herauszufinden, welche Gründe hinter einer Kommunikationsverweigerung stehen könnten.

- Jede Botschaft enthält mehrere Aspekte, angefangen von der Sachebene, über den Appell und die Beziehungsebene bis hin zum Aspekt der Selbstoffenbarung. In Pflegesituationen ist es hilfreich, sich vor Augen zu halten, welche Ebene das eigene Handeln besonders beeinflusst (»Auf welchem Ohr höre ich …?«).

- Die Beziehungsqualität zwischen den Gesprächspartnern bestimmt die Bereitschaft, Gehörtes auch aufzunehmen. Nur wenn die Beziehung zumindest neutral ist, können subjektiv als schwierig betrachtete Themen gehört und aufgenommen werden.

- Bestimmte Ereignisse oder Verhaltensweisen, die als »Störung« empfunden werden, beeinträchtigen oder stoppen den Gesprächsverlauf. Gemäß dem Motto »Störungen haben Vorrang« müssen sie zuerst angesprochen, besprochen oder beseitig werden.

- Aktuelle Ereignisse (z. B. Schmerzzustände, Tagesverfassung) und Lebensumstände (z. B. Beginn einer Fremdunterbringung, Trauer) können die Möglichkeiten, Gesagtes »richtig« zu verstehen, einschränken oder verzerren. Durch aktives Zuhören kann es gelingen, das Gegenüber dort abzuholen, wo es im Moment steht.

Wie bereits mehrfach erwähnt, stellt der Übergang von Zuhause in ein Heim den Beginn eines neuen Lebens- und Erlebensabschnittes dar. Die Menschen dort abzuholen, wo sie sind – sowohl hinsichtlich ihres biopsychosozialen Gesamtstatus als auch hinsichtlich kultureller Faktoren – ist eine große Herausforderung. Das Erstaufnahmegespräch spielt dabei eine wichtige Rolle. Viele der oben angesprochenen Aspekte gehören bedacht, soll das Gespräch gelingen und der »Start Altenheim« eine positive Erfahrung werden. Die nachfolgende Übersicht greift abschließend nochmals konkrete Punkte heraus, die zu einem »guten« Gespräch gehören und als Orientierungshilfe dienen können (Sachweh 2012, Specht-Tomann und Tropper 2011, Wingchen 2014).

---

**Elemente eines guten Gesprächs: Wichtige Kommunikationsaspekte**

- Begrüßung (Namen, Funktion) und willkommen heißen
- Den künftigen Bewohner, die künftige Bewohnerin mit dem Namen ansprechen
- Das Gespräch gliedern: Einleitung (Ziele des Gesprächs benennen) – Hauptteil (Informationsweitergabe und Informationsaufnahme, Nachfrageteil und ggf. Wiederholungen) – Schluss (kurze Zusammenfassung, abschließende Fragen, »Danke«)
- Ausreichend Zeit einplanen (sich Zeit nehmen – Zeitrahmen deklarieren – dem Gegenüber ausreichend Zeit geben)
- Ungeteilte Aufmerksamkeit (Konzentration auf die Gesprächsteilnehmer, Telefon auf lautlos, keine Störungen oder Unterbrechungen von außen)
- »Offene« und den Gesprächspartnern zugewandte Körperhaltung
- Ruhe vermitteln
- Richtiges Nähe/Distanz-Verhältnis zum Gegenüber und bewusste Wahl einer kommunikationsfördernden Sitzposition
- Beachten wichtiger Kommunikationselemente (z. B. Kongruenz, Empathie, Akzeptanz, unterschiedliche Ebenen von Nachrichten)
- Tonfall und Lautstärke überprüfen und der individuellen Situation anpassen
- Klaren Abschluss finden und persönliches Verabschieden

---

### 3.1.3 Biografiearbeit

Nachfolgend wird auf das Thema Biografiearbeit (Specht-Tomann 2012) eingegangen, da es sich dabei um ein wichtiges Begleitinstrument aus dem Bereich angewandter Kommunikation handelt, das von Beginn einer Heimunterbringung bis zum Ende zum Einsatz kommen kann und aus einer bedürfnisorientierten Altenpflege nicht mehr wegzudenken ist. Bestimmte Aspekte und methodische Herangehensweisen stehen im Laufe eines Heimaufenthaltes

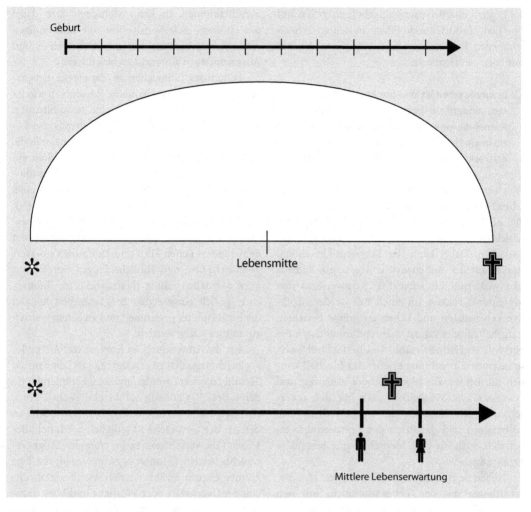

**▢ Abb. 3.5** Zeitleisten

jeweils im Vordergrund. Während es sich zu Beginn eher um das Sammeln und Festhalten von Eckdaten des Lebens handelt, die am ehesten mit Hilfe von Zeitleisten geordnet und in eine Chronologie gebracht werden können (▢ Abb. 3.5), wendet sich das biografische Arbeiten nach einer gewissen Eingewöhnungsphase verstärkt dem Erfassen von Vorlieben, Gewohnheiten, sozialen Orientierungspunkten und »Weltzugängen« zu und kann bei Bedarf auch zum Erstellen von Teilaspekten der Biografie wie z. B. der Schmerzbiografie (▶ Abschn. 3.2.3) oder der Sensobiografie (▶ Abschn. 3.3.1.2) führen. Zudem kann sie im Umgang mit an Demenz erkrankten Personen entscheidende Hilfestellungen liefern

(▶ Abschn. 3.3) und einen Zugang zu ansonsten nur schwer verständlichen Verhaltensweisen erschließen. Schließlich kann durch den biografischen Zugang in der Begleitung eine Lebensrückschau ermöglicht werden, die am Lebensende zu einer so wichtigen »Aussöhnung mit dem eigenen Leben« führt. Biografiearbeit ist nie mit einem Gespräch abgehackt. Biografiearbeit ist als ein Prozess zu verstehen, in dem durch das Führen vieler lebensgeschichtlicher Gespräche nach und nach ein facettenreiches Bild eines Menschen entstehen kann. Die Informationen aus diesem »Bild« können dazu beitragen, die Individualität des jeweiligen Bewohners bzw. der jeweiligen Bewohnerin in den Fokus der Begleit- und Betreuungsangebote zu stellen und eine bedürfnisorientierte Pflege an den tatsächlich erhobenen Bedürfnissen und Wünschen der Betroffenen zu orientieren.

> ❯ **Biografiearbeit ist kein punktuelles Verfahren, sondern ein Prozess, der sich von der Aufnahme eines Bewohners/einer Bewohnerin in ein Heim bis zu seinem/ihrem Ableben erstreckt.**

Was verbirgt sich hinter dem Begriff Biografiearbeit? Unter dem Begriff der Biografiearbeit werden all jene Ansätze zusammengefasst, die »Geschichten und Daten« eines Lebens aufzeigen und festhalten. Dabei kann der Schwerpunkt einmal stärker auf der Außenansicht liegen, ein anderes Mal wiederum die subjektive Sichtweise in den Mittelpunkt rücken. Im einen Fall werden objektive Lebensdaten und Lebensereignisse berichtet, festgehalten oder erfasst, während im anderen die persönlich gefärbte Erzähl- und Betrachtungsweise besondere Beachtung erfährt. Im Idealfall können die beiden Zugänge einander ergänzen und erweitern. Die Möglichkeit, sich mit den unterschiedlichsten Stationen der eigenen Geschichte zu befassen und das Reich der Erinnerungen zu betreten, stellt für viele Menschen eine besondere Erfahrung dar.

Neben dem subjektiven Gewinn, den eine Beschäftigung mit den Lebensstationen, mit den Licht- und Schattenseiten der eigenen Geschichte oder mit der »Ernte des Lebens« mit sich bringt, stellt die Biografiearbeit auch eine wichtige Quelle dar, um den alten Menschen und seine Bedürfnisse auf dem Hintergrund seiner gelebten Jahre besser verstehen und begleiten zu können. Und so gehört eine einfühlsam durchgeführte Biografiearbeit zu den sanften Helfern in der Begleitung, Pflege und Betreuung alter Menschen. Wirft man einen Blick auf die häufig genannten Funktionen eines lebensgeschichtlichen Gesprächs – dem Kernstück jeder Biografiearbeit – wird deutlich, wie wichtig dieser Ansatz für eine bedürfnisorientierte Altenbetreuung und -pflege ist. Das lebensgeschichtliche Gespräch erleichtert beispielsweise das Verarbeiten von Erfahrungen des Alltags und hilft, sich mit unbekannten und neuen Situationen besser

zurechtzufinden. Es kann Menschen auch dabei unterstützen, sich konstruktiv mit notwendigen Anpassungsprozessen auseinanderzusetzen und Ausnahmesituationen gut zu bewältigen.

Durch das Eintauchen in die eigene Lebensgeschichte können vorhandene Ressourcen wieder bewusst angeschaut und für eine neue Situation genutzt werden. Schließlich spielt gerade am Lebensende die Lebensbilanz eine wesentliche Rolle. Gelingt es, rückblickend dem eigenen Leben ein Motto zu geben? Wie lassen sich die Glücksmomente des Lebens beschreiben, wie die Momente, in denen »Ernte« eingefahren werden konnte? In welchem Licht erscheinen die einzelnen Lebensstationen aus der Sicht eines gelebten Lebens? Was hat dem eigenen Leben Sinn und Hoffnung und Wert gegeben? Diese und ähnliche Fragen werden von alten Menschen häufig thematisiert. Im Rahmen einer gezielt eingesetzten Biografiearbeit können die Erzählsplitter gesammelt und zu einem Ganzen zusammengefügt werden.

Für die Anwendung im Kontext von Altenpflegeeinrichtungen ist zu erwähnen, dass keine neuen Techniken erlernt werden müssen. Erzählende wie deren Begleiter können auf die alt bewährte Form des Gesprächs zurückgreifen. Das Besondere an der Art der Gespräche ist lediglich der Inhalt, der sich auf die verschiedenen Facetten der Lebensgeschichte bezieht. Erinnerungen an vergangene Tage können ebenso erzählt werden wie die Erfahrungen der Gegenwart oder Wünsche und Vorstellungen für die Zukunft – auch wenn diese nur noch eine vergleichsweise kurze Zeitspanne betrifft.

---

**Funktionen der Biografiearbeit im Kontext einer bedürfnisorientierten Altenpflege aus der Sicht alter Menschen**

- Verarbeiten von neuen Erfahrungen (Integration von Neuem, Vertrautmachen, neue Identitätsaspekte erkennen)
- Unterstützung bei notwendigen Anpassungsprozessen, die die biopsychosozialen Veränderungen im Alter betreffen
- Konstruktive Auseinandersetzung mit belastenden Momenten und Entwicklungen

- Bewusstwerden des Lebenskontinuums und Herausfiltern von Ressourcen
- Zugang zur Fülle der eigenen Lebensgeschichte und Finden eines »roten Fadens«
- Tieferes Verstehen eigener Verhaltensweisen (z. B. Umgang mit Schmerz)
- Rückschau auf die verschiedenen Lebensstationen unter dem Aspekt »Ernte meines Lebens«
- Sinnfindung

**Funktionen der Biografiearbeit im Kontext einer bedürfnisorientierten Altenpflege aus der Sicht der Heimmitarbeiter und Heimmitarbeiterinnen**

- Systematisches Erfassen wichtiger Eckdaten der Lebensgeschichte
- Zusammenschau von Einzelinformationen
- Erkennen von Zusammenhängen zwischen aktuellem Verhalten und Aspekten der Lebensgeschichte
- Hinweise auf individuelle Ressourcen für die Bewältigung veränderter Lebenssituationen
- Herausfiltern persönlicher Eigenschaften, Bedürfnisse, Vorlieben
- Orientierungshilfen bei der Erstellung bedürfnisorientierter Begleit- und Betreuungsangebote
- Hilfestellungen im Prozess positiver Beziehungsgestaltung

Warum nehmen lebensgeschichtliche Gespräche einen besonderen Platz in einer bedürfnisorientierten Pflege und Begleitung ein? Und warum geht man davon aus, dass sie positive Auswirkungen auf die Lebenssituation pflegebedürftiger Menschen haben? Um diese Fragen zu beantworten, lohnt es sich, einen Blick auf die entwicklungspsychologische Bedeutung dieses Zugangs zu werfen (Szagun 2013). Lebensgeschichtliche Gespräche begleiten jeden Menschen von Kindheit an und sind demnach als Gesprächs- und Interaktionsform jedem vertraut. Sie führen dazu, dass einzelne Lebens-

und Entwicklungsstufen gut bewältigt und kritische Lebensereignisse leichter überwunden werden können und die persönliche Lebensgestaltung auf Basis gelebter Erfahrungen bewusst stattfinden kann.

Kinder beispielsweise erzählen ihren Eltern, Freunden oder anderen nahestehenden Personen, wie sie die Welt sehen, was sie erleben, hören, sehen, riechen und schmecken. Durch die Mitteilung und durch die Aufmerksamkeit eines liebevollen Zuhörers und dessen Reaktionen wird aus der Fülle von Erfahrungen dann jenes Bild geformt, das »meine Welt« ausmacht. Auf diese Art und Weise formt sich langsam über die Jahre hin die persönliche Sichtweise von Ereignissen und deren Interpretation, die Art und Weise mit Erfolg oder Misserfolg umzugehen und sich einen »Ressourcenkoffer« anzulegen. Mögen sich die Themen und Inhalte lebensgeschichtlicher Gespräche über die Jahre hin auch verändern, bleibt ihre Funktion jedoch erhalten: Lebensgeschichtliche Gespräche dienen der Verarbeitung von alltäglichen Erfahrungen, machen die Bewältigung von Ausnahmesituationen möglich, zeigen Wege für notwendige Anpassungsleistungen an unterschiedlichste Lebenssituationen auf und öffnen Türen zu einer ganz persönlichen Sinngestaltung.

Gerade am Ende des Lebens bietet die Biografiearbeit viele verschiedene Möglichkeiten, die Situation sowohl für die Pflegebedürftigen selbst wie für deren Begleiter zu erleichtern und zu entlasten. Sie kann dem Gefühl der Vereinsamung entgegenwirken, das nur zu oft zum ständigen Begleiter pflegebedürftiger Menschen wird und Pflegepersonen, Angehörige und Begleiter vor große Probleme stellt. Lebensgeschichtliche Gespräche erleichtern ein Eingehen auf individuelle Wünsche, ermöglichen ein größeres Verständnis für das aktuelle Verhalten und tragen dazu bei, die Einzigartigkeit des pflegebedürftigen Menschen – seine Individualität und Identität – möglichst lange aufrechtzuerhalten. Durch das Eingehen auf die Lebensgeschichte eines pflegebedürftiger Menschen im Sinne einer »Erinnerungspflege« wird der Begriff Pflege erweitert und sinnvoll ergänzt. Momente der Begegnung und der Anteilnahme können so leichter Wirklichkeit werden und schaffen jenes Klima emotionaler Wärme, die allen Beteiligten gut tut.

■ **Ich-Aussagen als Beispiele positiver Aspekte der Biografiearbeit in der Pflege**

– »Ich kann mich noch gut erinnern!« (was, wer, wann, wie, wie lang …)

– »Ich habe so viel erlebt!« (Bewusstwerden der eigenen Identität und Bedeutsamkeit)

– »Ich habe viel Schönes erlebt.« (Freude über die schönen Erlebnisse der Vergangenheit)

– »Ich habe vieles bewältigt, überstanden …!« (Stolz auf die eigene Kraft; Bewusstmachen von Bewältigungsmustern und sozialen Stützsystemen)

– »Wie oft es mir gelungen ist, schwere Situationen zu meistern!« (Bewusstmachen alter Ressourcen in der Hoffnung, dass sie auch weiterhin helfen können)

– »Ich kann Belastendes endlich ruhen lassen.« (Bewältigung durch An- und Aussprechen)

– »Ich habe so viel zu erzählen.« (Familiengeschichten, Freundschaftsgeschichten, Liebesgeschichten, Angstgeschichten, Heldengeschichten …)

– »Ich kann mich mit wichtigen Lebensfragen beschäftigen.« (Frage nach dem Sinn, »Aspekt« Zeitzeuge; sinnvolle Tätigkeit)

– »Ich bin mir bewusst, welche Glaubenssätze mich begleitet haben.« (Blick auf persönliche Einstellungen, Werte und Glaubensaspekte)

– »Ich kann mein Unglück bejammern und beklagen.« (sanktionsfreier Umgang mit den Schattenseiten des Lebens bzw. aktuellen Beschwerdesituationen)

– »Ich darf laut »träumen« und meinen Wünschen Ausdruck verleihen.« (Entwicklung von Hoffnungsbildern)

– »Ich schau stolz auf mein Leben zurück.« (Ernte des Lebens, Identitätsaspekte)

– »Ich gebe meine Erfahrungen und Erinnerungen gerne weiter.« (Gefühl, auch über das eigene Leben hinaus Wertschätzung und Beachtung zu erfahren)

Beispielhaft werden im Folgenden einige Möglichkeiten vorgestellt, die Lebensgeschichte des pflegebedürftigen Menschen in den Mittelpunkt von Gesprächen zu stellen und ihm die eine oder andere Hilfestellung anzubieten. Im Mittelpunkt steht die Begleitung alter Menschen ohne entscheidende ko-gnitive Einschränkungen. Spezielle Anregungen im Zusammenhang mit Demenz und mit Schmerzzuständen sind in den entsprechenden Abschnitten zu finden.

»Gespräche über das Leben« finden in jeder Begleitung auf die eine oder andere Weise statt. Um die Informationen aus diesen Gesprächen gut zu nützen und dem pflegebedürftigen Menschen Hilfestellungen bei seiner Lebensrückschau und Lebensbilanz zu geben, ist aber ein bewusster Einsatz lebensgeschichtlicher Gespräche sinnvoll. Als Ausgangspunkt für Gespräche rund um das Leben eines Bewohners oder einer Bewohnerin sollte immer die augenblickliche Situation herangezogen werden. Ein bewusstes Wahrnehmen der jeweiligen Person und das Eingehen auf das »Hier und Jetzt« dienen gleichsam als Ankerpunkte, zu denen man von den Erzählungen aus der Vergangenheit zurückkehren kann. Berichte aus längst vergangenen Zeiten, die Wiederbelebung von Gefühlen und die Beschäftigung mit vielfältigen Erinnerungen können oft sehr ermüdend und anstrengend sein. Und so stellt der Bezug zur Gegenwart ein wichtiges Gegengewicht zur Wiederbelebung der Vergangenheit dar. Die Rolle des Zuhörers oder der Zuhörerin kann man auch mit der eines Reisebegleiters oder einer Reisebegleiterin vergleichen, die sich mit Geduld auf das persönliche Tempo der Erzählenden einlässt, ausreichend Zeit zu Verfügung stellt und die eigenen Geschichten und Erinnerung nicht in den Vordergrund rücken.

> **Damit lebensgeschichtliche Gespräche gelingen, braucht es**
> – Interesse am Erzählenden und am Erzählten
> – Ausreichend Zeit
> – Bereitschaft, sich auf das persönliche Tempo des Erzählenden einzulassen
> – Zurückhaltung bei Kommentaren oder Interpretationen
> – Weitgehendes Ausklammern der eigene Geschichten
> – Würdigung der Berichte, Erzählungen, Erinnerungen
> – Verzicht auf Korrekturen in Richtung »objektiver Wahrheit«

Wie bei vielen anderen Bereichen der zwischenmenschlichen Begleitung und Betreuung kann es auch im Zusammenhang mit der Durchführung lebensgeschichtlicher Gespräche sinnvoll sein, einen Blick in die eigene Vergangenheit zu werfen. Gerade die Erfahrungen in den Kindheits- und Jugendjahren sind oftmals von nachhaltiger Wirkung. Viele persönliche Einstellungen, Sichtweisen, Vorlieben und Abneigungen, Bewältigungsansätze oder Vermeidungsstrategien haben ihren Ursprung in Schlüsselerfahrungen der Kindheit und Jugend. Auch die Art und Weise, wie man auf Menschen zugeht, welche Voreinstellungen man in soziale Situationen hinein nimmt und welche »Selbstverständlichkeiten« das eigene Privat- und Berufsleben bestimmen, hängt oftmals mit sehr frühen Erfahrungen und Lernprozessen zusammen.

In der Biografiearbeit geht es ganz besonders darum, sich ganz auf sein Gegenüber einzustellen und die eigene Geschichte möglichst auszuklammern. Dennoch wird es immer wieder vorkommen, dass es Berührungspunkte zwischen der Welt des Erzählenden und des Zuhörers gibt, dass ähnliche Gefühle und Erfahrungen vorliegen oder aber ganz andere Zugänge zu vergleichsweise ähnlichen Ereignissen gefunden werden. Um ein gewisses Maß an Professionalität zu gewährleisten, sollten sich Menschen, die sich auf eine intensive Biografiearbeit einlassen, immer wieder der eigenen Geschichte zuwenden. Nachfolgende Impulse sollen erste Anregungen geben, sich speziell den so wichtigen Jahren der Kindheit und Jugend zuzuwenden. Ergänzend und vertiefend sind in ▶ Abschn. 3.3.1.2 sinneskanalspezifische Erinnerungsimpulse angeführt.

- **Selbsterfahrungsimpulse**
Übergreifende Erfahrungen aus der Kindheit und Jugend
− Woran erinnere ich mich spontan, wenn ich an den Zeitabschnitt Kindheit/Jugend denke? (Orientierungshilfen: zeitliche, inhaltliche und personale Dimension)
− Welche Erinnerungen sind besonders positiv gefärbt, welche sind negativ behaftet?
− Welche Menschen haben meine Kindheit und Jugend geprägt (positiv/negativ)? Welche Eigenschaften dieser Menschen sind mir in

Erinnerung? Wie stehe ich heute zu diesen Menschen?
− Was war in meiner Kindheit und Jugend wichtig? Was war »normal«? (Werte, Normen, Ziele, Selbstverständlichkeiten …). Welche Aspekte habe ich in mein Erwachsenenleben mitgenommen?
− Wie wurde ich in der Kindheit und Jugend mit belastenden Situationen fertig? Welche Coping-Strategien haben sich bewährt? Wer hat getröstet und wie?
− Was/wer war mir in meiner Kindheit und Jugend »Heimat«?

Neben den angeführten persönlichen Grundhaltungen und Einstellungen von Begleitern und Begleiterinnen und deren Bereitschaft, sich mit der eigenen Lebensgeschichte zu befassen, ist es hilfreich und wichtig, einige methodische Hinweise zu Biografiearbeit zu beachten. Prinzipiell stehen eher strukturierte Arbeitsweisen den freien Angeboten gegenüber. Zu Beginn eines Heimaufenthaltes werden meist nur einige wenige Eckdaten aus dem Leben des künftigen Bewohners oder der künftigen Bewohnerin erfasst und dokumentiert. Diese Erstinformationen beschränken sich in aller Regel auf das Alter, das Geschlecht, den Familienstand, die Glaubenszugehörigkeit und Aspekte aus der aktuellen Krankengeschichte. Viele Stellen der Lebenslandkarte sind noch blass und ohne nennenswerte Kontur. Um den Erstinformationen mehr Struktur zu verleihen und sie hinsichtlich des Bedeutungsgehalts auszuleuchten, bewähren sich unterschiedlichste Formen von Zeitleisten oder Zeitrastern (◘ Abb. 3.5).

Wie kann man mit diesen Zeitleisten arbeiten? Am einfachsten ist es, auf einem Blatt Papier eine Linie aufzutragen oder einen Bogen zu zeichnen, den jeweiligen Beginn mit dem Geburtsdatum der Gesprächspartnerin bzw. des Gesprächspartners zu versehen und dann gemeinsam mit dem pflegebedürftigen Menschen markante Daten der Lebensgeschichte einzutragen. Manchmal ist es sinnvoll, im direkten Gespräch zunächst eher unstrukturiert vorzugehen (»Wenn Sie an Ihr Leben zurück denken, was fällt Ihnen da alles ein? Was hat sich alles ereignet? Was ist besonders in Erinnerung geblieben.« u. Ä.) und die Chronologie der Ereignisse erst nachträglich einzutragen. Zur leichteren zeitlichen Orientierung kann man z. B. in Fünf-Jahresschritten vorgehen. Manche Menschen werden sich mit großer Freude immer wieder mit der zeitlichen Abfolge ihrer Lebensereignisse befassen, für andere dient dieses Zeitraster nur als grobe Orientierung was sich in ihrem Leben »früher« oder »später« ereignet hat.

Zeitleisten haben den Vorteil, dass sie etwas »zum Anfassen«, etwas Konkretes, sind und ganz unterschiedlich bearbeitet werden können – alleine oder gemeinsam mit einem interessierten Zuhörer. Man kann sie auch immer wieder hervorholen, ergänzen, korrigieren – oder unter verschiedenen Aspekten immer wieder neue Zeitleisten anlegen. So kann gerade im Zusammenhang mit Schmerzsituationen eine Zusammenschau aller bereits erlebten Schmerzerfahrungen helfen, die persönlich präferierte Coping-Strategie zu erkennen und für die neue Situation zu adaptieren. Über die vielfältigen Einsatzmöglichkeiten von Zeitleisten kann man sich in der einschlägigen Literatur ausführlich informieren (Kerkhoff und Halbach 2011, Miethe 2014, Osborn et al. 2012, Ruhe 2014, Specht-Tomann 2012).

Neben zeitlichen Ordnungsmöglichkeiten wichtiger Lebensereignisse kann man lebensgeschichtliche Gespräche aber auch stärker unter einem inhaltlichen Aspekt führen. Im Vorfeld sollte man sich darüber klar werden, dass durch das Eintauchen in die Vergangenheit alte Gefühle reaktiviert werden. In aller Regel kann man davon ausgehen, dass das Wiederbeleben alter Erlebnisse und Gefühle heilsam und positiv auf den seelischen Zustand der Erzählerin bzw. des Erzählers wirkt. Es bietet die Chance, sich in einem geschützten Rahmen noch einmal der Vergangenheit zu stellen. Ein wichtiges Ziel lebensgeschichtlicher Gespräche ist es, den pflegebedürftigen Menschen dabei zu begleiten, in einer Rückschau das eigene Leben noch einmal Revue passieren zu lassen und die »Lebensernte« zu betrachten.

Begleiter sollten wissen, dass es dabei nicht so sehr um eine historisch »wahre« Rekonstruktion geht, sondern um eine sehr persönliche Auswahl, Zusammensetzung und Interpretation der einzelnen Lebensabschnitte mit ihren Erlebnissen. Auch die momentane Gefühlslage wirkt sich auf die Erinnerungen aus. Seelische Ausgeglichenheit und positive Gefühle führen eher dazu, positive Erfahrungen zu berichten. Anderseits können traurige Verstimmtheit, Schmerzen oder Gefühle der Einsamkeit die Erinnerungen ins Negative leiten. Wenn Pflegekräften und anderen Begleiterinnen und Begleitern auffällt, dass der pflegebedürftige Mensch in erster Linie schweren Gedanken und Erinnerungen nachhängt, sollten sie an diese Zusammenhänge denken und sanfte Hilfestellungen anbieten, die eine positive Erinnerung oder ein positives Gefühl ermöglichen. Dabei spielt »Atmosphärisches« eine große Rolle, angefangen von der Gestaltung des Zimmers bis hin zu kleinen Gesten, die signalisieren: »Sie sind willkommen«, »Wir möchten, dass Sie sich bei uns wohl fühlen!« Aus einem Gefühl heraus, akzeptiert und angenommen zu werden, fällt die Beschäftigung mit den vielen Facetten des gelebten Lebens leichter, die insgesamt zu einer versöhnlichen und friedlichen Stimmung beitragen kann.

### Beispiel

Anna R. ist eine zarte, weißhaarige Frau. Sie hat fünf Kinder geboren und großgezogen. Nach dem Tod ihres Mannes lebt sie allein in dem einst mit so viel Leben und Lachen erfüllten Haus. Die Kinder leben weit weg, zum Teil sogar im Ausland. Anna R. reist viel. Sie fährt von einem Kind zum anderen und verwöhnt die Enkel. Ein Schlaganfall verändert alles. Anna R. kommt nach langer Rehabilitationszeit in ein Heim. Sie wird als unauffällig, bescheiden, zurückgezogen beschrieben. Manche meinen, sie sei unzugänglich. Ihr Zustand ist stabil, doch sie wirkt geknickt. Niemals kommt ihr ein Lächeln über das Gesicht. Am Leben ihrer Zimmernachbarinnen nimmt sie nicht Anteil. Als eine junge Altenhelferin eines Tages ein Foto auf ihrem Nachtkästchen bemerkt, fragt sie interessiert nach.

Das war der Anfang einer Reihe von Gesprächen, die sich mehr beiläufig als gezielt ergaben. Anna R. spricht zuerst zaghaft, dann immer mutiger über ihre große Familie, die in allen Herren Länder verstreut ist. Langsam, Schritt für Schritt, weiht sie die junge Altenhelferin in die Geschichten ihrer Kinder ein, die man auf dem Foto sehen kann. Und mit einem Mal kommt Glanz in die Augen von Anna R. Vom Bild ihrer Familie führen viele Wege zu Stationen ihres eigenen Lebens. So wandert Anna R. in Gedanken von Kind zu Kind, von Jahrzehnt zu Jahrzehnt. Einmal führen sie ihre Erinnerungen weit zurück zu ihren eigenen Eltern, dann wieder fragt sie sich, wie ihr Begräbnis wohl gestaltet werden soll. Bei all ihren Erzählungen, die manchmal knappe Episoden, dann wieder ausufernde Beschreibungen, einmal lapidare Sätze, dann wieder humorvolle Vergleiche sind, kehrt sie zum Foto auf ihrem Nachtkästchen zurück. Es dient ihr als Anker, als Griff zum Festhalten ihrer Gedanken und Erinnerungen. Anna R. blüht im Laufe der Monate auf. Sie wird aktiv, beginnt sich auch für die Geschichten ihrer Mitbewohner zu interessieren. Durch das Interesse der jungen Altenhelferin und ihre geduldige Art des Zuhörens ist es Anna R. gelungen, wieder Anschluss an das Leben zu bekommen. In Gelassenheit kann sie sich den letzten Seiten ihres Lebensbuches widmen.

Die Auseinandersetzung mit der eigenen Lebensgeschichte ist mit dem Verfassen eines Lebensbuches zu vergleichen, bei dem unter dem Titel »Mein Leben« Positives und Negatives, Erfolg und Misserfolg, Höhen und Tiefen beleuchtet und in Kapiteln zusammengefügt werden. Dabei werden Kopf und Herz gleichermaßen gefordert. Im Mittelpunkt dieser Form von Arbeit – der Biografiearbeit – steht jene Frage, die Menschen schon in ihrer Jugend beschäftigt und die sich ein Leben lang immer wieder neu stellt: »Wer bin ich?« Nicht jedem Menschen gelingt es leicht, sich an die vielen Details und Einzelheiten zu erinnern, die das Leben einst so bunt und lebendig machte. Da sind Anregungen hilfreich, die jene Themen aufzeigen, die auf die eine oder andere Weise in jedem Leben vorkommen und einen Bogen von der Kindheit bis ins hohe Alter spannen. Die nachfolgende Zusammenstellung gibt eine Übersicht möglicher Gesprächsimpulse, die auch als Vorlage zum Verfassen von Geschichten dienen und der Reise in das Land der Erinnerungen eine Orientierung geben können.

- **Themenzusammenstellung: Bausteine einer Lebensgeschichte (Specht-Tomann 2012)**
1. **Das Leben in der Familie**
  - »Damals blühte der Jasmin«: Kindheitserinnerungen
  - »Heile, heile Segen«: Rituale der Kindheit
  - »Sprichwörtlich«: Leitsätze für´s Leben
  - »Kerzenduft und Lichterglanz«: Weihnachtsgeschichten
2. **Dorfleben – Stadtleben**
  - »Jahreszeiten – Lebenszeiten«: Brauchtum und Tradition
  - »Heimat-Klänge«: Wortspiele und »Sprachschätze«
  - »Festliches«: große und kleine Ereignisse
  - »Es tönen die Lieder«: musikalischer Bilderbogen
  - »Rosen, Veilchen, Nelken«: der Duft der Heimat
3. **Glaubensbilder – Wertstrukturen**
  - »Himmel und Hölle«: Glaubensbilder der Kindheit
  - »Als das Wünschen noch geholfen hat«: Märchenbilder
  - »Lieber Herr Jesus, sei unser Gast«: Stunden des Gebetes
  - »Meine Wahrheit«: verschobene Bilder der Erinnerung
  - »Weil nicht sein kann, was nicht sein darf«: Denk-Traditionen
4. **Lehr- und Wanderjahre**
  - »Schritte in die Ferne«: Ablösungsprozesse
  - »Einer von vielen …?«: Suche nach der eigenen Identität
  - »Extrawurst und Hochhinaus«: Fremd- und Selbstbilder
  - »Sag zum Abschied …«: Verlust- und Abschiedsgeschichten
5. **Schätze des Lebens**
  - »Schatzkiste des Lebens«: biografische Höhepunkte
  - »Was ich noch gerne sagen möchte …«: Gedanken zu Nie-Gesagtem
  - »Lebens-Wege«: Strategien zum Überleben
  - »Und wenn sie nicht gestorben sind …«: Zukunftsvisionen.

- **Autobiografische Texte alter Menschen**
a. **Meine Kindheit**
  - Wenn ich die Augen schließe und an meine Kindheit denke, ist alles wie ein wunderbarer Traum. Ich sehe Blumen, blühende

**3**

Bäume, fröhliche Menschen, Farben, bunte Bilder. Ich rieche den Frühling, den Winter, den Herbst und den Sommer. Ich spüre Moos unter meinen Füßen und höre den Gesang der Vögel, die vertrauten, beruhigenden Stimmen meiner Familie. Ich höre meinen eigenen Gesang und fühle unbeschwertes Glück. Wenn ich die Augen öffne, schaue ich auch auf traurige Zeiten, auf Streit und Tränen. Ich spüre die Angst vor den Musikstunden, ich spüre das Bauchweh und die Panik, nicht den richtigen Ton auf meiner Flöte zu finden. Ich höre das Zerspringen von Glas auf dem kalten Steinboden und die harten Worte meiner Mutter. Ich sehe die fratzenhaften Gesichter meiner Fieberträume – wie sie aus der Wand grinsen! Ich spüre die Einsamkeit nach einem Streit mit meiner Schwester, Wut und Zorn steigen in mir hoch … Doch wenn ich die Augen wieder schließe, kommt sie wieder – »meine Wahrheit«, mein wunderschöner Traum einer unbeschwerten Kindheit. Ich werde ihn nie vergessen!

b. **»Orientierungshilfe«**

- Ich habe nie verstanden, was ich getan habe, nur an das geglaubt, wofür ich mich entschieden habe, es zu tun, am allermeisten an das, was mir, ohne mein Zutun, widerfahren ist oder in das ich hineingeraten bin, ohne dass es ein Mittel gab dafür oder dagegen.

c. **Abendgebet**

- Im Sommer sind wir immer barfuß herumgelaufen. Am Abend hat Mutter dann eine kleine Wanne hingestellt. Wir sind auf der Treppe gesessen und haben uns die Füße gewaschen. Und dann hinauf ins Bett. Das war jeden Abend so. Auf dem Weg ins Bett haben wir schon angefangen zu beten. Ich kann es noch heute, das Gebet:

» Bevor ich mich zur Ruh begebe
zu Dir o Gott mein Herz ich hebe
und sage Dank für jede Gabe
die ich von dir empfangen habe
und habe ich beleidigt dich
verzeih' es mir so gnädiglich

dann schließ ich froh die Augen zu
es wacht der Engel wenn ich ruh.

- Und das war jeden Abend so. Auch die Eltern haben gemeinsam gebetet auf dem Weg von der Stube ins Schlafzimmer. Dieses Gebet und dann noch ein Vaterunser für die Verstorbenen und eines für eine gute Sterbestunde.

d. **Weihnachten**

- Den Kindern hat das Christkind den Weihnachtsbaum und die Geschenke gebracht. Manchmal hat es sich »anschauen« lassen, wie das geheißen hat. Wenn ich mich richtig erinnere, war es eigentlich ja nicht das Christkind sondern ein Engel, der mit dem Baum in Händen zur Stubentür hereinkam. Es war die ältere Cousine im weißen wallenden Nachthemd. Das Gesicht weißbemehlt. Ich habe mir diese Technik später auch zu eigen gemacht, als ich der weiße König unter den Sternsingern war. Der schwarze ging zur Ofentür und schwärzte sich mit Ruß. Womit sich der rote – oder war es ein gelber? – bemalt hat, ist mir entfallen. Die Heiligkeit solcher Augenblicke, wie das Erscheinen des Weihnachtsengels, wird mir immer bleiben. Da hat sich eine andere Welt für mich geöffnet und es war auch kein Bruch, als ich später dahinter kam, dass es eine Aufführung zur Erbauung der Kinder war.

e. **Festliches: Hochzeit in Schwarz**

- In meiner Kindheit, da hat´s nur »schwarze Bräute« gegeben. Das Hochzeitskleid war schwarz, nur der Schleier war weiß. Und einen schönen Brautkranz haben die Frauen gehabt. Die Männer haben einen Gehrock und einen Zylinder getragen … Bei meinen Eltern war das auch so. Auf dem Hochzeitsfoto meiner Eltern schaut der Vater ganz würdig aus. Ein schöner Mann. Die Mutter ist mir fast fremd. Ich kenne sie ja nur dick und kuschelig. Bei mir war sie schon alt, ich bin das siebente Kind von 10, die überlebt haben. Insgesamt waren es 13 Geburten … Ja, sie selbst hat schon früh ihre Mutter verloren, mit 17. Da hat sie ins

Nachbardorf müssen. Sie hat so Heimweh gehabt, dass sie immer auf einen Hügel vor dem Dorf gelaufen ist, denn dort hat sie wenigstens die Kirchturmspitze von ihrem Dorf sehen können … Der Vater war um einiges älter als die Mutter. Er hat sich sehr für sie interessiert und ist immer ins Haus vom künftigen Schwiegervater gegangen. Da sind sie dann gesessen, am Abend, um den Tisch. Und wenn's dann 10 Uhr war, hat der Opa »Hm« gemacht. Dieses »Hm« war das Zeichen zum Aufbruch. Einmal hat der Opa gesagt: »Aber sie ist doch noch so jung!« Mein Vater hat geantwortet: »Die wird schon noch älter!« Damit war die Hochzeit beschlossene Sache … Ja, die Hochzeit. Im schwarzen langen Kleid. Und den ganzen Tag ist gefeiert worden. In der Kirche. Und in allen Gasthäusern. Feste waren immer Kirchenfeste. Das hat alles seinen geregelten Ablauf gehabt, das Essen, der Tanz … Der Brautkranz meiner Mutter ist in einer Glasvitrine im Schlafzimmer der Eltern gelegen – das weiß ich noch genau!

f. **Obst**

Auf meinem Tisch steht eine große blaue Schale, in bunter Mischung liegt das Obst drinnen, Bananen, Mandarinen, Äpfel und Nüsse. Früher wurde aufgeteilt, jeder eine Mandarine, der große Luxus, weil es ja genügend Äpfel gab. Zuerst musste man die angefaulten essen, das dauerte meistens solange, bis die schönen schon wieder braune Flecken hatten. Die Kinder bekamen das Beste, sie mussten wachsen. Nun bin ich alt, ich soll gesund bleiben, obwohl mich alle pflegen wollen. Auch bin ich zu dick, Obst stillt den Hunger ohne Kalorien zu erzeugen. Wenn ich allein bin, packt mich die Sehnsucht nach dem Verlorenen, der Hunger nach Leben wird durch den Biss in den sauren Apfel gestillt. Mein Leben war erfüllt mit den süßen Früchten der Liebe und auch mit Kummer, mit den harten Nüssen, die es zu knacken galt. Ich höre Musik, laut, denn es stört niemanden mehr. Dann weint meine Seele und wird erlöst von Wehmut. Gehe ich auf die Straße, lache ich oft, man

wundert sich, wie ich alles im Griff habe und dabei zittern die Hände. Einem kummervollen Herzen weicht der Mitmensch aus als wäre es ein grippaler Infekt …

g. **Kornrade im Roggen**

Bei uns im Dorf sind alle Kinder in eine Klasse gegangen. Da waren alle von der Klasse eins bis sieben zusammen. Für die Schule haben wir die guten Kleider angezogen. Im Sommer war es schön. Auch einen Turnunterricht hat es gegeben. Wir sind auf der Straße gewesen und haben »marschieren« gelernt. Tja, der Lehrer war dann wohl Gruppenleiter in der Nazizeit – ich weiß gar nicht so genau … Im Winter – oh Gott – war es da kalt. Einen Mantel gab es nicht … und der Klassenraum war auch noch kalt, als wir in der Früh hinein gekommen sind. Ganz verfroren waren wir. In der Schule haben wir viele Gedichte gelernt. Ich weiß auch nicht, warum mir die Geschichte von der Kornrade so im Kopf geblieben ist:

» Der Bauer steht vor seinem Feld
und zieht die Stirne kraus in Falten.
Ich hab' den Acker wohlbestellt,
auf reine Aussaat streng gehalten.
Jetzt seh' mir ein's das Unkraut an,
das hat der böse Feind getan!
Da kommt sein Knabe hochbeglückt
mit bunten Blumen reich beladen.
Im Felde hat er sie gepflückt,
Kornblumen sind es, Mohn und Raden.
Er jauchzt: sieh' Vater nur die Pracht,
die hat der liebe Gott gemacht!

Wenn ich heute ein Unkraut sehe, dann muss ich immer an dieses Gedicht denken!

h. **Otto: Meine erste Liebe**

Er war aus dem gleichen Dorf wie ich und war der Liebling von allen – so ein Lustiger! Ich seh' ihn noch heute auf seinem Fahrrad von der Arbeit nach Haus fahren. Er pfiff immer vor sich hin und lachte. Das war der Otto. Er gefiel mir sehr. Jung war ich und er viel älter. Aber seine Mutter wollte ein reiches Mädel für ihn haben. »Der Otto braucht eine mit Geld, der will ja ein eigenes Geschäft aufmachen«, hat sie immer gesagt. Ein reiches Mädel war ich nicht – aber der Otto hat mir so gefallen. Ja …, Sommer ist es geworden und ich hab' meine ältere Schwester ins Nachbardorf begleiten müssen. Sie hat all ihr Gepäck nicht allein schleppen können. So sind wir los. Arg geschwitzt haben wir. Die Räder waren so vollbepackt! Wir haben die Räder den Berg hinauf geschoben … Bei der Rückfahrt haben mich zwei Burschen eingeholt – der eine davon war Otto! Er hat mich ein Stück begleitet, der andere ist schnell weiter gefahren. Und dann ist es ganz schwarz geworden, der Wind ist aufgekommen und geregnet hat es – furchtbar. Wir haben uns unterstellen müssen. Unter den Bäumen war es wunderbar und ich hab gedacht »Ach, würd' das Gewitter doch nie aufhören!«

### i.  **Mutters Bluse**

— Ich trage eine Bluse, die ich von Emma geschenkt bekommen habe. Sie hat sie abgelegt oder wollte sie einfach nicht mehr tragen. Dann lag die Bluse lange bei mir im Schrank, bis ich begann, sie manchmal zu tragen. Es ist eine Bluse, die sich gut anfühlt beim Tragen, weich, hat lange Ärmel und einen runden Ausschnitt. Der Stoff ist leicht, ist blau und hat weiße Punkte. Irgendwie berührt er mich, nicht nur meinen Körper, auch meine Erinnerungen an alte Zeiten. Dies Muster ist nicht mehr modern. Meine Mutter hatte Kleider, die auch so ein Muster hatten, getupft, mit Punkten. So fühle ich mich meiner Mutter nahe, wenn ich diese Bluse anhabe. Ich befrage mich manchmal: Wer war meine Mutter? Wie war ihr Leben? Ich habe sie immer als selbstverständlich genommen. Sie hat mich immer bedient, etwas für mich getan. Was konnte ich für sie tun? Was ich jetzt tue, ist, dass ich manchmal diese Bluse anziehe.

### j.  **Wichtige Ereignisse**

— Höhepunkte meines Lebens? Da war die Kindheit – eine Zeit für sich! Dann, als das Erwachsensein anfing, hat es vier große Ereignisse gegeben, die mich verändert haben. Das erste war, als ich mit 17 Jahren als Krankenschwester in ein Kriegslazarett kam. Ich bekam eine Ahnung davon, was menschliche Zuwendung bewirken kann. Das nächste war die Geburt meiner Tochter, ungeplant, unerwünscht und doch so wunderbar. Dann war mein Beruf und das Gefühl der Unabhängigkeit, das Gefühl auf eigenen Beinen stehen zu können, niemanden um materielle Unterstützung bitten zu müssen. Das vierte war die Liebe und Ehe mit Hubert. Kurz. Zu kurz. Sein Tod hat lange Zeit mein Lachen mit sich genommen. Alles, was sich zwischen diesen einschneidenden Erfahrungen abspielte, war ein ganz normales Frauenleben. Unsicherheit, Unruhe, Freuden, Leid, Kampf, Sieg und Niederlage. Und immer wieder die Traurigkeit über die vielen Abschiede – und die Freude an Neuem. Tränen – und Lachen.

Altersbedingte Vergesslichkeiten bis hin zu Altersdemenzen stehen oft einem systematischen Erinnern entgegen. Doch selbst wenn die Erinnerungsfähigkeit noch gut erhalten ist, können sich die meisten alten Menschen zwar gut an das erinnern, was weit, weit zurückliegt, doch die unmittelbare Vergangenheit verblasst sehr rasch. Auch die mittleren Lebensjahre, in denen sich meistens sehr viel ereignet – von der Familiengründung über wesentliche Erfahrungen in Berufs- und Familienleben bis hin zu vielfältigen Tätigkeiten im sozialen Umfeld – werden im Detail schwer erinnert. Hier können konkrete Hinweise auf bedeutsame Ereignisse der Zeitgeschichte ebenso wichtige Orientierungshilfen geben wie beispielsweise das Blättern in Familienalben oder das Betrachten von Fotografien aus alten Zeiten, auf denen sich vielleicht die eine oder andere Jahreszahl finden lässt.

Auch wenn Menschen durch verschiedene altersbedingte Einbrüche viel von »sich« verloren haben, bleiben einige Erinnerungsmomente erhalten. Durch einfühlsame Begleiter kann es möglich werden, das eine oder andere aus dem Reich des Vergessens zurückzuholen. Dabei werden Signale wichtig, die in gewissem Sinn alte Ordnungen wiederherstellen (»Wiederherstellungssignale«) wie beispielsweise Gegenständen von »damals« – die Uhr des Vaters, eine alte Milchkanne, ein Stopfholz, eine Sense u. Ä. Es wird nicht immer möglich sein, die geeigneten Gegenstände wirklich aufzutreiben, doch auch das Anschauen von Fotografien und Abbildungen ebnen den Weg zurück in längst vergangene Tage. Dasselbe gilt für die Orte der Vergangenheit. Da sind die Erinnerungen an die Plätze der Kindheit und Jugend, an den blühenden Apfelbaum vor dem elterlichen Haus, die erste Arbeitsstelle, der Ort der alljährlichen »Sommerfrische«. Auch wenn diese Reisen in den allermeisten Fällen nur im Kopf möglich sind, werden sie meist sehr bereichernd erlebt und können wieder Leben in erstarrte Gefühle bringen. Manchmal kann es hilfreich sein, wenn aufmerksame Zuhörer einige Orientierungshilfen anbieten. Diese Hilfestellungen können sich auf die örtlich-räumliche Dimension beziehen, auf die zeitliche Ebene und auf den Inhalt.

> ❯ Im Laufe eines lebensgeschichtlichen Gesprächs ist es hilfreich, Orientierungshilfen anzubieten. Sie betreffen die zeitliche (»Wann war das?«), die räumliche (»Wo war das?«) und die inhaltliche (»Wie/wer … war das?«) Dimension.

Wie wichtig es gerade auch in der schwierigen und belastenden Pflegesituation sein kann, sich an »damals« zu erinnern, fasst der portugiesische Dichter Fernando Pessoa in dem Satz zusammen: »Jawohl, was ich bin, wäre unerträglich, könnte ich mich nicht erinnern, was ich war.« Und so liegt in der Biografiearbeit oftmals auch ein Schlüssel zu einem größeren subjektiven Wohlbefinden der Pflegebedürftigen. Noch einmal als Mensch mit Geschichte wahr- und ernstgenommen zu werden, kann die seelischen Schmerzen lindern helfen und ein Loslassen erleichtern.

> ❯ Bevor ich sterbe
> Noch einmal sprechen
> von der Wärme des Lebens
> damit doch einige wissen:
> Es ist nicht warm
> aber es könnte warm sein

Bevor ich sterbe
noch einmal sprechen
von Liebe
damit doch einige sagen:
Das gab es
das muß es geben
Noch einmal sprechen
vom Glück der Hoffnung auf Glück
damit doch einige fragen:
Was war das
wann kommt es wieder?
(Erich Fried)

## 3.2 Schmerzzustände alter Menschen: Verstehen und Lindern

Für eine gute und an den Bedürfnissen alter Menschen orientierte Begleitung ist es wichtig, sich mit möglichst vielen Aspekten des Alterns und des Alters bewusst auseinanderzusetzen. Ein wesentlicher Punkt hierbei ist das Thema Schmerz. Zwar handelt es sich beim Phänomen Schmerz um eine universelle Erfahrung, die in jedem Lebensalter mehr oder weniger präsent ist, doch im Alter zeigt sich häufig eine Kumulation von Schmerzzuständen. Diese umfassen in vielen Fällen die ganze Bandbreite an Schmerzformen (▶ Abschn. 3.2.1) und zeigen sich sowohl in akuten wie auch in chronischen Schmerzgeschehen.

Alte Menschen zu begleiten, ist eine verantwortungsvolle Aufgabe, die nicht nur viel Wissen und Können verlangt, sondern auch die Bereitschaft, sich in diffizile Zustände einzufühlen. Schmerzen gehören neben demenziellen Veränderungen (▶ Abschn. 3.3) zu den komplexesten Zustandsbildern, mit denen Begleiter alter Menschen konfrontiert sind. Leider bleiben viele alte Menschen ohne ausreichende Schmerztherapie. Besonders drastisch ist – folgt man Berichten internationaler Schmerzgesellschaften (▶ http://www.dgss.org, ▶ http://www.oesg.at/) – die schmerztherapeutische Unterversorgung in Altenpflegeeinrichtungen und bei dementen Menschen. Um dies im Ansatz zu verändern, sollten Begleiter und Betreuer über ein schmerzbezogenes Basiswissen verfügen, sowie über die Fähigkeit, auch indirekte Schmerzzeichen richtig einzuschätzen (► Abschn. 3.2.3.2) und ihre Informationen an einen schmerztherapeutischen Arzt weiterzugeben, sowie über eine breite Palette von nichtmedikamentösen Linderungsmöglichkeiten (► Abschn. 3.2.4) Bescheid wissen. Oftmals ist auch eine enge Zusammenarbeit mit den Angehörigen hilfreich, die hinsichtlich der Schmerzgeschichte und des persönlichen Umgangs mit Schmerzzuständen Auskunft geben können.

Im Folgenden sollen einige grundsätzliche Wissenselemente aus dem Bereich der Schmerzforschung kurz dargestellt werden, um eine differenzierte Betrachtung und ein tieferes Verstehen individuell auftretender Schmerzsymptomatik bei alten Menschen zu erleichtern und adäquate Linderungsangebote setzen zu können (Bernatzky 2012, Butler und Moseley 2009, Specht-Tomann und Sandner-Kiesling 2014).

### 3.2.1 Unterschiedliche Schmerzformen

Was ist Schmerz? Auch wenn jeder Mensch »weiß«, was Schmerz ist, so kann man nicht davon ausgehen, dass Person A das gleiche unter Schmerz versteht, wie Person B. »Der gleiche Schmerz tut jedem anders weh«, sagt der Volksmund. Verantwortlich dafür sind nicht nur verschiedene Arten von Schmerz, sondern vor allem ein individuell sehr unterschiedlich ausgeprägtes Schmerzerleben und persönlich stark variierende Zugänge im Umgang mit Schmerzzuständen. Die bislang einzige allgemein anerkannte Schmerzdefinition wurde in den 1980er Jahren von Forschern der IASP (International Association for the Study of Pain, ► http://www.iasp-pain.org/) formuliert. Sie lautet: »Schmerz ist ein unangenehmes Sinnes- und Gefühlserlebnis, das mit aktueller oder potenzieller Gewebeschädigung verknüpft ist oder mit Begriffen einer solchen Schädigung beschrieben wird.«

Etwas aussagekräftiger als diese allgemein gehaltene Definition sind jene Forschungsarbeiten, die sich damit befassen, Modelle zu entwickeln, das komplexe Phänomen Schmerz verstehbar zu machen und jene Zusammenhänge aufzuzeigen, die in der Begleitung von Menschen mit Schmerzen aus therapeutischer Sicht besondere Bedeutung haben.

Neben dem Reiz-Reaktions-Modell (zeichnet die Spur des schmerzauslösenden Reizes vom Entstehungsort bis zum Gehirn nach und erklärt die Schutzreaktionen des Körpers) und dem Gate-Control-Modell (hier wird auf die Tatsache verwiesen, dass eine Fülle von Informationen zur Verarbeitung ins Gehirn gelangen müssen und Schmerzinformationen durch rascher weitergeleitete Empfindungen zurückgedrängt werden können) hat das biopsychosoziale Schmerzmodell in den letzten Jahren zunehmend an Einfluss gewonnen.

Während die ersten beiden Modelle für ein Verständnis des akuten somatischen Schmerzes geeignet sind, eröffnet das biopsychosoziale Modell vielfältige Erklärungsansätze für das Gesamtphänomen Schmerz, das als multidimensionales Syndrom beschrieben wird. Schmerz spielt sich demnach nicht nur auf einer körperlichen Ebene ab, sondern weist immer auch emotionale, kognitive und verhaltensbezogene Elemente auf. Gerade in der Begleitung alter Menschen, die meist von verschiedenen Schmerzen betroffen sind, wird diese Verschränkung deutlich sichtbar. Einerseits manifestieren sich Schmerzen immer im Bereich physischer Zustandsbilder (z. B. Dauer, Intensität, Lokalisation), andererseits ist jeder Schmerzzustand mit bestimmten Gefühlen verbunden (Trauer, Enttäuschung, Wut, Angst), löst Gedankenverbindungen zu anderen Schmerzerfahrungen aus, die sich im Laufe des Lebens ereignet haben (»emotionales Schmerzgedächtnis«) und stehen in direkter Verbindung mit bestimmten Verhaltensstrategien im Umgang mit dem Schmerz (z. B. Wahl der Therapie, Medikamente, Vermeidungsverhalten).

Im Laufe des Lebens bilden sich im Umgang mit Schmerz meist personentypische Muster heraus. Der eine Mensch wird versuchen, den Schmerz so gut es geht zu verdrängen und so lange es geht ein »normales« Leben zu führen – ein anderer wiederum beschäftigt sich intensiv mit dieser oft so einschneidenden »Erfahrung Schmerz« und hinterfragt alle Therapieschritte genau. Gerade die Bewältigungsstrategien (»Coping«) im Zusammenhang mit Schmerz werden schon in frühen Jahren gelernt und nach und nach ausgebaut, ergänzt und erweitert. In der Begleitung von alten Menschen ist es besonders wichtig und hilfreich, sich gleichsam auf Spurensuche nach hilfreichen Bewältigungsmöglichkeiten von Schmerzsituationen zu begeben. Oft sind es die Strategien der Kindheit im Umgang mit Schmerz, die im Alter wieder deutlicher zum Vorschein kommen und auf Linderungsmaßnahmen verweisen, die den engen Rahmen medikamentöser Therapieansätze erweitern und ergänzen können.

> **Schmerz als multidimensionales Syndrom**
> (◻ Abb. 3.6)
> — **Sensorischer Aspekt**: Schmerzen können nach Charakter, Dauer, Intensität und Ort des Auftretens unterschieden werden.
> — **Emotionaler Aspekt**: Schmerzen werden von unterschiedlichen Gefühlen begleitet, wie z. B. Angst, Niedergeschlagenheit, Hilflosigkeit, Traurigkeit, Ärger; Schmerzen gehen mit einer Reihe von Gefühlsqualitäten einher, wie z. B. unangenehm, einschränkend, belastend.
> — **Kognitiver Aspekt**: Bei Auftreten von Schmerzen stellen sich bestimmte Gedankenverbindungen und Erinnerungen ein (Schmerzerinnerung); Situationen werden unter dem Eindruck von Schmerzen oft »verzerrt« bewertet; bestimmte Deutungsmuster gewinnen an Bedeutung (z. B. »Katastrophisierung«, Mythenbildung).
> — **Verhaltensbezogener Aspekt**: Schmerzen gehen mit bestimmten sprachlichen, parasprachlichen und nichtsprachlichen Verhaltensweisen einher; Schmerzen lösen eine Reihe von Handlungen aus (z. B. Wahl der Therapie, Umgang mit Medikamenten, Arztwahl).

Die genannten Bereiche dienen nicht nur der Beschreibung komplexer Schmerzgeschehen, sie sind auch von großer Bedeutung für schmerztherapeutische Interventionen. Eine Zusammenschau sensorischer, emotionaler, kognitiver und verhaltensrelevanter Aspekte eines Schmerzgeschehens erleichtert das Eingehen auf unterschiedliche Schmerzsituationen und die Wahl wirksamer schmerztherapeutischer Ansätze. Neben den erwähnten Aspekten werden in der modernen Schmerztherapie auch psychologische, ethnische und ökosoziale Bereiche

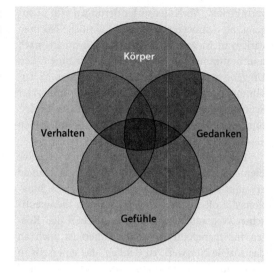

◻ **Abb. 3.6** Das Ineinandergreifen einzelner Schmerzaspekte

mitberücksichtigt. Diese sind gerade in der Begleitung von alten Menschen besonders zu beachten. Bei der psychologischen Dimension ist etwa an die Persönlichkeit von Schmerzpatienten mit all den Facetten zu denken, die sich im Laufe eines langen Lebens herausgeformt haben. Konkret stellt sich beispielsweise die Frage, ob es sich eher um einen introvertierten Menschen handelt, der sich keinem anderen anvertraut und seine Schmerzen in sich hineinfrisst oder um einen eher extrovertierten, der sich durch Äußerungen Luft machen kann und seinen Schmerz durch Mitteilung zu lindern versteht.

Die Art und Weise, wie Menschen mit ihren Schmerzen umgehen und wie sie diese äußern sagt in aller Regel nichts über die Intensität des Schmerzes aus! Deshalb ist es wichtig, sich intensiv mit den Menschen, mit ihrer Persönlichkeit und mit ihrer Schmerzlerngeschichte auseinanderzusetzen. Im Umgang mit einer so elementaren Erfahrung, wie es der Schmerz ist, spielen zudem noch kulturell bestimmte Verhaltensweisen und ökosoziale Faktoren eine Rolle. Bei kulturellen Überformungen ist etwa an religiöse Sichtweisen oder geschlechtstypische Verhaltensweisen zu denken, die in verschiedenen Kulturen unterschiedlich an ihre Mitglieder weitergegeben werden. So sind beispielsweise die Sprüche »Ein Indianer kennt keinen Schmerz« oder »Buben weinen doch nicht« Ausdruck sozial vermittelter Verhaltensorientierungen im Umgang mit Schmerzen. Diese und ähnliche Normen wirken meist weit über die Kindheit hinaus nach und bestimmen oft bis ins hohe Alter hinein den Umgang mit Schmerzsituationen. In diesem Zusammenhang sei auf die Bedeutung indirekter Schmerzzeichen (► Abschn. 3.2.3.2) in der Begleitung hingewiesen, die oft validere Auskünfte geben als direktes Befragen der Betroffenen.

Bei den ökosozialen Faktoren seien situative Elemente im familiären und beruflichen Umfeld erwähnt aber auch die konkrete finanzielle Situation, die oft für den eingeschlagenen therapeutischen Weg ausschlaggebend ist. Neben den Kosten für therapeutische Maßnahmen ist auch an das soziale Netzwerk zu denken, das einerseits in angespannten Situationen Halt geben kann und andererseits häufig auf Entscheidungsprozesse im Umgang mit schmerztherapeutischen Angeboten Einfluss nimmt.

> **Die Art und Weise, wie Menschen mit ihren Schmerzen umgehen und wie sie diese äußern, sagt in aller Regel nichts über die Intensität des Schmerzes aus.**

»Schmerz ist nicht gleich Schmerz« – diese Erkenntnis kann man wohl als allgemein bekannt voraussetzen. Aber warum ist das so? Die Ursache für verschiedene Arten von Schmerz liegt zunächst in den unterschiedlichen biologischen Vorgängen, die zu den jeweiligen Schmerzzuständen führen. Verbunden sind diese mit jeweils typischen körperlichen Zuständen und seelischen Erlebensweisen. Man unterscheidet den Oberflächenschmerz, den Nervenschmerz, den Eingeweideschmerz, den seelisch verursachten Schmerz und den durch das vegetative Nervensystem (»sympathisch«) vermittelten Schmerz (Specht-Tomann und Sandner-Kiesling 2014).

**Unterschiedliche Schmerzformen nach dem Ort der Entstehung**
- **Oberflächenschmerz:** Schmerzen entstehen durch Reizung des Gewebes (somatischer oder nozizeptiver Schmerz)
- **Nervenschmerz:** Schmerzen entstehen durch Schädigung von Nerven (neuropathischer Schmerz)
- **Eingeweideschmerz:** Schmerzen kommen durch Schädigung innerer Organe zustande (viszeraler Schmerz)
- **Sympathisch vermittelter Schmerz:** Schmerzen treten durch das involvierte vegetative Nervensystem auf
- **Seelisch verursachter Schmerz:** Schmerzen bei seelischer Störung (psychogener Schmerz)

Neben dieser Unterscheidung von Schmerzen nach dem Ort des Geschehens ist die Unterscheidung nach der Dauer der Schmerzzustände von Bedeutung. In diesem Zusammenhang spricht man vom akuten und vom chronischen Schmerz. Akute Schmerzen erfüllen wichtige Funktionen (Hinweischarakter: »Da passiert etwas«; Warncharakter: »Aufpassen!«; Aufforderungscharakter: »Ändern!«), schützen den Körper vor noch größerem Schaden und legen sich meist innerhalb eines leicht überschaubaren zeitlichen Rahmens. Treten die Schmerzen jedoch über einen längeren Zeitraum immer wieder auf oder sind ständig vorhanden, fällt die so wichtige Schutzfunktion des Schmerzes weg und man spricht von einem chronischen Zustandsbild. Meist verschärft sich der chronische Schmerzzustand über die Zeit hin und kann sich zur chronischen Schmerzkrankheit ausweiten, einem Zustand, der in die internationale Klassifikation von Krankheiten (ICD) aufgenommen wurde (Graubner 2014). Bei der ICD handelt es sich um das wichtigste und weltweit anerkannte Diagnoseklassifikationssystem der Medizin, das von der Weltgesundheitsorganisation (WHO) herausgegeben und regelmäßig aktualisiert wird.

> **Dauern Schmerzzustände unverhältnismäßig lange an, wird aus einem akuten Geschehen ein chronischer Prozess (chronische Schmerzkrankheit).**

Wie bereits angesprochen, spielt das Thema Schmerz in Altersheimen eine große Rolle, auch wenn nicht jeder Bewohner oder jede Bewohnerin ihre Schmerzthematik öffentlich macht. Allein durch die altersbedingten körperlich-geistigen Veränderungen entstehen bei der Mehrzahl älterer und alter Menschen Schmerzen. An erster Stelle sind in diesem Zusammenhang die vielfältigen Abnützungserscheinungen (degenerative Prozesse) und Erkrankungen des Bewegungsapparates zu nennen: Arthrose, Arthritis, Osteoporose mit einhergehenden Knochendeformationen sowie rheumatische Zustandsbilder lösen Schmerzen aus, die sich auf viele Dimensionen des Lebens auswirken (▶ Abschn. 3.2.2). Besonders betroffene Gelenke sind die Hüft- und Kniegelenke, was wiederum zu einer drastischen Beeinträchtigung und Einschränkung der Beweglichkeit führt mit all den Begleiterscheinungen, die Bewegungsarmut auf der physiologischen und psychischen Ebene nach sich ziehen.

Der zweite große Schmerzbereich steht im Zusammenhang mit Tumorerkrankungen, die an prominenter Stelle der altersbedingten Krankheitsbilder stehen. Neben Schmerzen als Begleiterscheinung chronischer Erkrankungen wie Parkinson, Multiple Sklerose oder Herz-Kreislauferkrankungen ist schließlich noch auf das Auftreten von Mehrfacherkrankungen (Multimorbidität) hinzuweisen, in deren Verlauf sich unterschiedliche Schmerzsituation gleichsam ineinander verschränken und sowohl zu einer hohen Schmerzbelastung als auch zu einer allgemeinen Einschränkung der Mobilität führen können (Folgeprobleme: Muskelatrophie, Atemwegerkrankungen, Kreislaufprobleme, Thrombosen, erhöhtes Sturzrisiko). Dieses Geschehen zieht in weiterer Folge meist negative Auswirkungen auf die allgemeine Befindlichkeit und die sozialen Beziehungen des alten Menschen nach sich. Auf dieses Ineinandergreifen unterschiedlicher Belastungsfaktoren wird beispielsweise im ganzheitlichen bedürfnisorientierten Pflegemodell nach Krohwinkel (ABEDL) eingegangen, das den »Aktivitäten, Beziehungen und existenzielle Erfahrungen des Lebens« besondere Beachtung schenkt (Krohwinkel 2013).

## 3.2.2 Schmerzerleben

Häufig stellt sich für Betreuer und Betreuerinnen in Altenpflegeeinrichtungen die Frage, warum die Menschen so unterschiedlich mit ihren Schmerzen umgehen. Während die einen fast immer jammern und klagen, ist bei anderen nur im Extremfall ein Schmerzenslaut zu hören. Auch Veränderungen der Reaktionen eines Menschen auf eine vermeintlich täglich gleiche Reizsituation (z. B. bei der Grundpflege oder in der Mobilisation) werden öfter beobachtet und stoßen bei Pflegekräften auf Verwunderung bzw. Verunsicherung. Allgemeingültige Gesetzmäßigkeiten lassen sich auf der Suche nach Antworten auf diese Sachverhalte nicht aufstellen. Ein möglicher Schlüssel zu einem besseren Verständnis liegt aber in den Erkenntnissen über das Schmerzerleben.

Jeder Mensch macht im Laufe seines Lebens unterschiedlichste Erfahrungen mit Schmerzen. Von Kindesbeinen an übernimmt das »System Schmerz« seine Schutzfunktion, um den Organismus vor allzu großer Schädigung zu bewahren. Und bereits in diesen frühen Jahren zeigen sich bestimmte Muster im Umgang mit Schmerzsituationen, die sowohl von der Persönlichkeit des Kindes abhängen als auch vom ganzen Umfeld, in dem sich das schmerzauslösende Ereignis zeigt. Dabei spielt beispielsweise eine Rolle, wie die Menschen in der unmittelbaren Umgebung mit der Schmerzsituation umgehen (z. B. tröstend versus anklagend, ernst nehmend versus bagatellisierend, »katastrophisierend« versus angemessen), in welcher seelischen Situation sich das Kind befindet (z. B. ängstliche Stimmung, Vorfreude, Wut, Aufgeregtheit, Neugierde ...) und welche Auswirkungen die Schmerzsituation langfristig nach sich zieht (z. B. zu erwartende Folgeschäden, langfristige Einschränkungen).

Nach und nach bilden sich so bei jedem Menschen bestimmte Muster im Umgang mit Schmerz heraus, die sowohl durch neue Erfahrungen wie auch kulturell Vorgegebenes ergänzt, erweitert oder korrigiert werden. Daraus entwickeln sich im Laufe der Lebensgeschichte bestimmte Bewältigungsstrategien (Coping), um mit neuerlich eintretenden Schmerzsituationen gut umgehen zu können. Oft spielen sich die so gewonnenen Strategien und schmerzbezogenen Überlegungen bereits im Vorfeld einer Schmerzsituation ab. Die aktuelle Schmerzsituation bzw. ein zukünftig erwarteter Schmerz wird gleichsam auf dem Hintergrund gemachter Erfahrungen der Vergangenheit eingeordnet und bewertet. Das aktuelle Schmerzerlebnis steht gleichsam an der Schnittstelle von Vergangenheit und Gegenwart. Bei diesem Prozess kann es zu deutlichen Verzerrungen kommen – sowohl zu negativen wie auch zu positiven, etwa: »Wenn man mich SO am Oberarm anfasst, tut das immer weh …« versus »Wenn ich beim Verbandwechsel mithelfe, tut es mir viel weniger weh …«; »Wenn morgen Schwester A. bei der Untersuchung bei mir ist, wird es nicht weh tun.« versus »Schwester A. kann morgen nicht bei der Untersuchung dabei sein – das wird furchtbar weh tun.«).

> **Aktuelle Schmerzen stehen an der Schnittstelle von »Gestern« (Erfahrungen der Vergangenheit) und »Morgen« (Erwartungen für die Zukunft).**

Je länger Menschen auf die für sie typische Art und Weise mit ihren Schmerzen umgehen, desto schwieriger wird es, dieses Muster aufzubrechen – was bei negativem Coping-Verhalten jedoch hilfreich wäre. In der Begleitung alter Menschen ist es sinnvoll, sich vor Augen zu halten, dass man nicht nur mit einer langen allgemeinen Lebensgeschichte konfrontiert wird, sondern auch mit einer für jeden Menschen typischen Geschichte von Schmerzerfahrungen und Schmerzbewältigungsstrategien. Auf der Suche nach wirkungsvollen schmerzlindernden Maßnahmen sollte dies immer mitbedacht werden. Was dem einzelnen Bewohner, der einzelnen Bewohnerin ein Leben lang in Schmerzsituationen geholfen hat, sollte auch in der neuen Situation im Altenpflegeheim in die schmerztherapeutischen Überlegungen hereingenommen werden. Schmerzen werden subjektiv unterschiedlich empfunden, wobei eine große individuelle Bandbreite zu beobachten ist, die es in der konkreten Begleitung zu berücksichtigen gilt. Schmerzen von außen zu beurteilen und gleichsam zu objektivieren, bringt dem Schmerzgeplagten keine Linderung: Schmerzen sind immer subjektiv.

> **In der Begleitung von Menschen, die Schmerzen haben, sollte man sich an der Aussage orientieren: »Wahr ist das, was der Betroffene sagt. Nur er weiß, wo es schmerzt, wann es schmerzt und wie stark es schmerzt.«**

Das Schmerzerleben wird neben der individuellen Schmerzgeschichte, die sich im Schmerzgedächtnis niederschlägt, auch noch von der Schmerzschwelle beeinflusst. Die Schmerzschwelle – auch als Schmerzempfindungsschwelle oder Schmerzgrenze bezeichnet – meint die niedrigste Stärke eines Reizes, der zu einer entsprechenden Wahrnehmung führt.

Klinische Studien weisen darauf hin, dass körpereigene Substanzen einen Einfluss auf die Schmerzschwelle haben. Genannt werden beispielsweise Hormone (z. B. Östrogen) oder vom Körper selbst produzierte Morphine (Endorphin: "Glückshormon"). Bei einem Anstieg des Östrogenspiegels bzw. des Endorphinspiegels sinkt die Schmerzschwelle und somit das subjektiv erlebte Schmerzempfinden. Darüber hinaus konnten auch Schwankungen der Schmerzschwelle über den Tag hinweg festgestellt werden. Ob und in welchem Maße die Schmerzschwelle durch altersbedingte Faktoren beeinflusst wird, ist noch nicht ausreichend erforscht. In diesem Zusammenhang sei auf jene Arbeiten hingewiesen, die sich speziell mit dem Schmerzempfinden von demenziell veränderten Menschen befassen. Man muss davon ausgehen, dass durch die speziellen kognitiven Veränderungen auch die Fähigkeit verloren geht, Schmerzen zu lokalisieren bzw. zu artikulieren, was aber nicht bedeutet, dass die Betroffenen keine Schmerzen haben! Hier ist ein besonders sensibler Umgang angezeigt (▶ Abschn. 3.3.2) (Specht-Tomann und Sandner-Kiesling 2014).

---

**Faktoren, die das Schmerzerleben beeinflussen (◘ Abb. 3.7)**
— **Körperliche Aspekte**, z. B. Ort und Dauer des Schmerzreizes; Schmerzschwelle und Stoffe, die diese beeinflussen
— **Soziale Aspekte**, z. B. Schmerzbewältigungsstrategien der Herkunftsfamilie, Erfahrungen in der Peergroup, Umgang mit Schmerz im sozialen Umfeld
— **Seelisch/kognitive Aspekte**: Gefühls- und Stimmungslage (z. B. Depression), Lerngeschichte und Schmerzassoziationen, Situationsbewertung, Deutungsmuster
— **Kulturelle Aspekte**, z. B. religiöse Vorgaben; Mann/Frau-Aspekte

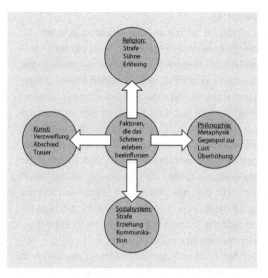

**Abb. 3.7** Faktoren, die das Schmerzerleben beeinflussen

Die bisherigen Ausführungen weisen darauf hin, wie komplex Schmerzsituationen sowohl hinsichtlich ihrer Entstehungsmöglichkeiten sind als auch hinsichtlich der Fülle an Faktoren, die das Erleben formen und beeinflussen. Um alten Menschen eine bestmögliche Linderung ihrer Schmerzen zu gewährleisten, müssen diese richtig erkannt, erfasst und eingeschätzt werden. Dies kann nur durch eine gründliche Schmerzanamnese möglich werden, in die wichtige biografische Elemente Eingang finden sollten. Eine gute schmerztherapeutische Begleitung alter Menschen ist auch im Hinblick auf mögliche Folgen unzureichend behandelter Schmerzen von Bedeutung, wie z. B. Schlafstörungen, depressive Verstimmungen, Stressreaktionen, eingeschränkte Mobilität mit deren Folgeerscheinungen, Konzentrationsmangel und daraus resultierende Gefahren, soziale Isolation und inadäquater Medikamentenmenge bzw. -missbrauch.

In diesem Zusammenhang sei auf die Schmerzspirale hingewiesen, die die fatalen Konsequenzen nicht behandelter Schmerzen aufzeigt: Unbehandelte Schmerzen führen nach und nach in einen physischen und psychischen Erschöpfungszustand verbunden mit Schlaflosigkeit, Niedergeschlagenheit und Trauer. In diesem Zustand ziehen sich die meisten Menschen von ihrer Umwelt zurück,

es kommt zu einer sozialen Vereinsamung gepaart mit Hoffnungslosigkeit, Verzweiflung und Angst. Diese Angst wiederum verstärkt das Schmerzempfinden und die Schmerzspirale beginnt sich in einer Art Teufelskreis zu drehen.

> **Schmerzzustände werden verstärkt durch Angst, Unsicherheit, Trauer, Schlaflosigkeit, Sorgen, Verzweiflung, Einsamkeit, angespannte Atmosphäre, Misstrauen, Hoffnungslosigkeit, negatives Lebensgefühl.**

> **Schmerzzustände werden vermindert durch Freude, Hoffnung, Heiterkeit, entspannte Atmosphäre, Zuwendung, Anteilnahme, soziale Kontakte, Verständnis, Vorhersagbarkeit, positives Lebensgefühl.**

### 3.2.3 Schmerzen erfassen und lindern

Nachfolgend werden Möglichkeiten aufgezeigt, wie Schmerzen speziell bei alten Menschen adäquat erfasst werden können und worauf hinsichtlich des Schmerzmanagements besonders zu achten ist (Bernatzky 2012, Carr und Mann 2014, Thomm 2011).

Bevor eine richtige Maßnahme zur Ausschaltung oder Linderung auftretender Schmerzen getroffen werden kann, muss der Schmerzzustand möglichst umfassend erhoben werden. Dies ist im Zusammenhang mit der Begleitung alter Menschen eine große Herausforderung. Zum einen greifen oft aufgrund vorliegender Multimorbidität mehrere Schmerzbereiche ineinander, zum anderen können sich viele alte Menschen nicht mehr entsprechend äußern (z. B. durch Vorliegen von Sprachstörungen oder kognitiven Einschränkungen).

Die Schmerzerfassung und Schmerzdokumentation bedürfen einer behutsamen und aufmerksamen Vorgehensweise. Als Basis dienen – wie bei allen Begleitmaßnahmen im Altenpflegebereich – einfühlsame vertrauensbildende Gespräche, die auch biografische Elemente mit einbeziehen (z. B. Schmerzerfahrungen im Laufe des Lebens, bevorzugte Coping-Strategien). Gespräche über Schmerzsituationen sind in aller Regel sehr persönliche und intime Gespräche. Dabei werden die kommunikativen Fähigkeiten der Begleiter und Begleiterinnen besonders gefordert, gilt es doch in einen Bereich vorzudringen, der nicht direkt zugänglich ist: Schmerzen sind subjektiv! Eine behutsame Annäherung an die individuelle Schmerzsituation kann durch das gezielte Einsetzen des aktiven Zuhörens (▶ Abschn. 3.1.2.6) erleichtert werden. Demnach muss die volle Aufmerksamkeit auf die Person gerichtet sein, die über ihre Schmerzen und alles, was damit zusammenhängt, erzählt. Das Gehörte »stehen lassen« können und auf einfühlsame Weise die wahrgenommenen Gefühle ansprechen, gehören ebenso zu den Hilfsmitteln aus dem Bereich der Kommunikation wie die Überlegung, welche »Seiten der Nachricht« (▶ Abschn. 3.1.2.5) im Gespräch dominieren – bleibt der Erzähler beispielsweise eher bei sachlichen Darstellungen, möchte er gleichsam einen Appell an den Zuhörer bzw. die Zuhörerin richten oder schwingt zusätzlich etwas mit, was Auskunft über den Stellenwert des Gesagten in der Gesamtschilderung geben kann.

> Als goldene Regel für Gespräche über Schmerzen gilt: »Wahr ist das, was mein Gegenüber mir sagt.«

Oftmals muss man Gespräche über die Schmerzsituation gezielt herbeiführen. Viele alte Menschen sprechen von sich aus nur selten Schmerzen an oder aber sie verwenden dafür andere Begriffe, die eher der individuellen bzw. lokalen Sprachtradition und den soziokulturellen Gepflogenheiten folgen. Auch ist daran zu denken, dass Alter und Schmerzen gleichsam eine gedankliche Einheit bilden und Schmerzen somit als »selbstverständlich« und »nicht erwähnenswert« angesehen werden. Ein weiterer Grund für einen erschwerten Zugang der Pflegerinnen und Pfleger sowie anderer professioneller Begleiter zur Schmerzthematik alter Menschen liegt in der oft vorliegenden Unfähigkeit, mit der Umwelt so in Kontakt zu treten, dass valide Aussagen über die Schmerzsituation gemacht werden können (z. B. bei Vorliegen starker kognitiver Beeinträchtigungen, Sprachstörungen infolge eines Schlaganfalls). Hier muss in der Begleitung besonders auf die indirekten Schmerzzeichen geachtet werden (▶ Abschn. 3.2.3.2).

**Beispiel**

Karl-Josef F. ist seit einigen Monaten in einem Altenpflegeheim untergebracht. Er ist bei zufriedenstellender körperlicher Verfassung, geistig gut orientiert und fühlt sich in seiner neuen Umgebung wohl. Bei der täglichen Grundpflege fällt den Pflegekräften auf, dass Karl-Josef sich nicht gerne berühren lässt und alle Kräfte mobilisiert, sich selbstständig aufzusetzen oder umzudrehen. Angedeutete Abwehrbewegungen und ein erhöhter Muskeltonus führen zur Überlegung, ob Karl-Josef vielleicht bei Lageänderungen Schmerzen hat, die er auf diese Art und Weise zum Ausdruck bringt. Direkt auf das Thema angesprochen meint er trocken: »Schmerzen gibt es bei mir nicht.«

Bei der wöchentlichen Teamsitzung machen sich die Betreuer und Betreuerinnen einige Gedanken über Karl-Josef und beschließen, seine vermutete Schmerzsituation im Auge zu behalten. Auch wurde vereinbart, sich in Gesprächen intensiver mit seiner Lebensgeschichte zu befassen und dabei auch dem Thema Schmerz Raum zu geben.

Schwester G. kann eine gute Vertrauensbasis zu Karl-Josef aufbauen. Nach und nach erzählt er viel aus seiner Lebensgeschichte, was für eine Optimierung der Betreuungsangebote hilfreich ist. Bei den Berichten aus der Kindheit und Jugend kommen so manche Missgeschicke zur Sprache. Bald schon kann Schwester G. aus seinen Berichten über Unfälle und Erkrankungen im Laufe seines Lebens herausfinden, welche Coping-Strategie er im Umgang mit leidvollen Erfahrungen einsetzte. Bereits als kleiner Junge musste er mit den kleinen und größeren Verletzungen und Wunden allein zurechtkommen. Als Jüngster von sieben Geschwistern lebte er auf einem großen Bauernhof und niemand hatte so recht Zeit, sich mit blutenden Knien, ausgeschlagenen Zähnen oder fieberbedingten Kopfschmerzen zu beschäftigen. Vom Vater hörte er den Spruch: »Da musst Du durch!«, sein großer Bruder lachte meistens nur und sagte: »Karli, das kann ja gar nicht weh tun.«, und seine Mutter versuchte, ihn rasch zum Lachen zu bringen, und wandte sich dann wieder ihrer Arbeit zu. Früh hatte Karl-Josef also gelernt, dass für seine Schmerzen keiner Zeit hatte und dass es das Beste war, wenn er sie aus seinem Leben so gut es ging verbannte. Sein Satz: »Schmerzen gibt es bei mir nicht.«, war Ausdruck einer gelernten Strategie innerhalb seines Herkunftssystems, gut »über die Runden zu kommen« und als »starker Junge« zu imponieren.

Eine so lang verfolgte Strategie kann nicht durch ein paar mitfühlende und relativierende Sätze aufgelöst werden – das ist Schwester G. bewusst. Langsam gelingt es ihr durch einfühlsame Gespräche, eine Vertrauensbasis zu schaffen, von der aus Karl-Josef sich anderen Umgangsweisen mit Schmerzsituationen nähern kann. So wird es ihm nach und nach möglich, auf schmerzende Stellen hinzuweisen, Einreibungen und Wärmeanwendungen zu akzeptieren und sanfter mit seinen schmerzenden Gelenken umzugehen. Erstmals kann Karl-Josef erfahren, dass man sich für seine Schmerzen Zeit nimmt, ihm Glauben schenkt und auch bereit ist, etwas gegen die Schmerzen zu unternehmen.

## Schmerzdiagnostik

Wie lassen sich die Säulen einer Schmerzdiagnostik beschreiben? Unabhängig davon, ob es sich um alte oder junge Menschen handelt, sollte eine Schmerzdiagnostik multidimensional ausgerichtet sein. Dabei geht es zunächst um das Erfassen aller schmerzrelevanten Merkmale, wie die Schmerzlokalisation, die Schmerzintensität, die Schmerzqualität, psychosoziale Aspekte sowie der Verlauf empfundener Schmerzen über 24 Stunden hinweg. In einem zweiten Schritt werden die Symptome ausführlich beschrieben und jene Bedingungen dargestellt, die die Schmerzsituation begleiten bzw. aufrecht erhalten. Schließlich werden mögliche Behandlungsziele ausformuliert und ein Therapieplan erstellt (Baron und Koppert (Hrsg.) 2013, Specht-Tomann und Sandner-Kiesling 2014).

Es liegen einige Erhebungsinstrumente vor, die eine rasche Einschätzung einzelner Aspekte erleichtern, z. B. Körperlandkarten zur Erfassung der Schmerzlokalisation (◘ Abb. 3.8) oder die numerische Ratingskala (NRS), die verbale Ratingskala (VRS) und die visuelle Analogskala (VAS) für die Schmerzintensität. Zusätzlich können speziell bei sprachlich nicht gut zugänglichen Menschen physiologische Parameter herangezogen werden wie Blutdruck, Herzfrequenz, Atemzugvolumen, Sauerstoffsättigung, Schwitzen und Pupillengröße. Auf die Möglichkeit eines Schmerzfragebogens (Verhaltensskalen zur Fremdeinschätzung) bei de-

menten Menschen wird unter ▶ Abschn. 3.3 noch detaillierter eingegangen.

> **Leitfragen zur Schmerzerfassung**
> - Schmerzlokalisation: wo?
> - Schmerzintensität: wie stark?
> - Schmerzqualität: wie empfunden?
> - Schmerzhäufigkeit: wie oft?
> - Schmerzdauer und -verlauf: wie lang?
> - Schmerzmodulatoren: was macht den Schmerz stärker/schwächer?
> - Begleiterscheinungen des Schmerzgeschehens: was hat sich noch verändert?

Neben den vielen direkt zu erhebenden Merkmalen einer Schmerzsymptomatik lassen sich auch zahlreiche indirekte Schmerzzeichen benennen. Diese indirekten Schmerzzeichen bekommen speziell in der Begleitung von Menschen, die sich nicht mehr oder nicht mehr so deutlich artikulieren können, eine besondere Bedeutung. Und so kann man die Fähigkeit, indirekte Schmerzzeichen zu erkennen und gut einzuordnen, als besonders relevante Kompetenz von Pflegekräften bezeichnen, die in der Altenarbeit tätig sind und den Grundsätzen einer bedürfnisorientierten Pflege folgen.

Das Bedürfnis nach Schmerzfreiheit oder wenigstens nach Schmerzlinderung gehört zu den ganz wesentlichen menschlichen Bedürfnissen. Doch um geeignete Schmerztherapien anzubieten, muss zumindest bekannt sein, dass Schmerzen vorliegen. Wie schwer das gerade im Bereich der Altenpflege ist, zeigen Untersuchungen und Berichte, aus denen hervorgeht, dass zwar weit über die Hälfte aller Pflegeheimbewohner und -bewohnerinnen unter Schmerzen leiden, jedoch ein signifikanter Teil von ihnen keine adäquate Therapie erhält.

Besonders betroffen von diesem Missstand in der schmerztherapeutischen Versorgung alter Menschen sind Hochbetagte, die bei dem Mini-Mental-Status-Test (MMST) – dem meistverwendeten Instrument bei der Diagnose von Demenz und Alzheimer – auf der von 0 bis 30 reichenden Skala weniger als 10 Punkte erreichen. Bei diesem Test werden Aufgaben zu den Bereichen Orientierungsvermögen (z. B. Jahr, Datum, Wochentag,

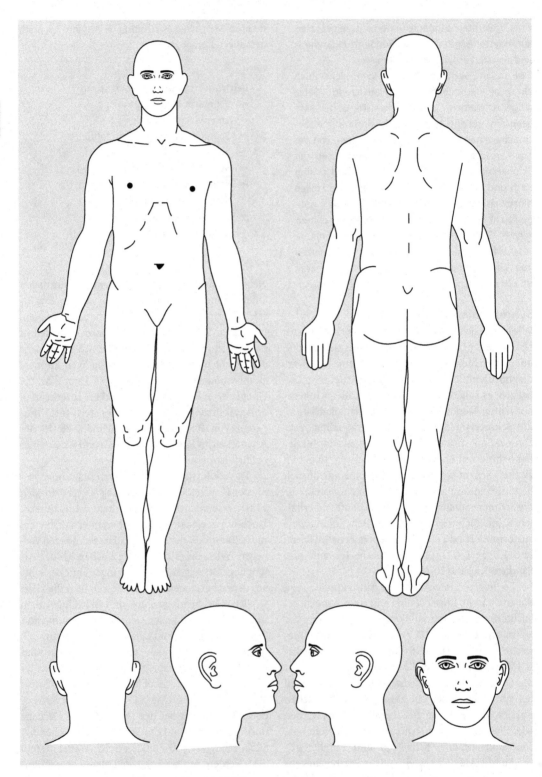

**◘ Abb. 3.8** Körperlandkarten zur Erfassung der Schmerzlokalisation (aus dem Deutschen Schmerzfragebogen, Muster-bogen, ▶ http://www.dgss.org/fileadmin/pdf/12_DSF_Anamnese_Muster_2012.2.pdf)

Stadt und Land, in dem man lebt), Merkfähigkeit (drei Gegenstände werden benannt und sollen gemerkt werden), Aufmerksamkeit und Rechnen (z. B. ein Wort mit 5 Buchstaben soll rückwärts buchstabiert werden) sowie Sprachvermögen und Verständnis (z. B. Benennen von Gegenständen, Nachsprechen, Nachzeichnen) erfasst. Die maximal erreichbare Punktezahl liegt bei 30 Punkten (Kessler et al. 2000).

## Indirekte Schmerzzeichen

Wie lassen sich indirekte Schmerzzeichen beschreiben? Welche Dimensionen müssen berücksichtigt werden? Und welche körperlichen, seelischen und sozialen Aspekte können erste wichtige Hinweise auf das Vorliegen einer Schmerzthematik liefern? Viele einzelne Bausteine tragen dazu bei, sich ein umfassendes Bild über den Schmerzzustand eines Menschen zu machen. Dabei ist es hilfreich, sich vor Augen zu halten, dass es nie ein einziges Element ist, das aussagekräftig ist. Vielmehr geht es um eine möglichst umfassende Bestandsaufnahme und um ein regelmäßiges Überprüfen der Beobachtungsergebnisse hinsichtlich auftretender Veränderungen. Speziell bei Menschen, die sich kaum oder gar nicht mehr äußern oder auf gezielte Fragen reagieren können, lässt sich jede Veränderung oder Abweichung vom »gewohnten Erscheinungsbild« als mögliches Indiz für einen Schmerzzustand heranziehen. Für eine adäquate Einschätzung der Schmerzsituation und der darauf aufbauenden Schmerztherapie kann jedes einzelne Element wichtig sein, gewinnt allerdings erst in der Zusammenschau an Eindeutigkeit. Im Wesentlichen lassen sich die Beobachtungskategorien in somatische, motorische und psychosoziale Reaktionen einteilen.

- **Beispiele für indirekte Schmerzzeichen**
- ▬ **Somatische Reaktionen** (z. B. Schlafstörungen: Einschlaf- und Durchschlafstörungen; Abwehrreaktionen bei Berührung schmerzender Körperstellen; Schonhaltung; Gewichtsreduktion, Erbrechen, Übelkeit, Schluckbeschwerden, Appetitlosigkeit, Verdauungsprobleme; vegetative Zustandsbilder: erhöhte Temperatur, veränderte Hautfarbe, Schwitzen, Herz-

klopfen, erhöhter Blutdruck, veränderte Pupillengröße, verändertes Atembild)
- ▬ **Motorische Reaktionen** (z. B. Mimik: verzerrter Gesichtsausdruck, »finsterer Blick«, Blinzeln, zusammengepresste Lippen; Gestik: Hin- und Herschaukeln, Wippen, Zucken, Schlagen; Bewegungseinschränkung, Einschränkungen beim Waschen/Anziehen; verminderte Mobilität und Aktivität; Benützen von Hilfsmitteln; erhöhter Muskeltonus: verkrampfte Körperhaltung und Mimik; verändertes Bewegungsverhalten)
- ▬ **Psychosoziale Reaktionen** (z. B. Verhaltensänderungen: Veränderungen täglicher Gewohnheiten, Veränderungen der sozialen Gewohnheiten; sozialer Rückzug, Gleichgültigkeit gegenüber sozialen Ereignissen, Abschotten, Besuchsverweigerung; verändertes Kommunikationsverhalten zwischen »Verstummen« und Jammern, Klagen, Schreien, Wimmern, Weinen; verbale Schmerzäußerungen: Zornesausbrüche, Wut, Schimpfen, Stöhnen; Wortwiederholungen, Ungeduld, Äußern von Unmut, sich unverstanden fühlen, gereizte Stimmung; Lustlosigkeit, Antriebslosigkeit, Traurigkeit, Aggressivität, Depression, Suizidgedanken)

## Schmerztherapeutische Interventionen

Der nächste wichtige Schritt führt von der Diagnose und Dokumentation der individuellen Schmerzsituation eines Bewohners oder einer Bewohnerin hin zu Überlegungen, wie man dem Schmerz begegnen kann. Bei chronischen Schmerzen – und bei alten Menschen sind diese häufig – ist es aus schmerztherapeutischer Sicht schwer, eine Schmerzfreiheit zu erreichen. Doch in den meisten Fällen kann man eine deutliche Linderung der Schmerzen erreichen und so eine erhebliche Verbesserung der Gesamtsituation erzielen. Mit diesen Bemühungen um Symptomkontrolle und Schmerzlinderung rücken jene palliativen Maßnahmen in den Mittelpunkt medizinischer und pflegerische Aufgaben, die mit zu den Kernaufgaben in Altenpflegeeinrichtungen zählen sollten (▶ Kap. 4).

Schmerztherapeutische Interventionen bestehen in aller Regel nicht aus einer einzelnen

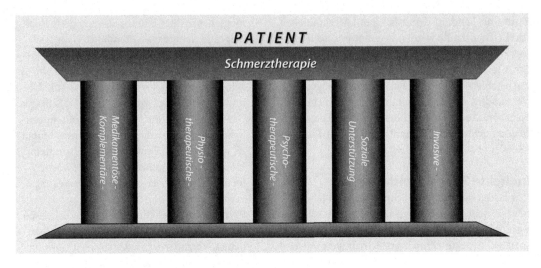

**PATIENT**

*Schmerztherapie*

Medikamentöse-Komplementäre-

Physio-therapeutische-

Psycho-therapeutische-

Soziale Unterstützung

Invasive-

**◻ Abb. 3.9**　Säulen der Schmerztherapie

Maßnahme, sondern stellen gleichsam ein Angebotpaket bereit, das auf den Schmerz als multidimensionales Syndrom (▶ Abschn. 3.2.1) Bezug nimmt (◻ Abb. 3.9). Das bedeutet aber auch, dass das Thema Schmerztherapie nicht mehr allein in Händen von Ärzten und Ärztinnen liegt, sondern von einem multiprofessionellem Team umgesetzt wird (Baron und Koppert (Hrsg.) 2013). Gerade in Altenpflegeeinrichtungen kann dieser multiprofessionelle Zugang gut umgesetzt werden, unter der Voraussetzung einer entsprechenden Mitarbeiterschulung und einer Bewusstseinsbildung innerhalb des Pflege- und Betreuungsteams (▶ Kap. 4).

Welche Aspekte spielen bei einer umfassenden Schmerztherapie eine Rolle? Zu nennen sind Medikamente (Analgetika und Co-Analgetika), der Bereich von »Berührungen« im weitesten Sinn, Entspannung und Bewegung, psychologische/psychotherapeutische und spirituelle sowie soziale Hilfestellungen. Beim Einsatz von Medikamenten kommt der Pflege die wichtige Rolle der exakten Verabreichung und genauen Dokumentation zu. Diese sollte nicht nur über Art und Dosierung des verordneten Medikamentes Auskunft geben, sondern auch über beobachtete oder berichtete Reaktionen auf das jeweilige Medikament. Zudem übernehmen Pflegekräften oftmals die wichtige Funktion, in Gesprächen mit den Angehörigen Ängste

und Sorgen hinsichtlich eingesetzter Substanzen aufzufangen und auszuräumen.

Dies gilt vor allem dann, wenn Opiate zum Einsatz kommen. Hier bestehen noch viele Vorurteile, beispielsweise, dass Opiate nur bei Sterbenden verwendet werden oder lebensverkürzend sind. Dass dem nicht so ist, muss mit einfachen und einfühlsamen Worten angesprochen werden. Auch auftauchenden Ängsten und Sorgen von Betroffenen wie Angehörigen, Opiumpräparate würden süchtig machen, muss aufklärend begegnet werden. Hier ist in erster Linie auf den Unterschied zwischen der Verabreichungsform und der Intention bei der Opiumanwendung hingewiesen werden. Opiate, die im Rahmen schmerztherapeutischer Ansätze verabreicht werden, dienen nicht dem Entstehen eines »High-Gefühls« und werden demnach auch nicht »nach Bedarf« verabreicht. Ein entscheidender Faktor in der Anwendung von Opiaten ist die Verabreichungsform. Durch die Gabe von Retardtabletten verteilt sich der Wirkstoff über die Zeit und die Konzentration der Substanz bleibt relativ konstant. Auf der körperlichen Ebene kommt es allerdings oft zu einer Abhängigkeit. Im Wissen um diesen Mechanismus muss ein abruptes Absetzen von Opiaten vermieden und ein vorsichtiges »Ausschleichen« des Medikaments eingeleitet werden.

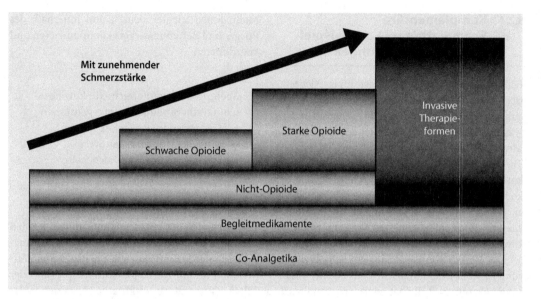

Mit zunehmender
Schmerzstärke

Invasive
Therapie-
formen

Starke Opioide

Schwache Opioide

Nicht-Opioide

Begleitmedikamente

Co-Analgetika

**◻ Abb. 3.10** WHO-Stufenschema für die Schmerztherapie

---

**Möglichkeiten einer umfassenden Schmerztherapie**

- Medikamente
- Kutane Stimulationen (»hilfreiche Berührungen«)
- Entspannung und Bewegung
- Psychologische/psychotherapeutische/spirituelle/soziale Hilfestellungen

Als Basis jeder effizienten Schmerztherapie dienen nach wie vor Medikamente. Der Einsatz erfolgt in aller Regel nach dem von der WHO entwickelten Stufenschema (»Schmerztherapie-Stufenleiter«), das sich an der Intensität der auftretenden Schmerzen orientiert (◻ Abb. 3.10). Als bahnbrechend gilt der aus der modernen Schmerztherapie nicht mehr wegzudenkende Behandlungsgrundsatz: »by the mouth, by the clock, by the ladder«. Er verweist auf die Art und Weise, wie Medikamente im Rahmen einer Schmerztherapie am besten zu verabreichen sind, nämlich mittels oraler Gabe, zu einer fix festgelegten Uhrzeit und entsprechend den Vorgaben der WHO-Stufenleiter. Leider liest oder hört man immer wieder Berichte aus Altenheimen, in denen die Medikamente zu spät, in zu geringem Ausmaß,

über ein zu kurzes Zeitintervall und nur nach »Bedarf« verabreicht werden. Chronische Schmerzzustände können jedoch nur durch eine frühzeitige Intervention, unter Einhaltung strenger Regelmäßigkeit und keineswegs nach Bedarf zum Erfolg führen – nämlich zu einer effizienten und nachhaltigen Schmerzreduktion.

Bei der Verabreichung von Medikamenten, insbesondere von Opiaten und Opioiden ist darauf zu achten, dass Maßnahmen zur Verhinderung oder Kontrolle der Nebenwirkungen eingesetzt werden. Hier ist in erster Linie an die »Nebenwirkung Verstopfung« zu denken, die durch die häufig vorliegende Bettlägrigkeit und geringe Mobilität vieler alter Menschen ohnehin oft ein Problem darstellt. Auf die Darstellung einzelner Medikamentengruppen und deren Wirkung bzw. Nebenwirkungen wird an dieser Stelle bewusst verzichtet, da eine Medikamentenverordnung allein Vertretern und Vertreterinnen der Ärzteschaft obliegt. Hier sei auf einschlägige Fachliteratur verwiesen (Bernatzky 2012, Braune et al. 2013, Likar et al. (Hrsg.) 2009, Zenz et al. 2013).

> **Wichtiger Grundsatz beim Einsatz medikamentöser Schmerztherapie: »by the mouth, by the clock, by the ladder«.**

### 3.2.4 Komplementäre Schmerztherapie am Beispiel »heilsame Berührungen«

Für das Begleit- und Betreuungsteam in Pflegeeinrichtungen stehen viele Möglichkeiten zur Verfügung, um die Schmerzen alter Menschen zu lindern – auch jenseits der ausschließlich Medizinern und Medizinerinnen vorbehaltenen medikamentösen Therapie. Einige Beispiele speziell aus dem Bereich kutaner Stimulationen, einer wichtigen Säule der komplementären Schmerztherapie (Bernatzky et al. (Hrsg.) 2007, Specht-Tomann und Sandner-Kiesling 2014), sollen konkrete Anregungen für die Umsetzung in der Praxis bringen.

Der Einsatz von Berührung zur Schmerzlinderung ist wohl jedem Menschen aus eigener Erfahrung bekannt, z. B. Reiben einer »angestoßenen« Körperstelle, Durchkneten schmerzhaft verspannter Muskelpartien, Einreibungen mit Ölen oder Salben, Auflegen wärmender bzw. kühlender Elemente u. Ä. Nicht jeder wird jede »Berührungsmethode« für geeignet, angenehm und effizient schmerzlindernd empfinden. So ist es in einer professionellen Pflegesituation besonders wichtig, im Rahmen der Erhebung der Schmerzbiografie auch nach diesbezüglichen persönlichen Vorlieben und Gewohnheiten zu fragen.

Welche Körperbereiche eignen sich für schmerzlindernde kutane Stimulationen besonders? Zum einen ist es die schmerzende Stelle selbst, doch auch die Bereiche oberhalb (proximal – zum Rumpf hin gelegen) oder unterhalb (distal – vom Rumpf entfernt) kommen in Frage. Schließlich besteht noch die Möglichkeit, die Anwendungen am Ort des Schmerzgeschehens selbst durchzuführen, jedoch auf der gegenüberliegenden Körperseite (kontralateral). Wichtig ist es, die ausgewählten Methoden mit den Vorlieben der betreffenden Person (z. B. Kälte- oder Wärmepräferenz; persönlicher Zugang zu Berührungen; Reaktionen auf Nähe) abzustimmen, in gutem (Gesprächs-)Kontakt zu sein und die Reaktionen auf die schmerztherapeutische Intervention genau zu beobachten und zu dokumentieren. Dadurch lässt sich eine an den konkreten Wirkungen aber auch an den individuellen Bedürfnissen orientierte Feinabstimmung schmerztherapeutischer Maßnahmen leichter steuern und innerhalb des Pflege- und Betreuungsteams kommunizieren und koordinieren.

---

> **Geeignete Körperbereiche für kutane schmerztherapeutische Interventionen**
> — Schmerzende Stelle selbst
> — Distal der schmerzenden Stelle
> — Proximal der schmerzenden Stelle
> — Ort des Schmerzes, jedoch kontralateral

---

Die Methoden der kutanen Stimulationen reichen von der klassischen Massage über Kälte-/Wärmebehandlungen, Einreibungen, Shiatsu, Basale Stimulation bis hin zu Akupunktur/Akupressur oder TENS (transkutane elektrische Nervenstimulation). Einige der angeführten Maßnahmen können im täglichen Umgang mit alten Menschen relativ einfach und ohne großen Aufwand eingebaut werden. Eine wichtige Voraussetzung für die Wirksamkeit »hilfreicher Berührungen« ist, dass sich die Pflegekräfte der Bedeutung von Berührungen im Allgemeinen und der schmerzlindernden Wirkung bestimmter kutaner Stimulationen im Speziellen bewusst sind und diese auch professionell anwenden (Specht-Tomann und Sandner-Kiesling 2014, S. 176f)

- **Schmerzlindernde Maßnahmen aus dem Bereich der kutanen Stimulation (z. B. klassische Massage, Reflexzonenmassage, Bindegewebsmassage, Vibration)**
- Einreibungen (z. B. rhythmische Ganzkörpereinreibung oder Teileinreibung, atemstimulierende Einreibung (ASE))
- Wärmeanwendungen (z. B. Wärmeflaschen/Wärmekissen, Wickel und Packungen, Bestrahlungen)
- Kälteanwendungen (z. B. gekühlte Gelpackungen, Kältekissen, in kaltes Wasser getauchte Frotteetücher)
- Wasseranwendungen (z. B. Körperteilwaschungen, Tauchbäder, Ganzkörperbäder, Kneippgüsse)
- Akupunktur/Akupressur/Moxibustion/Akupunktmassage (APM): Methoden der TCM

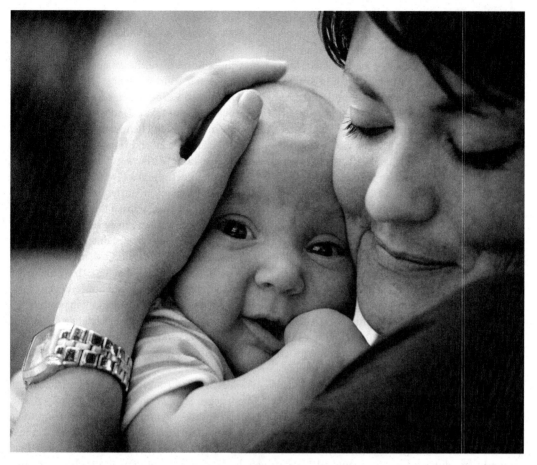

(traditionelle chinesische Medizin), bei denen an Energiebahnen und -punkten behandelt wird

- Shiatsu (Wortbedeutung: »Fingerdruck«; energetische Körperarbeit wird mit manuellen Behandlungsmethoden verbunden)
- Reiki (Wortbedeutung: rei = Geist, Seele; ki = Lebensenergie; Energiearbeit durch Handauflegen)
- Kraniosakraltherapie
- Schröpfen
- Basale Stimulation (umfassende Methode mit elementaren Wahrnehmungsangeboten und gezielte Stimulation durch Berührung)
- Stromtherapie/TENS (transkutane elektrische Nervenstimulation)

Beim Einsatz von Berührungen als Therapeutikum greift man auf ein Medium zurück, das Menschen seit ihrer Geburt – und bereits zuvor – vertraut ist (◘ Abb. 3.11). Berührungen, wie sie durch jede Form von Körperkontakt entstehen, stellen eine Form der Kommunikation dar (»Sprache der Berührung«), die weit vor dem Erwerb der Sprache anzusiedeln und ein wichtiger Garant für eine gesunde Entwicklung ist. Als »Elementarerfahrung« sichert sie viele wichtige Körperfunktionen und trägt ganz wesentlich zu deren Regulierung bei (z. B. Wärmehaushalt, Immunsystem, Herz-Kreislaufsystem, Hormonhaushalt).

Die frühe Verwurzelung von Berührungen im seelischen Erleben von Menschen bleibt über die Jahre hin erhalten und gewinnt in Ausnahmesituationen, wie etwa bei Krankheit, traumatischen Erfahrungen oder Schmerzsituationen, besondere Bedeutung: Über Berührungen kann man beispielsweise regulative Prozesse beeinflussen, über Berührungen kann man mit Menschen in Kontakt treten, die verbal kaum erreichbar sind, über Berührungen können vielfältige Stressoren reduziert und positive Gefühle aktiviert werden. Somit stellen Berührungen gerade auch für viele alte Menschen eine wichtige Möglichkeit dar, mit der »Welt« in Kontakt zu treten, getröstet, beruhigt oder aktiviert zu werden. Berührungen machen es auch möglich, die eigenen Körpergrenzen deutlicher wahrzunehmen, äußeren Halt zu erfahren, körperliche Veränderungen zu begreifen und notwendige Anpassungen an die veränderte Situation zu begleiten. Körper, Seele und Geist können gleichermaßen von Berührungsangeboten profitieren.

Prinzipiell lässt sich zwischen einer Beziehungs- und einer Berufsberührung unterscheiden (Specht-Tomann und Tropper 2011). Im Pflegealltag wird die Berufsberührung meist im Vordergrund stehen, etwa bei der Durchführung der Grundpflege und anderen pflegerischen Tätigkeiten. Auch beim Einsatz von Berührungen zur Reduktion von Schmerzen ist der Aspekt »professionelles Berühren« im Vordergrund. Dennoch schwingen bei jeder Art von Berührung auch Emotionen, Gedanken und Einstellung mit und können die Wirkung der Berührungsintervention beeinflussen. Umso wichtiger ist ein reflektierter und achtsamer Umgang mit dem so sensiblen Instrument Berührung. Im Vorfeld schmerztherapeutischer Interventionen kann eine persönliche Auseinandersetzung mit diesem Thema sehr hilfreich sein. Dabei geht es vor allem darum, die eigenen Berührungserfahrungen im Laufe der persönlichen Geschichte zu reflektieren und hinsichtlich der Dimension »angenehm – unangenehm« zu hinterfragen sowie sich mit persönlich erlebten Wirkweisen von Berührungen auseinanderzusetzen.

- **Fragen zur Selbstreflexion**
- Welche Erfahrungen haben Sie im Laufe Ihres Lebens mit Berührungen gemacht (Berührungserfahrungen in der Kindheit und Jugend)?

- Sind Sie ein »berührungsfreudiger« Mensch? Fällt es Ihnen leicht, andere Menschen zu berühren?
- Gibt es Körperbereiche, an denen Sie besonders gern berührt werden?
- An welchen Körperstellen sind Ihnen Berührungen unangenehm? Und wie können Sie dies anderen Menschen vermitteln?
- Haben Sie persönlich Erfahrungen mit der »Heilkraft Berührung« gemacht (z. B. schmerzlindernd, stresslösend, beruhigend, entspannend, angstreduzierend …)
- Stellen Sie sich vor, selbst alt und auf die Pflege durch andere angewiesen zu sein: Welche Gefühle löst es bei Ihnen aus, unterschiedlichen Berührungen durch fremde Menschen ausgesetzt zu sein? Was würden Sie sich wünschen? Was könnte helfen, mit den notwendigen Berufsberührungen im Pflegealltag positiv umzugehen? Auf welche Erfahrungen über die schmerzlindernde Wirkung von Berührungen könnten Sie Pflegepersonen hinweisen?

Was macht Berührungen zu wichtigen Helfern im Kampf gegen Schmerzen? Berührungen haben eine Fülle positiver Auswirkungen auf den Gesamtorganismus und auf seelische Bereiche. Dabei kommt es natürlich auf die jeweilige Berührungsqualität an. Ein wichtiges Kriterium, ob Berührungen eher beruhigend oder eher stimulierend wirken, ist der Bewegungsrhythmus, in dem Berührungen durchgeführt werden. Langsame und gleichmäßig ausgeführte Bewegungen wirken im körperlichen Bereich besonders entspannend und krampflösend, zeigen aber auch im seelischen Bereich Wirkung. Sie können Angst reduzieren und ein Gefühl von Sicherheit und Geborgenheit vermitteln. Die so ausgelöste größere innere Gelassenheit wiederum ist in der Lage, den Muskeltonus zu reduzieren und den oft als sehr belastend empfundenen Angst-Schmerz-Spannungskreislauf zu durchbrechen, der häufig eine zusätzliche Schmerzquelle zur vorhandenen Schmerzproblematik darstellt. Wichtig ist es, jede kutane Stimulation – so wie auch jede andere schmerztherapeutische Intervention – in vertrauensbildende Gespräche einzubetten. Diese Gespräche sollten vorbereitend und erklärend jede Intervention begleiten.

> ❯ Das begleitende und erklärende Gespräch gehört als wichtiges therapeutisches Element zu jeder schmerztherapeutischen Intervention.

Ergänzend sei noch auf den engen Zusammenhang zwischen Schmerzzuständen und (Trauer-)Gefühlen hingewiesen. Diese Verbindung ist besonders bei chronischen Schmerzzuständen zu beobachten, wie sie für viele Bewohner und Bewohnerinnen von Altenpflegeeinrichtungen typisch sind: Chronische Schmerzen machen traurig, andererseits können Trauergefühle das Schmerzerleben beeinflussen, was oftmals zu einer Verschärfung der vorhandenen Schmerzsituation führt. Hält man sich die Situation von Altenheimbewohnerinnen und -bewohnern vor Augen und denkt dabei an die vielfältigen Traueranlässe (z. B. Eintritt in den letzten Lebensabschnitt, Fremdunterbringung mit den damit verbundenen Abschieden) wird deutlich, wie wichtig ein professioneller Umgang mit dem Thema Schmerz UND Trauer ist. Vom Standpunkt einer multidimensionalen und multiprofessionellen Schmerztherapie heraus sollte eine effiziente Trauerbegleitung ein integraler Bestandteil schmerztherapeutischer Bemühungen sein. Für Pflegekräfte ist es daher sehr hilfreich, sich mit dem Thema Trauer intensiver zu befassen und Aspekte der Trauerbegleitung mit in das Betreuungsangebot aufzunehmen (▶ Abschn. 2.5.2).

**Beispiel**

Die 83-jährige Elisabeth kommt nach dem Tod ihrer Schwiegertochter, die sie bisher gepflegt hatte, in eine Pflegeeinrichtung. Sie macht einen niedergeschlagenen Eindruck und jammert oft still vor sich hin. Ihr körperlicher Zustand ist zwar relativ gut, doch sie ist kaum zu motivieren, sich selbstständig im Haus zu bewegen, zu Hausveranstaltungen zu kommen oder die Gartenanlage zu nützen. Bei einer ausführlichen Anamnese kommt auch das Thema Schmerzen zur Sprache. Ja, sie habe große Schmerzen, meint Elisabeth M. Auf die Frage, wo sie Schmerzen habe, meint sie:»Überall!!!« Weder dem begleitenden Arzt, noch den Pflegekräften ist es möglich, Auskünfte über eine Lokalisation der Schmerzen zu bekommen. Vorsichtiges Bewegen von Armen und Beinen im Rahmen mobilisierender Maßnahmen begleitet sie immer mit Schmerzensäußerungen. Auf die Frage, seit wann ihr denn alles weh tue, meint sie:»Seit die Margret gestorben ist – seit damals tut einfach alles weh. Ich werd bestimmt bald nicht mehr gehen können …« Durch diese Aussage wird deutlich, dass Elisabeth M. den Tod ihrer Schwiegertochter tief betrauert, der ja auch ihre Übersiedlung ins Heim nach sich zog.

Erste Schritte in Richtung schmerztherapeutischer Interventionen werden demnach in einer aktiven Trauerbegleitung zu suchen sein. Erst wenn Elisabeth M. in ihrer Trauer ernst und angenommen wird, wenn es Menschen gibt, die sie in ihrer Trauersituation verstehen und ihrer Trauer auch einen gewissen Platz in den Begegnungen einräumen, wird es möglich sein, sich ihrem Schmerzerleben selektiv zu nähern und nach geeigneten Linderungsmöglichkeiten auf körperlicher Ebene zu suchen.

## 3.3 Das Syndrom Demenz: auf der Suche nach geeigneten Begleitmöglichkeiten

Viele Krankheiten treten im Alter gehäuft auf und haben massive Auswirkungen für die Betroffenen selbst, deren Angehörigen und die Menschen, die eine professionelle Betreuung oder Begleitung übernehmen. Zu denken ist beispielsweise an Herz-Kreislauf-Erkrankungen, Alters-Diabetes, rheumatische Erkrankungen, Arthrosen oder Krebs (▶ Abschn. 2.1.1). An prominenter Stelle altersbedingter Zustandsbilder steht aber die Demenz (Förstl 2011, Jahn und Werheid 2014). Sie kann als »die« Alterskrankheit bezeichnet werden. Bereits zum gegenwärtigen Zeitpunkt sind etwa eine Million alter Menschen in Deutschland von einer Demenzerkrankung betroffen. Durch den zu erwartenden drastischen Anstieg der Anzahl alter Menschen in den künftigen Jahren ist mit einer weiteren Zunahme der Demenzerkrankungen zu rechnen. Auch bei den Gründen, die im Alter zu Pflegebedürftigkeit und in der Folge häufig zu Fremdunterbringung in Altenpflegeeinrichtungen führen, steht die Demenz an erster Stelle. Weit über die Hälfte aller neu aufgenommenen Bewohner und Bewohnerinnen von Heimen leiden unter einer demenziellen Erkrankung, wie einschlägigen Berichten beispielsweise der Caritas zu entnehmen ist, aber auch der primären Erfahrung vieler Pflegekräfte entspricht.

Das Syndrom Demenz (»Syndrom« = es liegen gleichzeitig verschiedene Krankheitszeichen, Symptome, vor) hebt sich von vielen anderen altersbedingten Veränderungen deutlich ab und ist auch nicht zu verwechseln mit einer »normalen« Abnahme der Gedächtnis- und Merkfunktionen im Alter. Demenz ist eine chronisch fortschreitende, unheilbare Krankheit, deren Verlauf bestenfalls leicht verzögert werden kann. Bereits der Wortstamm (»mens« = Verstand, »de« = abnehmend) weist auf das zentrale Leitsymptom der Demenzerkrankung hin: Gedächtnisstörungen, die zunächst das Kurzzeitgedächtnis betreffen und allmählich auf das Langzeitgedächtnis übergreifen. Diese Verluste sind unwiederbringlich und führen dazu, dass die Betroffenen sich im Hier und Jetzt schlecht bis gar nicht orientieren und schließlich kein selbstständiges Leben mehr führen können. Hinzu kommen emotionale und soziale Beeinträchtigungen (z. B. mangelnde Stimmungskontrolle, Rückzug, inadäquate Sozialreaktionen), der Verlust der Sprache und des Sprechens sowie des Urteilsvermögens im Sinne einer selbstständigen Entscheidungsfindung. Ungeordnet aufkeimende Erinnerungen überschwemmen das gegenwärtige Erleben und stehen meist nur punktuell mit der erlebten Realität in Zusammenhang. Für die Begleitung von großer Relevanz ist die Tatsache, dass bei Demenzerkrankten das Bewusstsein – das Wissen von der einen umgebenden Welt und von der eigenen Person – erhalten bleibt, wenngleich es gegenüber von Demenz nicht betroffenen Menschen deutlich verändert ist. Für die Begleitung und Betreuung bedeutet dies, sich intensiv mit der Welt der Demenzerkrankten zu beschäftigen und zu versuchen, gleichsam aus ihrer Sicht und Wahrnehmung die Welt zu begreifen (▶ Abschn. 3.3.1.1).

> ❯ **Demenz ist eine unheilbare, chronisch fortschreitende Krankheit. Zentrales Leitsymptom sind Gedächtnisstörungen (Kurzzeitgedächtnis und in der Folge auch das Langzeitgedächtnis). Das Bewusstsein ist nicht getrübt.**

Für die meisten medizinisch nicht versierten Menschen steht der Begriff Demenz synonym mit der Alzheimerkrankheit. Klinisch betrachtet lassen sich jedoch unterschiedliche Formen beschreiben (Jahn und Werheid 2014, Maier et al. 2011). Grundsätzlich unterscheidet man zwischen primären Demenzerkrankungen und sekundären. Während im Bereich der primären Formen die Ursachen hirnorganisch bedingt sind und der Zustand irreversibel ist, liegen die Ursachen für die sekundären Formen in unterschiedlichsten Organerkrankungen. Statistiken sprechen davon, dass ca. 90 % aller Demenzerkrankungen primär sind, wobei etwa zwei Drittel der primären Demenzen dem degenerativen Bereich zuzurechnen sind, bei dem es zum Absterben von Nervenzellen im Gehirn kommt. Zu diesem Krankheitsbild zählt eben auch der »Morbus Alzheimer«, der im Alltagsverständnis für Demenz schlechthin steht.

---

**Grobe Einteilung der Demenzformen**

▬ **Primäre Demenz** (Ursachen: hirnorganisch; irreversibel)
  – Degenerative Demenz (z. B. Demenz vom Alzheimer-Typ)
  – Vaskuläre Demenz (z. B. »Multiinfarkt-Demenz«)
  – Mischformen
▬ **Sekundäre Demenz** (Ursachen: unterschiedliche Organerkrankungen, wie z. B. Stoffwechselerkrankungen, Schilddrüsenerkrankungen, Leber- bzw. Nierenversagen, Vergiftungserscheinungen, Hirntumore, Parkinson, langjähriger Alkoholabusus, Nebenwirkungen von Medikamenten; eine Rückbildung der Demenzsymptomatik ist je nach Behandlungsmöglichkeit der Grunderkrankung teilweise möglich)

---

Eine ausführliche Beschreibung des vielschichtigen Krankheitsbildes Demenz würde den Rahmen der Ausführungen sprengen. Hier sei auf die umfassende Fachliteratur verwiesen, die dem Literaturverzeichnis im Anhang zu entnehmen ist.

### 3.3.1 Psychosoziale Begleitmöglichkeiten bei Demenz

Die Begleitung und Pflege alter Menschen, die an Demenz erkrankt sind, stellen immer eine große Herausforderung dar. Dies nicht nur für Pflegekräfte, sondern auch für alle anderen Personen, die in einer Altenpflegeeinrichtung beschäftigt sind und oft mit den Bewohnern und Bewohnerinnen in Kontakt kommen, etwa das Reinigungs- und Küchenpersonal oder Mitarbeiter und Mitarbeiterinnen aus der Verwaltung und den therapeutischen Diensten. Demenziell veränderte Menschen brauchen einen spezielleren Umgang als andere pflegebedürftige alte Menschen. Dies liegt zum einen im chronisch fortschreitenden Charakter der Erkrankung, zum anderen in der Symptomvielfalt, von der alle Lebens- und Erlebensbereiche betroffen sind. Langjährige Erfahrungen in der Betreuung Demenzkranker einerseits und wissenschaftliche Erkenntnisse aus der medizinischen Forschung andererseits haben zur Entwicklung von Modellen geführt, die einen würdevollen und respektvollen Umgang gewährleisten und eine bedürfnisorientierte Pflege erleichtern sollen.

Im ► Abschn. 2.4 wurde auf die vielfältigen Bedürfnisse von Menschen eingegangen, deren Befriedigung maßgeblich zu einem subjektiven Wohlbefinden beiträgt und in gewisser Weise den Kern einer bedürfnisorientierten Pflege darstellt. Genannt wurden die physiologischen Bedürfnisse, das Bedürfnis nach Sicherheit, soziale Bedürfnisse, Individualbedürfnisse und das Bedürfnis nach Selbstverwirklichung. Gesunde Menschen sind bestrebt, diesen Bedürfnissen selbstständig nachzukommen. Dort, wo dies nicht mehr möglich ist, müssen andere dafür sorgen, um einen Zustand des Wohlbefindens und der inneren Zufriedenheit zu erreichen. Die Schwierigkeiten, dies einem dementen Menschen angedeihen zu lassen, sind vielfältig. Sie liegen u. a. im Verlust der Gedächtnisfunktionen (z. B. »Verlernen« von Grundkompetenzen, die Bedürfnisse befriedigen können: »Was ist Essen und wie macht man das?«), den vielfältigen emotionalen und sozialen Veränderungen (z. B. Unfähigkeit, Neues zu verstehen; Orientierung an Beziehungsmustern, deren Grundlagen nicht mehr

existieren) aber auch im Hin- und Hergleiten auf einer imaginären Zeitschiene, wodurch jeweils andere Bedürfnisstrukturen in den Vordergrund rücken (z. B. »heute Bahnvorstand mit Anspruch auf Respekt, morgen der kleine Junge, der dem Vater am Hof bei der Arbeit hilft«).

> **Was man an dementen Menschen häufig beobachten kann**
> - Alle »gelebten« Zeiten existieren in Schichten des Bewusstseins gleichzeitig bzw. nebeneinander
> - »Äußere« und »innere« Bilder überlappen sich
> - Zunehmende räumliche und zeitliche Desorientiertheit
> - Körperwahrnehmungen verändern sich in Richtung Kopf (Wahrnehmung der Beine geht als erstes verloren, ◘ Abb. 3.12)
> - Das Erkennen von Menschen wird immer unschärfer; häufig werden Personen »umgefühlt« (z. B. die Tochter wird als Mutter erlebt und angesprochen; der Sohn wird zum Vater oder Ehepartner)
> - Bei Gegenständen/Äußerungen steht der Symbolgehalt im Vordergrund (z. B. steht die Handtasche oft für persönliche Identität, der Gehstock für das Bedürfnis nach Kontrolle, Stofftiere für die Sehnsucht nach Geborgenheit, Wärme und Nähe oder der Ruf nach der Mutter als Ausdruck des Bedürfnisses nach Sicherheit und Geborgenheit)

Das spezielle Krankheitsbild Demenz braucht auch spezielle Konzepte für die Begleitung, in die bestimmte Kommunikationsformen einfließen, mit denen man Zugang zu den Kranken findet und sich so behutsam auf die Suche nach Möglichkeiten persongerechter Bedürfnisbefriedung machen kann. Nachfolgend wird das Konzept der Validation (Feil und Klerk-Rubin 2013, Feil et al. 2014) vorgestellt und auf Begleitmodelle hingewiesen, in denen ein biografischer Zugang im Vordergrund stehen (Böhm 2009, Schneberger et al. 2013).

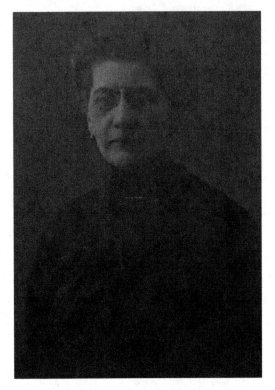

◻ **Abb. 3.12**  »Büste«: Bereich, in dem Körperwahrnehmungen noch möglich sind. (Quelle: ▶ © www.spechtarts.com)

## Kommunikation mit dementen Menschen am Beispiel Validation

Eine der bekanntesten Kommunikationsformen im Umgang mit dementen Menschen ist die Validation. Diese Methode wurde in den letzten Jahrzehnten des 20. Jahrhunderts von Naomi Feil entwickelt. Im Zentrum validierender Umgangsweisen steht das Bemühen, alle Aussagen und jedes Verhalten eines demenziell veränderten Menschen ernst zu nehmen und als »gültig« anzuerkennen. Korrekturen in Richtung einer Anpassung an die Realität werden vermieden, stattdessen wird versucht, gleichsam hinter die Aussage zu blicken und die Gefühle aufzugreifen, die in dem Gesagten mitschwingen. Die Welt des dementen Menschen wird so akzeptiert, wie er sie präsentiert und nicht wie sie von Nichtdementen von außen gesehen, beurteilt und eingeschätzt wird. Dies bedeutet, dem dementen Menschen mit einer Haltung der Akzeptanz und Wertschätzung zu begegnen und die eigene Rolle nicht so sehr in korrigierenden Impulssetzungen oder Trainingsangeboten zur Verbesserung der räumlichen, zeitlichen, situativen und personenbezogenen Orientierung (Realitätsorientierungstraining ROT) zu sehen.

Entsprechend dem chronisch fortschreitenden Verlauf der Demenzerkrankungen verändern sich auch typische Verhaltens- und Kommunikationsweisen der Betroffenen, auf die man unterschiedlich validierend eingehen kann. Feil unterscheidet vier Stufen der Demenz: mangelhafte Orientierung, Zeitverwirrtheit, sich wiederholende Bewegungen und Vegetieren. Die Schwierigkeit im Umgang mit dementen Menschen liegt unter anderem darin, dass man nicht nach einem vorgefertigten Muster vorgehen kann. Jede Begegnung, jede Interaktion ist gleichzusetzen mit dem Herantasten an eine unbekannte und keineswegs selbsterklärende Welt. Das verlangt von den Begleitern, neben einem fundierten Wissen über die spezifischen Kommunikationsformen und -möglichkeiten, ein hohes Maß an Einfühlungsvermögen (»in den Schuhen des anderen gehen«), die Bereitschaft, sich auf Gefühle der Dementen einzulassen und sich in unterschiedliche Situationen deren Vergangenheit (»biografische Momente«) hineinzuversetzen. Der Wunsch nach raschen Lösungen für eine gezeigte Problemlage sollte ebenso hintangestellt werden, wie persönliche Stellungnahmen, »gut gemeinte« Lügen oder ein Vertrösten.

> **Stufen der Demenz nach Feil**
> ▬ Mangelhafte Orientierung
> ▬ Zeitverwirrtheit
> ▬ Sich wiederholende Bewegungen
> ▬ Vegetieren

Um die geeigneten validierenden Impulse zu geben, ist es hilfreich, sich typische Veränderungen im Laufe der Erkrankung vor Augen zu halten und genau hinzusehen, in welchem Bedeutungszusammenhang verbales, paraverbales und nonverbales Verhalten dementer Menschen steht. Zu Beginn der Erkrankung (»mangelhafte Orientierung«) lösen die von Dementen selbst wahrgenommenen Veränderungen (z. B. Gedächtnisprobleme, Orientierungsschwierigkeiten) Angst und Schrecken aus und werden meist weit von sich geschoben, z. B. »nicht ich habe die Geldtasche verlegt – sie wurde mir gestohlen«; »nicht mein Geschmacksinn hat sich verändert – das Essen wurde vergiftet«; »nicht meine Hörfähigkeit nimmt ab – die anderen können nicht laut genug sprechen«. Die typische Art und Weise, mit den so bedrohlich erlebten Veränderungen umzugehen, liegt in der Projizierung nach außen und in Beschuldigungen, die jeden treffen können, der gerade anwesend ist. Der Kontakt zu anderen dementen Menschen löst große Unruhe und Angst aus und wird so gut es geht vermieden – ein Umstand, der im Alltag von Pflegeeinrichtungen viel zu selten berücksichtigt wird.

In dieser ersten Zeit der Erkrankung gewinnen Gegenstände an Bedeutung, die die persönliche Individualität unterstreichen. Hut, Stock, Tasche, bestimmte Kleidungs- oder Schmuckstücke u. Ä. werden gleichsam als »Zeugen der Identität« immer mit getragen und mit großer Aufmerksamkeit bewacht. Wie soll man Menschen in diesem Stadium der Demenzerkrankung begegnen? Zu Beginn der Erkrankung kann man die W-Fragen (wer? was? wann? wo?) stellen, wobei auf »warum« verzichtet werden soll, da dieses Wort oft Schuldgefühle und Unsicherheit auslöst und sich meist ohnehin keine aussagekräftige Antwort finden lässt. Durch ein genaues Hinhören kann es Begleitern gelingen, Schlüsselwörter zu finden. Schlüsselwörter sind Worte, die emotional hoch besetzt sind und in einer besonderen Art und Weise mit der Lebensgeschichte des dementen Menschen verbunden sind oder beispielsweise über seinen bevorzugten Sinneskanal (visuell, akustisch, kinästhetisch, olfaktorisch, gustatorisch) Auskunft geben. Zu denken ist auch an bestimmte Sprichwörter oder Dialektausdrücke, die häufig in das Gesprochene eingebaut werden. Diese Schlüsselwörter können in späteren Stadien als Schlüsselreize wieder verwendet werden, um so einen besseren Zugang zum Demenzkranken zu finden.

Das aktive Zuhören – Gehörtes mit eigenen Worten wiederzugeben (paraphrasieren) und wahrgenommene Gefühle anzusprechen (verbalisieren) – wurde als wichtiges Instrument in der Gesprächsführung bereits vorgestellt (▶ Abschn. 3.1.2.6). An dieser Stelle sei betont, dass das Eingehen auf Gefühle, das in so vielen Kommunikationssituationen

besonders wichtig ist, bei Dementen im Anfangsstadium unterbleiben soll. Wörtliche Wiederholungen von Gehörtem und das Eingehen auf wahrgenommene Gefühle lösen bei Menschen zu Beginn der Demenzerkrankung oftmals Angst, Ungeduld, Abwehr und Unruhe aus, da sie dadurch unmittelbar mit den vielfältigen Veränderungen in ihrem Gefühls- und Erlebensbereich konfrontiert werden. Auch Berührungen, die in vielen Begleitsituationen ganz wesentlich sind (▶ Abschn. 3.2.4), werden in dieser Situation häufig als unpassend, grenzüberschreitend und irritierend erlebt und können schlecht eingeordnet werden. Wenn sich die normalen Bezüge zur Um- und Mitwelt so drastisch verändern, wenn viele seelische und körperliche Funktionen nicht mehr ausreichend kontrolliert werden können und das ganze »Ich-Gebäude« zusammenzufallen droht, wächst das Bedürfnis nach Ordnung und Halt gebender Struktur (»Bedürfnis nach Sicherheit«). Diesem Bedürfnis kann durch klare Regeln und einem streng geordneten Tagesablauf entsprochen werden.

> **Kommunikationshinweise für die erste Stufe der Demenz (»mangelhafte Orientierung«)**
> - Einsatz von W-Fragen (wer? wie? was? wann? wo? … niemals WARUM)
> - Keine wörtlichen Wiederholungen von dem, was Demente sagen; Gehörtes umformulieren
> - Die wahrgenommenen Gefühle nicht ansprechen und die vom Kranken gezogene »Grenze« respektieren (ausreichend Distanz)
> - Nur sehr vorsichtiger Einsatz von Berührungen
> - Angebot fixer Regeln, klar strukturierter und ritualisierter Tagesablauf

Nach und nach gleiten die an Demenz Erkrankten vom Stadium der mangelhaften Orientierung in den Zustand der Zeitverwirrtheit. Unterschiedlichste Erlebnisse tauchen aus der Tiefe der Erinnerungen auf und stellen sich mit dem aktuellen Geschehen gleichsam in eine Reihe (»Zeitverschränkung«).

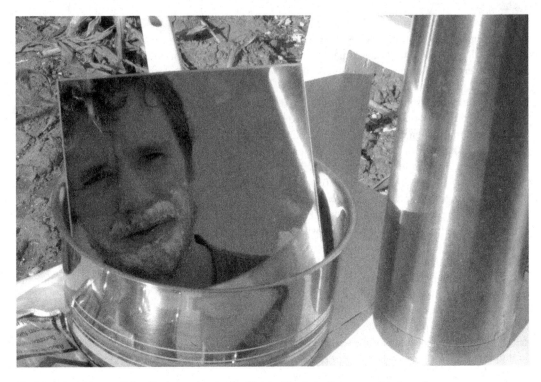

**Abb. 3.13** Bilder von früher überlagern das aktuelle Erleben. (Quelle: ▶ © www.spechtarts.com)

Dabei tritt das Erinnerte in aller Gefühlsdichte an die Oberfläche und kann nicht als »Vergangenheit« wahrgenommen werden (◘ Abb. 3.13). Auf dem Hintergrund der vielfältigen Erinnerungen aus den unterschiedlichsten Zeitepochen des gelebten Lebens drohen die Erfahrungen der Gegenwart als bedeutungslose Teilchen im Erleben unterzugehen. Die Erinnerungsinhalte werden oft für das konkrete Verhalten von großer Bedeutung und führen zu dem häufig beschriebenen »Drängen« der Demenzkranken: »Lassen Sie mich jetzt sofort gehen, meine Tochter kommt gleich von der Schule nach Hause …«; »Mein Vater wird böse, wenn ich zu spät komme, ich muss nach Hause.«; »Ich geh jetzt zum Begräbnis meiner Mutter – da können Sie mich auch nicht aufhalten!« Da auf der Ebene des seelischen Erlebens die Bilder der Vergangenheit ohne chronologische Anordnung nebeneinander stehen, gelingt es Begleitern nur schwer, sich einen Überblick zu verschaffen.

Das Wissen um biografische Eckdaten (▶ Abschn. 3.1.3 und ▶ Abschn. 3.3.1.2) kann den Begleitern jedoch Orientierungshilfen geben, um selbst ein wenig mehr Klarheit über das Lebensgefüge der jeweils Betroffenen zu bekommen. Dennoch muss die Grundregel für einen validierenden Umgang auch und gerade in diesem Abschnitt der Krankheit eingehalten werden: Das Gesagte sollte nie im Sinne einer Realitätsanpassung in Frage gestellt werden (z. B. »Aber Ihre Tochter ist doch schon lange erwachsen«, »Ihr Vater ist bereits verstorben« oder »Ihre Mutter ist vor 30 Jahren gestorben.«). Die zentrale Herausforderung an Begleiter und Begleiterinnen in diesem Stadium der Erkrankung ist das emotionale Mitschwingen und Eingehen auf die unterschiedlichen Berichte, ohne sich dabei in die (Fehl-)Wahrnehmungen mit hineinziehen zu lassen: Auch wenn die Pflegeperson beispielsweise durch ihr Äußeres den erkrankten Menschen auf die Erinnerungsspur »Schule« bringt (z. B. Aussage einer Bewohnerin: »Wir beide haben ja gemeinsam die Schulbank gedrückt!«), ist und bleibt sie die Pflegeperson und nicht die Schulkameradin von früher. Die Kunst der Begleitung liegt nun in der Fähigkeit, die Gefühle des kranken Menschen zu erkennen, aufzugreifen und auf diese – und nicht auf die sachliche Ebene – einzugehen. Im konkreten Fall könnte die sichtlich positive Stimmung aufgegriffen und ins Allgemeine gehoben werden, etwa: »Ja, die Schulzeit …!«

Im zweiten Stadium der Demenzerkrankung spielt das richtige Wahrnehmen und Ansprechen der jeweils vorhandenen Gefühlslage der Erkrankten eine besonders große Rolle. Auch die Berührung sollte ab dem zweiten Stadium als wichtiges Kommunikationsmittel berücksichtigt und in die Begleitung eingebaut werden.

---

**Kommunikationshinweise für die zweite Stufe der Demenz (»Zeitverwirrtheit«)**

- Einsatz von W-Fragen (wer? wie? was? wann? wo? … niemals WARUM)
- Kommunikation auf »gleicher Augenhöhe«, offene Körperhaltung
- Blickkontakt suchen
- Aussagen nicht korrigieren, sondern wörtliches Wiederholen des Gehörten
- Aussagen nicht durch Lügen bestätigen
- Die eigene Stimme den wahrgenommenen Emotionen anpassen
- Gefühle ansprechen
- Berührungen als kommunikatives Element verwenden

---

Wenn die Krankheit weiter fortschreitet, treten anstelle von Worten oft Bewegungen, die auf die immer gleiche Art und Weise wiederholt werden. Man spricht auch vom Stadium der »sich wiederholenden Bewegungen«. Häufig kommt es vor, dass »unsichtbare Tücher« in der Luft gefaltet werden, mit dem Gehstock auf den Boden geschlagen, in immer gleichen Bewegungen der Tisch abgewischt oder auf die Lehne des Stuhles geklopft wird. Doch auch ausgiebiges Wippen und Schaukeln begleitet von Lauten, Rufen (»Hallo, hallo«) oder unverständlichem »Buchstabensalat« lässt sich in dieser Krankheitsphase beobachten. Menschen in diesem Krankheitsstadium sind nur mehr schwer zu erreichen und es stellt sich

die Frage, wie man zumindest die Grundbedürfnisse nach Sicherheit, Schutz und Geborgenheit (▶ Abschn. 2.4) stillen kann. Zunächst sollte über nonverbale Signale versucht werden, Kontakt herzustellen. Dies kann über Blickkontakt, eine offene Körperhaltung und Berührungen geschehen. Bei Berührungen ist zu bedenken, dass sich das Körperempfinden im Laufe der Erkrankung verändert und die unteren Körperpartien meist nicht zum eigenen Körper gehörend empfunden werden (◘ Abb. 3.12). Eine weitere Möglichkeit, den dementen Menschen wenigstens punktuell zu erreichen, besteht im Aufgreifen der gezeigten Bewegung (»Spiegeln«) und einer nachfolgend langsam durchgeführten Rhythmusveränderung (z. B. vom raschen, heftigen Klopfen hin zu einer ruhigeren Bewegung). Begleitendes Summen oder leises Singen kann ebenso beruhigend wirken wie Gesten, die Nähe und Mitgefühl signalisieren.

---

**Kommunikationshinweise für die dritte Stufe der Demenz (»sich wiederholende Bewegungen«)**

- »Offene« Körperhaltung und Kommunikation auf »gleicher Augenhöhe«
- Blickkontakt suchen
- »Spiegeln« der gezeigten Bewegungen
- Sprachliche und parasprachliche Signale der wahrgenommenen Emotion anpassen
- Berührungen/Nähe anbieten
- Leises Singen oder Summen

---

Das letzte Stadium der Demenz wird mit dem Wort »Vegetieren« umschrieben und verweist auf den Zustand des Dahindämmerns. Am Ende der Krankheit steht ein totaler Rückzug in eine Welt, die kaum mehr von außen erreichbar ist. Die Menschen zeigen meist keine sichtbaren Reaktionen auf Ansprache oder Berührung. Hier stellt sich die besonders schwierige Aufgabe, auch diesen Menschen Angebote zu geben, die vielleicht Gefühle wie Sicherheit und Geborgenheit vermitteln und das Grundbedürfnis nach Annahme und Geliebtwerden zumindest ansatzweise befriedigen können.

**Kommunikationshinweise für die vierte Stufe der Demenz (»Vegetieren«)**
- Einfache Berührungen mit beiden Händen
- Halten
- Versuche, Blickkontakt herzustellen
- Einfache Worte langsam, ruhig und mit tiefer Stimme gesprochen
- Kopf an Kopf singen oder summen
- Sich dem Dementen innerlich zuwenden
- Dasein

Als gezielte Maßnahme stellt die Validation eine therapeutische Intervention dar, die nicht länger als einige Minuten täglich eingesetzt wird. Doch Validation ist mehr als nur ein kommunikatives Medium im Umgang mit dementen Menschen. In ihr spiegelt sich auch eine bestimmte innere Haltung wider, durch die wichtige Aspekte einer bedürfnisorientierten Begleitung zum Ausdruck gebracht werden: Wertschätzung und Respekt vor dem gelebten Leben des dementen Menschen, die Bereitschaft, ihn so anzunehmen, wie er ist, und das stete Bemühen, die seelischen Grundbedürfnisse – das Bedürfnis nach Annahme, Beachtung, Umwelterkundung, Vorbildern und Gemeinschaft – bei pflegerischen und begleitenden Maßnahmen mit zu berücksichtigen.

## Psycho-biografische Möglichkeiten zur Begleitung dementer Menschen

Der Begriff Biografiearbeit oder »biografischer Zugang« ist aus der Begleitung von alten Menschen im Allgemeinen und von dementen alten Menschen im Besonderen nicht mehr wegzudenken (▶ Abschn. 3.1.3). Das Eingehen auf die gelebte Geschichte ist ein wichtiges Element zur Verbesserung unterschiedlicher Therapieangebote und Begleitansätze (z. B. Erfassen der Schmerzbiografie zur Optimierung schmerztherapeutischer Angebote, Aufgreifen biografischer Elemente zur Compliance-Verbesserung). Gerade im Umgang mit an Demenz Erkrankten können biografische Kenntnisse zu einem wesentlichen Schlüssel für ein tieferes Verständnis konkreter Verhaltens- und Reaktionsweisen werden. Auf das für eine Begleitung und bedürfnisorientierte Betreuung alter Menschen so

wichtige Thema der Biografiearbeit wurde bereits hingewiesen (▶ Abschn. 3.1.3). An dieser Stelle wird diese Methode noch einmal aufgegriffen und in Hinsicht auf die Begleitung dementer Menschen beleuchtet. Vorauszuschicken ist, dass alle Bemühungen, sich der Biografie eines Menschen zu nähern, als Prozess zu verstehen sind und nicht als punktuelles Erhebungsverfahren.

❯ Biografiearbeit ist ein Prozess, der vom Vertrauen zwischen allen Beteiligten und dem jeweils vorherrschenden zwischenmenschlichen Klima getragen wird. Die positive Beziehungsgestaltung trägt wesentlich zum Gelingen von Biografiearbeit bei.

Man unterscheidet beim Erfassen biografischer Daten drei Bereiche: die Normalbiografie mit allen wichtigen Eckdaten und deren chronologischer Darstellung (»Lebenslauf«), die Biografie »kritischer« Lebensereignisse (ergänzt durch die jeweils vorherrschende Coping-Strategie) und die Sensobiografie, die sich mit den Gewohnheiten und Erfahrungen auf den fünf Sinnesebenen beschäftigt (Specht-Tomann 2012).

**Schwerpunkte beim Erfassen biografischer Aspekte**
- **Normalbiografie:** Daten wie Geburtsdatum und -ort, Wohnort(e), Familienstand, Glaubensorientierung, schulischer und beruflicher Werdegang (»Schulbiografie«/»Berufsbiografie«)
- **Biografie »kritischer« Lebensereignisse:** Erfassen von Ereignissen, die als schwierig, belastend, kritisch eingestuft werden z. B. Tod naher Bezugspersonen, schwere Erkrankungen, Kriegserfahrungen, Flüchtlingsschicksal, Unfälle, Verlustsituationen (Heimat, Beruf, Beziehungen …) u. Ä.; neben den Ereignissen selbst werden auch Strategien zur Bewältigung erfasst (Coping-Strategien)
- **Sensobiografie:** Erfassen besonderer Erfahrungen und Gewohnheiten im Bereich der fünf Sinne (VAKOG): des Sehens (vi-

sueller Sinneskanal), Hörens (akustischer Sinneskanal), der Bewegungsempfindung (kinästhetischer Bereich), des Riechens (olfaktorischer Sinneskanal) und Schmeckens (gustatorischer Sinneskanal)

Zur Einordnung der gewonnen Informationen eignen sich unterschiedliche Instrumente, etwa Zeitleisten oder Lebenskurven (◐ Abb. 3.5), in die man Erkenntnisse laufend ein- bzw. nachtragen kann.

Bei der Sensobiografie hat es sich bewährt, sich an das VAKOG-Schema (Schmidt et al. (Hrsg.) 2005) zu halten, die bevorzugten Sinneskanäle zu benennen und entsprechende Notizen über Vorlieben und Abneigungen festzuhalten.

### Dimensionen zur Erfassung der Sensobiografie

- **V** – isuell: Was wird aufgenommen und verarbeitet? Bilder, Logos, Formen, Farben; Bedeutung: Visuelle Reize lösen rasch Assoziationen aus und dienen oft als »Schlüsselreize« für Aufmerksamkeit.
- **A** – kustisch: Was wird aufgenommen und verarbeitet? Töne, Melodien, Rhythmen und Klänge; Bedeutung: Akustische Reize sind eng mit Stimmungen verbunden und zeigen eine emotionale, oft verhaltensbestimmende Wirkung.
- **K** – inästhetisch: Was wird aufgenommen und verarbeitet? Informationen, die über den Tast-, Kraft-, Lage- und Bewegungssinn aufgenommen werden; Bedeutung: Kontrolle über Bewegungsabläufe, effektive Bewegungsgestaltung, ergänzende Informationsquelle über Berühren, Verbindung zwischen Berührtwerden und Wohlbefinden.
- **O** – lfaktorsich: Was wird aufgenommen und verarbeitet? Gerüche, Düfte; Bedeutung: Durch die enge Verbindung zu Emotions- und Gedächtniszentren im Gehirn kommt es sehr häufig zu einer Vermischung von Geruchsinformationen

mit Emotionen und Erinnerungen, hoher Einfluss auf Wohlbefinden und Entscheidungsprozesse.
- **G** – ustatorisch: Was wird aufgenommen und verarbeitet? Süß, sauer, salzig, bitter; Bedeutung: Zusammen mit den olfaktorischen Wahrnehmungen ist der gustatorische Bereich für das Geschmacksempfinden zuständig; enge Verbindung mit Erinnerungen.

Manchmal helfen bestimmte Bilder und Vorstellungen, sich dem komplexen Geschehen »Entwicklung« zu nähern. Ein recht anschauliches Bild ist das der Matrjoschka – eine oft auch Babuschka bezeichnete russische Holzpuppe – die aus vielen immer kleiner werdenden Puppen zusammengesetzt ist (◐ Abb. 3.14). Von außen betrachtet zeigt sich das Bild einer einzigen Puppe und nur die Kenner wissen, dass sich in ihr viele andere Puppen verborgen halten. So wie die Matrjoschka trägt auch jeder Mensch die verschiedenen Formen seines gelebten Lebens in sich – vom Neugeborenen über das Kleinkind, den Jugendlichen, den Erwachsenen bis hin zum alten Menschen. Manche Züge, Eigenschaften und Fähigkeiten eines alten Menschen lassen sich bereits in den Bildern aus frühen Kindertagen erkennen oder erahnen, andere wiederum formen sich nach und nach heraus. Neben dieser »Matrjoschka-Vorstellung« können »Fotos von früher« helfen, hinter die durch die Demenz meist stark veränderte bis entstellte Fassade zu blicken und so Anknüpfungspunkte an frühere Lebenssituationen und einen positiven emotionalen Zugang zu finden. Oftmals sind es die Erfahrungen und Sinneseindrücke der Kindheit und Jugend, die recht gut erinnert und wieder belebt werden können. Umso sinnvoller erscheint es, möglichst viele Informationen aus diesen Jahren zu sammeln.

- **Selbsterfahrungsimpulse**

Sinneskanalspezifische Erinnerungen aus der Kindheit und Jugend
1. **Visuelle Eindrücke**
    - Mein Blick aus dem Fenster: Welche Bilder sind in Erinnerung geblieben (Bäume, Häu-

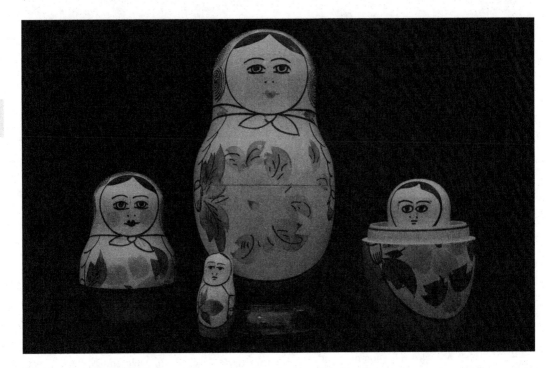

🔲 **Abb. 3.14**    Matrjoschka. (Quelle: ▶ © www.spechtarts.com)

ser, Landschaften, Felder, Fensterrahmen, Blumen …? (»Landschaftsbilder – Umweltbilder«)
- Gegenstände, die »ins Auge fielen«, z. B. Uhr, Bild, Ofen, Brillen, Geschirr (assoziative Verbindungen zwischen dem Gegenstand und einer Person)
- Farben der Räume, Kleider …, Lieblingsfarben

2. **Akustische Eindrücke**
   - Lieder meiner Kindheit/Jugend
   - Schlaflieder
   - Gebete, Sprüche, wichtige Worte (Kosenamen, Schimpfworte …)
   - Rituale
   - Geräusche in meiner Umgebung
   - Klang von Stimmen ( + / – )
   - Geräusche/Stimmen/Klänge, die beruhigten/Angst machten

3. **Kinästhetische Eindrücke**
   - Bewegungsspiele der Kindheit (Fingerspiele, Laufspiele …)
   - Bewegungserfahrungen der Jugend (Kniereiter, Ball- und Hüpfspiele, Sport, Tanz …)

- Bevorzugte Einschlaflage (Seitenlage, Bauchlage …)
- Sinneseindrücke, die mit Bewegungen verbunden sind (z. B. »wehende Haare im Wind …«)
- Angenehme/unangenehme Berührungsempfindungen (Wo möchte ich nicht berührt werden, was ist besonders angenehm …?)

4. **Olfaktorische Eindrücke**
   - Gerüche der Kindheit und Jugend (Geruch der Wohnung/Haus … einzelner Räume …, Feriengerüche …)
   - Lieblingsdüfte (Blumen, Parfum, Natur, Essen …, Jahreszeiten, Feste)
   - Gerüche, die negative Gefühle auslösen
   - Geruch und Emotion: Welche Gefühle sind mit welchen Gerüchen/Düften verbunden?

5. **Gustatorische Eindrücke**
   - Lieblingsgeschmack (sauer, süß, salzig …)
   - Positive/negative Erinnerungen, die mit Geschmackserfahrungen verbunden sind
   - Lieblingsessen und Lieblingsgetränk

Biografische Informationen helfen den Begleiterinnen und Begleitern, Orientierungsbilder zu entwickeln, die eine optimale Pflege, Begleitung und Betreuung erleichtern. Wie kann man sich solche Orientierungsbilder vorstellen? Als Ausgangspunkt dienen in den meisten Fällen Informationen der Normalbiografie, z. B. Geburtsort, Familienstand, Beruf; ergänzt werden diese »harten Daten« durch besondere Erlebnisse und Erfahrungen, die prägend für diesen Menschen waren z. B. Krankheiten, Kriegserfahrungen, bestimmte Menschen. Eine Erweiterung erfährt das so gewonnene Bild durch Informationen über besondere Vorlieben oder Abneigungen, beispielsweise in Bezug auf Gerüche, Essen, Musik u. Ä. Nach und nach ergibt sich so das facettenreiche Bild eines Menschenlebens. Hilfreich ist es, ein Informationsblatt anzulegen, in dem man die für die Begleitung und Pflege sowie gezielte Aktivitätsangebote besonders relevanten Aspekte festhält, wie das nachfolgende Beispiel zeigt.

- **Beispiel für Orientierungsbilder einer biografiegeleiteten Pflege und Betreuung von Frau S.**

Frau S. eine von Krankheit (Demenz, Bluthochdruck, eingeschränkte Mobilität) gezeichnete, dennoch sehr lebendig wirkende Frau
Frau S. Ehefrau eines Bahnbediensteten, der zurzeit in der Familie eines der beiden Söhne lebt und von der Schwiegertochter betreut wird
Frau S. Mutter von drei Söhnen
Frau S. Großmutter von sechs Enkelkindern mit besonderem Kontakt zur ältesten Enkelin

Frau S. ältestes Kind einer Handwerkerfamilie
Frau S. Schwester von zwei Brüdern und einer Schwester
Frau S. schon als Kind sehr gewissenhaft, musste früh zu Hause mithelfen
Frau S. hat oft bei den jüngeren Geschwistern die Mutterrolle übernommen

Frau S. jung geheiratet und früh Mutter geworden
Frau S. eine Frau mit einer schönen Stimme und Freude am Singen: »Wo man singt, da lass dich nieder!«

Frau S. in der Kriegszeit immer in Sorge um die Männer der Familie
Frau S. eine Frau, die als Putzfrau die Familienkasse aufbesserte
Frau S. eine Frau, die Hilfe immer schwer annahm

Frau S. stolze Herstellerin von Marmelade, Likören, Salben und Kräutertees
Frau S. eine Frau mit einem großen Herz für Tiere
Frau S. eine Frau, die außer zu ihrer Familie wenig soziale Kontakte pflegte
Frau S. eine Frau mit einem großen Sprichwörterschatz: »Ordnung ist das halbe Leben«, »Ohne Fleiß kein Preis«, »Kleine Kinder kleine Sorgen, große Kinder große Sorgen«, »Übermut tut selten gut«, »Tritt ein, bring Glück herein!«

Frau S. eine Frau, die sich in ihrer Pfarre engagierte
Frau S. ein Mensch, für den der Glaube sehr wichtig war und noch immer wichtig ist

Biografisches Arbeiten stellt eine ganz wichtige Möglichkeit dar, die individuell unterschiedlichen Verhaltens- und Reaktionsweisen auf dem Hintergrund der jeweiligen Lebens- und Erfahrungsgeschichte besser zu verstehen und eine individuell geeignete Begleitung anzubieten.

» **Ich vergesse nicht**
das Elternhaus
die Mutterstimme
den ersten Kuss
die Berge der Bukowina
die Flucht im Ersten Weltkrieg
das Darben in Wien
die Bomben im zweiten Weltkrieg
den Einmarsch der Nazis
das Angstbeben im Keller
den Arzt, der unser Leben rettete
das bittersüße Amerika
Hölderlin Trackl Celan
meine Schreibqual
den Schreibzwang
noch immer
(Rose Ausländer)

Die weiter oben angesprochene Methode der Validation nach Naomi Feil (▶ Abschn. 3.3.1.1), bei der biografische Elemente für eine adäquate Begleitung mit bedacht werden, ist im Laufe der Jahre weiter entwickelt, ergänzt bzw. erweitert worden. In diesem Zusammenhang sei auf die integrative Validation nach Nicole Richard (Richard 2014) hingewiesen, deren Ansatz weniger psychoanalytisch (»Aufarbeiten der Vergangenheit«) ist, sondern sich stärker am Hier und Jetzt orientiert, Angebote zur Stärkung der Ich-Identität bereit hält und besonders das Bedürfnis nach Zugehörigsein befriedigen möchte. Die integrative Validation bezieht sich explizit auf die Biografiearbeit als Möglichkeit, der Welt dementer Menschen besser begegnen zu können.

Auch im mäeutischen Pflege- und Betreuungsmodell von Cora van der Kooij (»erlebnisorientierte Pflege«) spielen biografische Elemente eine wichtig Rolle (Kooij 2012). Der Begriff Mäeutik wird mit »Hebammenkunst« umschrieben und verweist auf das spezielle Vorgehen im Kontakt mit dementen Menschen: Durch einfühlsame Kommunikation und entsprechende Fragen soll nach und nach der in den Dementen schlummernde Erfahrungsschatz ans Tageslicht gebracht – »geboren« – werden. Das Aufeinandertreffen zweier Welten – hier die Welt der Betreuer, dort die Welt der Demenzkranken – kann dann positiv genutzt werden, wenn man sich der gefühlsmäßigen Wechselwirkung bewusst ist. Eine besondere Bedeutung kommt demnach der intensiven Auseinandersetzung von Pflegekräften mit ihrer eigenen Geschichte aber auch mit ihren intuitiven und kommunikativen Fähigkeiten zu. Hinweise auf entsprechende weiterführende Literatur ist dem Literaturverzeichnis im Anhang zu entnehmen.

Eine ganz besonders große Rolle spielen biografische Aspekte bei der »reaktivierenden Pflege nach Böhm« (Böhm 2009), die im Folgenden etwas ausführlicher dargestellt wird. Böhm geht davon aus, dass die Jahre zwischen der Geburt bis etwa zum 30. Lebensjahr jeden Menschen auf ganz besondere Art und Weise prägen. Die in diesen Jahren gemachten Erfahrungen bestimmen sehr oft das Leben und Erleben dementer Menschen. Der Schlüssel für eine bedürfnisorientierte Pflege an Demenz Erkrankter kann demnach auch im ausgiebigen Erkunden biografischer Elemente der ersten drei Lebensjahrzehnte liegen. Die Schwierigkeit liegt oft darin, dass die dementen Personen selbst je nach Stand der Erkrankung nur unzureichend Auskunft geben können. Manchmal sind Angehörige in der Lage, entscheidende Hinweise zu geben. Meistens aber führt ein fundiertes entwicklungspsychologisches Basiswissen, großes Einfühlungsvermögen und die Fähigkeit zur kreativen Zusammenschau einzelner Wahrnehmungssplitter (z. B.

Reaktionen der Dementen auf bestimmte Klänge, Gerüche, Worte) dazu, »richtige« kommunikative Impulse für alle Lebenssituationen (z. B. Essen, Wohnen, tägliche Körperpflege, Aktivitätsangebote) zu setzen, um häufig vorkommende, belastende Begleiterscheinungen der Demenz (z. B. Agitation, Schreien, Angstzustände, Aggressivität) zu lindern.

Böhm hat im Laufe seiner Arbeit Erreichbarkeitsstufen beschrieben und damit auf einen Prozess hingewiesen, der im Laufe einer Demenzerkrankung häufig zu beobachten ist und auch als Umkehrphänomen bezeichnet wird: Durch die Erkrankung stoppt die Entwicklung gleichsam und die Menschen gehen Schritt für Schritt die Entwicklungsleiter wieder zurück. Als Ausgangs- und Orientierungspunkt dieser »Rückwärtsreise« wird die frühe Erwachsenenstufe genommen, dann folgt die Entwicklungsstufe von Jugendlichen, Grundschulkindern, Kindergartenkindern und Kleinkindern. Am Schluss steht das Stadium eines Säuglings, für den die Sprache der Berührung als Urkommunikation (◘ Abb. 3.12) unverzichtbar ist.

---

**Erreichbarkeitsstufen nach Böhm**

— Erwachsenenstufe: »Sozialisation«; Fähigkeit, sich an die gesellschaftlichen Normen anzupassen; Lernfähigkeit; Interaktionsmöglichkeit: Menschen sind kognitiv gut zu erreichen

— Entwicklungsstufe von Jugendlichen: »Sprechen wie einem der Schnabel gewachsen ist – Mutterwitz«; Interaktionsmöglichkeit: Menschen sind über ein Gespräch noch zu erreichen; Bedeutung von Humor

— Entwicklungsstufe von Grundschulkindern: seelische und soziale Grundbedürfnisse sind von großer Bedeutung

— Entwicklungsstufe von Kindergartenkindern: Verhalten wird geprägt durch Verhaltensnormen und Rituale (Prägungen); Kommunikation wird durch klare Vorgaben und Rituale erleichtert

— Entwicklungsstufe von etwas älteren Kleinkindern: Aktivierung durch »Sinngebendes« (»höhere Antriebe«); wichtiges

Kommunikationselement: Loben, positives Verstärken
- Entwicklungsstufe von Kleinkindern: Intuitionen bestimmen Reaktionen, Bedeutung oraler Stimulation; Menschen können über Märchen, Lieder, Reime … noch erreicht werden
- Entwicklungsstufe von Säuglingen: Urkommunikation

Für den praktischen Umgang mit dementen Menschen bedeutet eine Orientierung an den Erreichbarkeitsstufen, sich die jeweils alters- und entwicklungstypischen Merkmale einer Altersstufe vor Augen zu führen, etwa: »Wie kommt man mit Pubertierenden in Kontakt?«, »Welche Rituale sind für kleine Kinder wichtig?«, »Was können Kinder im Kindergartenalter und wie kann ich sie zu einem Mithelfen aktivieren?« oder »Welche Bedürfnisse haben Säuglinge und wie kann ich sie stillen?« Eine Möglichkeit, sich an die Besonderheiten bestimmter Altersstufen heranzutasten, besteht in der Auseinandersetzung mit entwicklungspsychologischen Modellen. Hier sei einmal mehr auf die Arbeiten von Erik Erikson (▶ Abb. 2.1) hingewiesen (Erikson 2008). Für die in der reaktivierenden Pflege besonders relevanten Jahre ergibt sich folgende Zusammenschau:

- Zu Beginn des Lebens steht der Erwerb von Vertrauen im Mittelpunkt und die wichtigsten Bezugspersonen sind »Eltern«
- Das zweite Lebensjahr steht für die Entfaltung des eigenen Willens und erster Kontrollmöglichkeiten über sich selbst, wobei sich der soziale Kreis erweitert und auch Menschen des näheren Umfeldes bedeutsam werden (Oma, Opa, Tanten …)
- Im Kindergartenalter entwickeln Kinder eine bestimmte Zielstrebigkeit und übernehmen öfter die Initiative, was sich auch in ihrer wichtigen sozialen Bezugsgruppe – Kindergarten, Nachbarschaft – bemerkbar macht
- Das frühe Schulalter wird geprägt von Leistungsanforderungen bzw. dem Erleben der eigenen Kompetenz und der sich daraus entwickelnden mehr oder weniger ausgeprägten Leistungsbereitschaft, das soziale Leben wird bestimmt von der Großfamilie, der erweiterten Nachbarschaft, Schulfreunden oder Freunden aus anderen Gruppen
- In der Pubertät spielt die Suche nach der eigenen Identität eine besonders große Rolle, was sich oft im Ausprobieren unterschiedlicher Rollen niederschlägt, die wichtigsten sozialen Bezüge sind Altersgleiche (Peers) und Freunde, Treue spielt eine große Rolle
- Im frühen Erwachsenenalter folgt die tiefe Auseinandersetzung mit anderen Menschen, wobei die Fähigkeit zu Lieben und Nähe zu teilen wichtige Schlüsselerfahrungen im Kampf gegen Isolation und Einsamkeit sind, der wichtige soziale Umkreis wird von Personen des eigenen Lebensumfeldes bestimmt, von Partnern/Partnerinnen und Menschen aus dem Berufsleben

**Altersbezogene zentrale Themen der psychosoziale Entwicklung von der Geburt bis ins junge Erwachsenenalter**
**Hauptaufgabe:**
- Aufbau von Vertrauen
- Entfaltung des eigenen Willens, Kontrollmöglichkeit
- Zielstrebigkeit, Initiative
- Erleben individueller Kompetenz, Leistungsbereitschaft
- Identitätssuche
- Auseinandersetzung mit anderen, Entwicklung stabiler Beziehungen

**Altersbezogene relevante Bezugspersonen:**
- Eltern
- Erweiterung durch Oma, Opa, enge Verwandte
- Erweiterung durch Nachbarschaft, Kindergartenfreunde
- Erweiterung durch Freunde, Schulkollegen, Gruppen
- Erweiterung durch Peers
- Erweiterung durch Partner, Freunde, Berufskollege

Der Einsatz biografischer Elemente in der Begleitung von dementen Menschen erleichtert eine Optimierung der Abstimmung zwischen den Pflege- und Betreuungsangeboten einerseits und den jeweils sehr persönlichen Bedürfnissen und Möglichkeiten der Erkrankten andererseits. Durch die Informationen aus der Biografiearbeit können die verbleibenden Ressourcen der dementen Menschen gestärkt und ihr Identitätsgefühl gefestigt werden. Auch die Bedürfnisse nach Schutz und Geborgenheit, nach Wohlfühlen und Akzeptanz lassen sich durch Kenntnis biografischer Zusammenhänge leichter befriedigen. Die Anwendung dieses Ansatzes verlangt allerdings nicht nur ein großes Methodenwissen, sondern auch ein großes Engagement für die zu begleitenden Menschen und die Gabe einfühlsamer Beobachtung und Gesprächsführung. Dadurch entstehen nach und nach besondere Beziehungen, die so manche verschlossene Tür zu öffnen vermögen. Viele als anstrengend empfundene Verhaltensweisen oder unverständliche Reaktionen lassen sich auf dem Hintergrund des biografischen Wissens leichter einordnen oder im Vorfeld sogar abfangen. Dies kann entscheidend zur Entlastung der oft schwierigen Begleit- und Pflegesituation beitragen und dies sowohl für die dementen Menschen wie deren Begleiterinnen und Begleiter.

### 3.3.2 Vom Umgang mit Schmerzen bei dementen Menschen

Bei den Ausführungen zum Thema Schmerz wurde bereits darauf hingewiesen, dass die Schmerzsituation dementer Menschen oft nicht richtig eingeschätzt und entsprechend behandelt wird (▶ Abschn. 3.2). Ein Grund dafür liegt in der Tatsache, dass die Betroffenen in fortgeschrittenen Stadien der Erkrankung keine eindeutigen Auskünfte über ihre Schmerzen geben können. Mit dem Fortschreiten der Erkrankung geht Schritt für Schritt auch die Fähigkeit verloren, einen Zusammenhang zwischen einer Schmerzempfindung und dem eigenen Körper herzustellen. Die Empfindungsfähigkeit beschränkt sich nach und nach nur mehr auf den Kopf-, Schulter- und oberen Brustkorbbereich (◻ Abb. 3.12), was jedoch nichts über mögliche vor-

handene Schmerzen in den nicht mehr gut wahrgenommen Körperteilen aussagt. Andererseits treten die nichtsomatischen Schmerzen (▶ Abschn. 3.2.1) oft stärker in den Vordergrund und ziehen entsprechende Schmerzreaktionen nach sich. Zu denken ist in diesem Zusammenhang an Angst, Unsicherheit oder Gefühle des Fremdseins.

Um dementen Menschen eine gute Schmerztherapie zukommen zu lassen, müssen die Schmerzen erst einmal als solche erkannt und beurteilt werden, was bei zunehmender Verschlechterung des Zustandsbildes eine große Herausforderung darstellt. Wichtig ist es, sich vor Augen zu halten, dass sich das Schmerzempfinden im Laufe der Demenzerkrankung verändert und demnach auch die Methoden zur Schmerzerkennung den jeweiligen Gegebenheiten angepasst werden müssen (Brandstetter 2014).

An erster Stelle der Schmerzerfassung steht immer die Eigenauskunft der Betroffenen – dies ist bei allen Schmerzpatienten das erste Mittel der Wahl, da das Schmerzempfinden eine subjektive Angelegenheit ist (▶ Abschn. 3.2.2). Im Frühstadium einer Demenzerkrankung können die notwendigen Informationen im Rahmen von Gesprächen gesammelt werden. Dabei ist es sehr wichtig, dem an Demenz erkrankten Menschen ausreichend Zeit zu geben, sich mit den Leitfragen zur Schmerzerfassung (▶ Abschn. 3.2.3.1) genau zu beschäftigen: »Wo genau tut es weh? Wie lässt sich der Schmerz beschreiben – eher stechend, pochend, bohrend oder …? Wie lange hält der Schmerz an? Wie stark ist er und tut es immer gleich weh? …«

Alle Auskünfte müssen genau festgehalten werden, wobei man auf verschiedene Schmerzerfassungsmethoden zurückgreifen kann (▶ Abschn. 3.2.3.1), wie z. B. Körperlandkarten zur genauen Lokalisierung oder numerische Ratingskala zur besseren Einschätzung von Intensität und Ausmaß der Schmerzen. Die verbale Ratingskala mit den Schmerzstärken »keine, schwache, mäßige und starke Schmerzen« lässt sich auch dann noch relativ gut einsetzen, wenn sich das Krankheitsbild verschlechtert und eine feinere Differenzierung (0 = keine Schmerzen/10 = stärkster vorstellbarer Schmerz) nicht mehr so gut gelingt.

Eine wichtige Informationsquelle stellt auch die Schmerzbiografie dar. Je nach Ausmaß der demenziellen Veränderungen kann man die Betroffenen selbst um Auskünfte bitten (besteht eine Schmerzproblematik – z. B. Rückenschmerzen – und wenn ja: seit wann?) oder aber die Angehörigen mit einbeziehen. Eine umfassende Schmerzbiografie ist facettenreich und verlangt wie alle anderen lebensgeschichtlichen Auskünfte einen Gesprächspartner, der Geduld hat und gut zuhören kann. Als Einstieg bieten sich Fragen nach Vorerkrankungen im Laufe des Lebens an, nach Schmerzerfahrungen und dem persönlichen Umgang damit (Medikamente, Hausmittel, persönliche Strategien, wie z. B. »ignorieren« sowie über die aktuelle Schmerzsituation und mögliche Medikamente. Nach und nach kann man dann weiter in die Schmerzgeschichte vordringen und beispielsweise nach dem »schlimmsten je erlebten Schmerz« fragen in Kombination mit »was hat geholfen oder was hätte geholfen?« Aus medizinischer Sicht ist es besonders wichtig, den Umgang mit Medikamenten im Allgemeinen (vom Arzt verschriebene ebenso wie freiverkäufliche Medikamente) und den mit Schmerzmitteln im Besonderen zu erfassen.

In einem fortgeschrittenem Stadium der Demenzerkrankung können die Betroffenen sich oft nur schwer mitteilen. Durch die speziellen Veränderungen, die mit einer Demenzerkrankung verbunden sind, ist es in einem späten Stadium der Demenz oft recht schwierig, Schmerzen als solche zu diagnostizieren. Konkrete Fragen werden von den Demenzkranken meist nicht mehr verstanden oder können mit dem eigenen Leben und Empfinden nicht in Zusammenhang gebracht werden. Ab diesem Zeitpunkt müssen Verhaltensbeobachtungen (»indirekte Schmerzzeichen«) verstärkt als Schmerzerkennungsinstrument in den Vordergrund rücken.

> Bei Demenzkranken in einem fortgeschrittenen Stadium kann fast jede Verhaltensänderung darauf hindeuten, dass Schmerzen vorhanden sind. Indirekte Schmerzzeichen gewinnen an Bedeutung.

Demente Menschen drücken Schmerzen häufig durch Verhaltensveränderungen oder -auffälligkeiten aus. Um Fehleinschätzungen zu vermeiden und den Betroffenen eine gute Schmerztherapie

zukommen zu lassen, sind besonders die indirekten Schmerzzeichen zu berücksichtigen, die psychosoziale, psychomotorische und somatische Reaktionen beinhalten (► Abschn. 3.2.3.2). Oft sind auch Auskünfte von Angehörigen hilfreich, um Abweichungen von einem eher bekannten Verhalten leichter einordnen zu können. Die Beobachtungsinstrumente, die speziell zur Erfassung von Schmerzzuständen bei dementen Menschen entwickelt wurden, greifen ebenfalls die genannten Dimensionen auf. Die bekanntesten Verfahren sind die BESD-Skala (»BEurteilung von Schmerz bei Demenz«), die Doloplus-2-Skala und das BISAD-Beobachtungsinstrument, die in der nachfolgenden Übersicht kurz beschrieben werden (Fischer und Sramek 2012, Pinter et al. (Hrsg.) 2013).

**Methoden der Schmerzerfassung bei dementen Menschen**

— Eigenauskunft und Übertragung in herkömmliche Instrumente (z. B. numerische bzw. verbale Ratingskala, Körperlandkarten)
— Erfassen der Schmerzbiografie
— Beobachtung von Verhaltens- und Bewegungsänderungen
— Beobachtung mit Unterstützung von Schmerzerhebungsbögen (BESD-Skala, Doloplus-2-Skala, BISAD-Skala)

**Verhaltensdimensionen zur Erfassung von Schmerzen bei Demenz**

— **BESD-Skala:** Dokumentation von fünf Verhaltensäußerungen: Atmung, negative Lautäußerungen, Körperhaltung, Mimik, Reaktion auf Trost. Jede Äußerung kann mit einem Wert zwischen 0 ( = keine Verhaltensreaktion) und 2 ( = stärkste Verhaltensreaktion) eingestuft werden. Bei einem Punktewert ab 2 (max. 10 Punkte) kann man davon ausgehen, dass Schmerzen vorhanden sind. Empfohlen wird der Einsatz in einer Ruhesituation und bei einer Aktivität.

- **Doloplus-2-Skala**: Die Verhaltensbeobachtungen betreffen 10 Parameter: verbale Schmerzäußerungen, Schonhaltung in Ruhe, Schutz von schmerzhaften Körperzonen, Mimik, Schlaf, Waschen und/oder Anziehen, Mobilität, Kommunikation, soziale Aktivitäten und Verhaltensstörungen.
- **BISAD-Instrument**: Beobachtungsinstrument für das Schmerzassessment bei alten Menschen mit Demenz: Kategorien der Beobachtung: (a) vor der Mobilisation (Gesichtsausdruck: Blick, Mimik; spontane Ruhehaltung; Bewegung; Beziehung zu anderen), (b) während der Mobilisation (Erwartung bei der Pflege; Reaktionen während der Mobilisation allgemein und des schmerzenden Bereichs im Besonderen; während der Pflege vorgebrachte Klagen).

Unabhängig davon, wie weit die Demenzerkrankung fortgeschritten ist, sollte immer versucht werden, in einem direkten Kontakt nach Schmerzen zu fragen: »Wo tut es weh?«, »Tut es wo weh?«, »Tut es DA weh?«… Auch ist es wichtig, auf Schmerzäußerungen einzugehen, wobei zu beachten ist, dass ein lautes »Auweh, aua, auweh« nicht unbedingt heißt, dass Schmerzen auf der körperlichen Ebene vorliegen. Oft sind diese Lautäußerungen Ausdruck seelischer Schmerzen, Ausdruck von Angst, Unsicherheit oder individuell empfundener Einsamkeit.

Bei der Frage nach Möglichkeiten einer effizienten Schmerztherapie bei Demenz ist im Prinzip an all jene Maßnahmen zu denken, die auch bei anderen Patienten zum Einsatz kommen (▶ Abschn. 3.2.3.3 und ▶ Abschn. 3.2.4). Besondere Bedeutung kommt jedoch allen jenen Maßnahmen zu, die den Allgemeinzustand der an Demenz erkrankten Menschen verbessert. Dadurch wird es möglich, Beschwerden vorzubeugen, die zwangsläufig in Schmerzsituationen münden. So führt eine zunehmende Immobilität beispielsweise dazu, dass der gesamte Bewegungsapparat durch eine Abnahme an Muskelmasse und durch Verkürzungen im Sehnen- bzw. Bänderbereich mit nachfolgender Beeinträchtigung der Gelenksfunktionen deutlich geschwächt und Schmerz anfälliger wird.

Hier kann die aktivierende Pflege sowie der Einsatz gezielter physiotherapeutischer Maßnahmen als Schmerzprophylaxe besonders hilfreich sein (Schaade 2009, Zedlitz-Herpertz 2011).

> **Aktivierende Pflegemaßnahmen unterstützen Pflegebedürftige dabei, vorhandene Fähigkeiten so lang als möglich zu erhalten bzw. verloren gegangene zu reaktivieren. Sie stärken zudem das Selbstwertgefühl und nehmen einen wichtigen Platz in der Schmerzprophylaxe Pflegebedürftiger ein.**

Die aktivierende Pflege greift vorhandene Ressourcen auf und gibt Anleitungen im Sinne einer »Hilfe zur Selbsthilfe«. Bei dementen Personen ist es besonders wichtig, den Krankheitsverlauf beobachtend gut zu begleiten und die jeweiligen Angebote an den tatsächlich vorhandenen Ressourcen zu orientierten. Neben den positiven Auswirkungen im Bereich der Körperfunktionen und der Verrichtungen des Alltags gibt es auch eine Reihe positiver Effekte der aktivierenden Pflege auf der psychischen Ebene, z. B. Stärkung des Selbstwertgefühls oder größere soziale Sicherheit. Hält man sich das Zusammenwirken einzelner Faktoren beim Schmerzerleben (▶ Abschn. 3.2.2) vor Augen, wird deutlich, dass aktivierende Pflege sowohl als präventive als auch als schmerzlindernde Maßnahme in Frage kommt.

**Maßnahmenbeispiele zur Vorbeugung von somatischen Schmerzen bei Demenz**
- Bewegungsangebote
- Regelmäßige Kontrolle »roter«, wunder oder entzündeter Stellen (Dekubitusprophylaxe)
- Kontrolle der Kleidung (nicht zu eng, nicht zu anliegend) und der Inkontinenzeinlagen
- Regelmäßiges Essen/Trinken und Zähneputzen (Kontrolle bzw. regelmäßige Anpassung des Zahnersatzes), Kontrolle der Mundschleimhaut
- Regelmäßiger Toilettengang (Vermeidung zu voller Blase/Verstopfung)

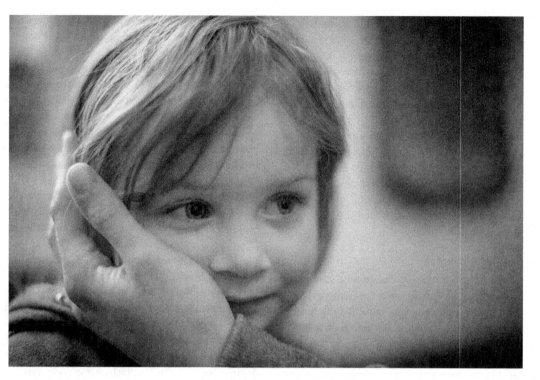

Die medikamentöse Schmerztherapie bei Demenz folgt den gleichen Prinzipien wie die Therapie bei Menschen, die nicht an Demenz erkrankt sind. Da die Betroffenen selbst in aller Regel nicht in der Lage sind, die Medikamente nach dem erstellten Therapieplan zu nehmen, muss diese Aufgabe von den Pflegekräften verlässlich übernommen und dokumentiert werden. Dies gilt ebenso für Beobachtungen über Wirkung oder Nebenwirkungen der verordneten Therapien.

Auch im Bereich der nichtmedikamentösen Therapie können die in ▶ Abschn. 3.2.4 beschriebenen Methoden eingesetzt werden. Ganz besonders wichtig ist in der Begleitung von an Demenz erkrankter Menschen jedoch die seelische Unterstützung. Im fortgeschrittenen Stadium der Krankheit kann so vieles nicht mehr verstanden, eingeordnet und begriffen werden. Da können Kommunikation und Zuwendung Trost spenden und auf alle Schmerzdimensionen lindernd wirken. Ein besonders wichtiges Medium dabei sind Berührungen. Berührungen ermöglichen eine Kommunikation ohne Worte, sind in der Lage, Gefühle zu trans-

portieren, können beruhigen, entspannen, Sicherheit, Geborgenheit und Halt vermitteln (Specht-Tomann und Tropper 2011). Sie sind aber auch in der Lage, Assoziationen freizusetzen. Deshalb ist ein behutsamer Einsatz wichtig mit dem Augenmerk auf auftretende Reaktionen. Als Orte von Freundschaftsberührungen werden Berührungen im Schulter- und Rückenbereich meistens akzeptiert und als angenehm empfunden. Berührungen im Wangenbereich werden als Mutterberührungen (⊡ Abb. 3.15) bezeichnet und stellen im letzten Stadium der Demenz oft die einzige Möglichkeit einer Kontaktaufnahme dar (▶ Abschn. 3.3.1.1).

Demente Menschen zu begleiten stellt, wie aus den vorangegangenen Ausführungen hervorgeht, eine ganz besondere Herausforderung dar. Belastende Momente lassen sich in allen pflege- und begleitrelevanten Bereichen nennen. Folgt man dem Gedanken, dass eine Unterbringung in einer Pflegeeinrichtung gleich bedeutend mit dem Umzug in ein »letztes Zuhause« anzusehen ist, wird auch deutlich, dass viele Elemente im Umfeld eine große Bedeutung erlangen. Die umgebende Wirklichkeit kann Schutz, Anregung und Rückzugsmöglichkeit zugleich bieten. Die spezielle Situation der an Demenz erkrankten Menschen ist für das gesamte Umfeld eine besondere Herausforderung (Georg et al. (Hrsg.) 2011). Demnach betreffen betreuende und begleitende Aufgaben nicht nur das Pflegepersonal oder die medizinisch geschulten Begleiter. Alle in einer Pflegeeinrichtung Beschäftigten kommen mit den dementen Bewohnerinnen und Bewohnern in Berührung. Und alle in einer Pflegeeinrichtung Beschäftigten haben die Möglichkeit, so zu reagieren, dass die Situation nicht eskaliert und dass die dementen Menschen sich aufgehoben und gut begleitet fühlen.

**Beispiel**

Magda R. ist mit ihren 76 Jahren eine körperlich agile und rüstige Frau. Als sie in ihrer eigenen Wohnung immer öfter vergessen hatte, die Herdplatte auszuschalten, den Weg auf die Toilette nicht mehr zuverlässig finden konnte und auch Wochentage und Monate durcheinander brachte, hatte sich ihre Familie schweren Herzens dazu entschlossen, Magda R. in ein Heim zu geben. Erstaunlicherweise und zur großen Erleichterung ihrer Familienangehörigen verlief die Eingewöhnungsphase gut. Wenn sie von ihrer Tochter und Enkeltochter Besuch bekam, fanden diese Magda R. meist zufrieden auf einem Stuhl sitzend vor dem Fenster. Sie schaute dem Treiben im angrenzenden Garten zu und drückte in regelmäßigen Abständen ihre alte Handtasche an die Brust. Die mitgebrachten Früchte stellte sie sorgsam auf den Tisch, rührte sie aber nicht weiter an. Auf Fragen nach ihrem Befinden, gab Magda R. keine Antwort, stattdessen lächelte sie still vor sich hin und fuhr ihrer Enkeltochter durchs Haar. Wochen vergingen und die Familie hoffte, dass sich der Zustand ihrer Mutter, Schwiegermutter und Oma stabilisieren könnte und das Schreckgespenst Demenz doch zu bannen sei. Doch dem war nicht so. Magda R. schien immer mehr in ihre eigene Welt einzutauchen. In ihrer Zeitverwirrtheit tauchten längst vergangene Jahre wieder auf: Magda R. war einmal das junge Mädchen, das bei der Ernte half, dann wieder die besorgte Ehefrau und Mutter. Nach und nach folgte sie einem nur schwer nachzuvollziehenden Tagesrhythmus, der nahelegte, dass sich die Bedeutung ihrer Mutterrolle immer

öfter über andere Erinnerungsbilder legte. Und so kam es, dass Magda R. jeden Tag zwischen 12 und 15 Uhr das Heim verlassen wollte, um ihre Kinder zu Hause in Empfang zu nehmen. Dieser Wunsch, ihre Rolle als Mutter gut zu erfüllen, war so drängend, dass sie zunächst niemand von ihrem Vorhaben abhalten konnte: Mit entschiedenen Gesten schickte sie betroffene Pflegehelfer weg, stieß Mitbewohner beiseite, die ihr den Weg verstellten, und wehrte sich heftig gegen Versuche, sie beim Verlassen des Hauses zu hindern. Einmal brach sie in Tränen aus und jammerte: »Oh, meine armen Kinder, meine armen Kinder!«, dann wieder ging sie mit erhobener Faust auf diejenigen zu, die sie im Sinne einer Realitätsanpassung korrigieren wollten.

Die Verantwortlichen im Pflegeheim reagierten sofort und in einer Teambesprechung wurde beschlossen, möglichst viele Mitarbeiter und Mitarbeiterinnen des Pflegeheims über die aktuelle Situation bei Magda R. zu informieren. Um Magda R. dort abzuholen, wohin sie ihr drängendes Bedürfnis führte – nämlich »nach Hause zu den Kindern« –, wurden die Gesprächsthemen »Kinder«, »gute Mutter«, »verlässliche Mutter« als zentrale Anker festgelegt. Dadurch gelang es relativ gut, eine Eskalation der Situation zu vermeiden und es kam immer häufiger vor, dass Magda R. sich bei einer Mitarbeiterin einhängte und ihr von »den Kindern« erzählte. Gutes Zuhören und das Verstärken der Bedeutung ihres Verhaltens aus den Tagen ihrer aktiven Mutterschaft erleichterte den Umgang mit Magda R.

Da demente Menschen in ihren Aktivitäten auf viele verschiedene Mitarbeiter und Mitarbeiterinnen einer Pflegeeinrichtung treffen, sollten möglichst viele Beschäftigte über das Zustandsbild Demenz im Allgemeinen und über den jeweiligen Zustand jener Bewohner, die ein »auffälliges« Verhalten zeigen, informiert werden. Personen vom Reinigungsdienst oder aus der Küche sollten beispielsweise über den Zustand von Magda R. aus dem oben genannten Beispiel ebenso informiert sein wie Personen aus der Verwaltung oder anderen Diensten. Wie man mit Menschen umgeht, die so drängende Anliegen äußern, wie Magda R., hat nachhaltige Wirkung auf ihr nachfolgendes Verhalten und ihr subjektives Empfinden. Gelingt es, wie im vorliegenden Beispiel, in Gespräche über ihre Kinder einzutreten und ihre Eigenschaften als verantwortungsvolle Mutter zu würdigen, wird Magda R. meistens recht gut dazu zu bewegen sein, gemeinsam mit ihrer Begleiterin oder ihrem Begleiter Blumen zu gießen oder andere kleine »Dienste« zu übernehmen. Anderseits kann es sehr rasch zu Eskalationen kommen, wenn Magda R. auf Menschen trifft, die sich ihrem drängenden Wunsch, nach Hause zu gehen und ihre Kinder zu versorgen, entgegenstellen. Heftige Reaktionen bis hin zu deutlich abwehrendem Verhalten machen in so einer Situation deutlich, wie Magda R. ihre Wirklichkeit erlebt. Erfahrungen aus der Praxis von Heimen, deren gesamtes Personal an spezifischen Weiterbildungen teilgenommen hat (▶ Kap. 4), machen deutlich, wie wichtig es ist, dass alle in einer Pflegeeinrichtung Beschäftigten Informationen über bestimmte Krankheitsbilder bekommen und Hilfestellungen für den konkreten Umgang mit diesen Menschen. Nur in einem offenen Miteinander aller Berufsgruppen und durch ein gut vermitteltes Wissen um bestimme Zustandsbilder von Bewohnern und Bewohnerinnen und daraus ableitbaren Handlungsmöglichkeiten kann es gelingen, ein mehr an Lebensqualität für alle Menschen im Heim zu gewährleisten.

**》 Nachtgedanken**

Jaga P. stahl vor Hunger
einmal ein Huhn
und glaubte nicht an den Sieg.
Seitdem trägt sie auftätowiert
eine Nummer am Arm.
Im Alter die Krankheit
zieht alle Register
heraus,
wirft die Tagebuchseiten
in den Fluss, da ist
Jaga schön und acht Jahre,
singt auf der Bank im üppig blühenden Garten.
Andere im selben Haus
haben an den Endsieg geglaubt
oder auch nicht,
das Vergessen steht gleichgültig still,
sie suchen ihre verschütteten Kinder
treppauf und treppab.
Ich habe Angst

vor mir selbst,
welcher Engel,
welcher Dämon
lauert in mir.
(Urte Beijk)

## 3.4 Sterbebegleitung im Heim: Herausforderung und Chance

Mit dem Einzug in eine Altenpflegeeinrichtung beginnt sowohl für die Betroffenen selbst wie auch für deren Angehörigen ein neuer Lebensabschnitt. Im Vordergrund vieler Überlegungen stehen Fragen einer adäquaten Betreuung und der Gestaltung des Lebensraums unter Berücksichtigung individueller Bedürfnisse. Wird es möglich sein, die vielfältigen Veränderungen auf körperlicher und seelischer Ebene aufmerksam und kompetent zu begleiten? Wie kann im Rahmen institutioneller Bedingungen auf persönliche Lebensgewohnheiten eingegangen werden? Auf welche Aspekte muss man besonders achten, damit das Leben im Altenheim zu einer schönen Erfahrung wird? Diese und ähnliche Fragen beschäftigen sich mit dem »Leben« in einer neuen Lebenssituation. Das Thema Sterben und Tod wird meistens ausgeklammert und weggeschoben und dies, obwohl sich die Anzeichen des nahenden Endes bei vielen Bewohnern und Bewohnerinnen bereits deutlich bemerkbar machen und das Lebensende zur Realität jeder Einrichtung gehört. Betroffenen, Angehörigen und Begleitern fällt es in aller Regel schwer, sich dem Tabuthema Sterben zu nähern. Damit stehen sie in einer Reihe mit all den anderen Menschen, die eine Auseinandersetzung mit der eigenen Endlichkeit und möglichen Verlustsituationen durch den Tod nahestehender Menschen möglichst lange ausklammern und auf »später« verschieben. Um alte Menschen und ihre Familien gut und bedürfnisorientiert zu begleiten, ist eine Hinführung zu diesem Thema jedoch unumgänglich.

**■ Selbsterfahrungsimpulse**

Impulse für eine persönliche Auseinandersetzung mit dem Thema Sterben:
– Welche Gedanken gehen Ihnen durch den Kopf, wenn Sie ans Sterben denken?

- Welche Wünsche haben Sie für den allerletzten Lebensabschnitt? Wollen Sie diese Wünsche festhalten (z. B. Patientenverfügung, Brief)?
- Wovor haben Sie Angst, wenn Sie ans Sterben denken, und was könnten Sie tun, um diese Angst zu lindern?
- Wo möchten Sie sterben?
- Soll jemand bei Ihnen sein, wenn Sie sterben? Wenn ja: Wer soll das sein?
- Was wünsche ich mir am Ende meines Lebens von meiner Familie und meinen Freunden?
- Wenn Sie an Ihr eigenes Ende denken: Gibt es Dinge, die Sie regeln, klären, machen, erledigen, mitteilen, richtigstellen … wollen?

Die Altersstruktur in den Altenpflegeheimen verändert sich laufend in Richtung eines höheren Eintrittalters und einer kürzeren Verweildauer. Dadurch verlagern sich auch Betreuungsschwerpunkte und Aufgabenbereiche für die in den Heimen Tätigen. Anstelle von Langzeitbegleitungen rüstiger alter Menschen tritt zunehmend die Pflege und Betreuung von schwer Pflegebedürftigen. Für diese Menschen ist es eine wichtige Perspektive, auch den allerletzten Lebensabschnitt im Heim verbringen zu können und zum Sterben nicht in ein Krankenhaus verlegt zu werden. Eine umfassende Sterbebegleitung muss demnach zu den Kernkompetenzen von Pflegefachkräften und dem interdisziplinären Team einer Altenpflegeeinrichtung gezählt werden und sollte in den entsprechenden Aus- und Weiterbildungen einen wichtigen Platz einnehmen (▶ Kap. 4).

Um eine gute, bedürfnisorientierte Sterbebegleitung in Heimen garantieren zu können, müssen medizinische und pflegerische Standards berücksichtigt werden, die für den Umgang mit sterbenden Menschen entwickelt wurden. Zudem geht es auch um eine innere Haltung und um die Bereitschaft, sich mit Fragen rund um die Endlichkeit menschlichen Lebens zu befassen und die eigene Einstellung dazu zu hinterfragen. Für die »Institution Altenheim« geht es darum, sich bewusst mit den vielschichtigen Aspekten einer Sterbebegleitung auseinanderzusetzen und Rahmenbedingungen für eine optimale Umsetzung palliativer Ansätze zu schaffen. Es geht auch darum, eine Form von Abschiedskultur zu entwickeln, in der Menschen in Würde

sterben können und respektvoll verabschiedet werden. Menschen die Möglichkeit zu geben, an ihrer letzten Lebensstätte auch sterben zu können, bringt den Betroffenen ein Stück Lebensqualität und den Begleitern oftmals ein hohes Maß an beruflicher Zufriedenheit. Durch die intensive Beschäftigung mit den alten Menschen entsteht zwischen den Begleitern und den Bewohnern oft eine Beziehung, die über das reine Erfüllen pflegerischer Handlungen hinausgeht. Vielen Pflegepersonen und anderen Mitarbeitern und Mitarbeiterinnen von Altenheimen ist es ein Anliegen, die alten Menschen bis zuletzt begleiten zu können. Somit sollten Fragen der Sterbevorbereitung, Sterbebegleitung und Verabschiedung einen hohen Stellenwert bei Überlegungen rund um die Optimierung von Pflege- und Betreuungsangeboten einschlägiger Institutionen haben. Nachfolgend werden einige Bausteine mit dem Schwerpunkt im psychosozialen Bereich besprochen, die eine Begleitung bis in den Tod auch in Altenpflegeeinrichtungen ermöglichen können.

### 3.4.1    Wenn das Leben zu Ende geht: Sterbeprozess

Nimmt man den Auftrag ernst, alte Menschen bedürfnisorientiert bis zu ihrem Lebensende zu begleiten, ist eine intensive Auseinandersetzung mit dem Sterbeprozess notwendig. Was geschieht, wenn der Lebensbogen sich zur Gänze neigt? Welche Veränderungen leiten den Prozess ein? Welche Gefühle und Bedürfnisse stehen im Vordergrund? Der Übergang von der Betreuung und Pflege eines alten Menschen hin zu einer Sterbebegleitung ist sowohl für Angehörige als auch für das ganze Betreuungs- und Pflegeteam nicht immer leicht zu erkennen. Manchmal deuten nur einige kleine Veränderungen auf den Eintritt in den Sterbeprozess hin, dann wiederum verändert sich die Welt des alten Menschen auf drastische Art und Weise und lässt keinen Zweifel, dass der Tod vor der Türe steht.

Die Sterbezeichen – jene Merkmale, die in Summe darauf hindeuten, dass der Mensch in den Sterbeprozess eingetreten ist – lassen sich auf der körperlichen Ebene, auf der seelischen und auf der verhaltensbezogenen Ebene identifizieren (Borasio 2013, Kübler-Ross 2012, Specht-Tomann und

Tropper 2013). In den körperlichen Bereich fallen beispielsweise Veränderungen der Atmung (Atempausen, flaches Atembild, »Rasseln«), Veränderung des Kreislaufs (Puls, Durchblutung, Körpertemperatur), Nachlassen von Hunger und Durst sowie Veränderung des Stoffwechsels (Geruch). Ein gesteigertes Ruhebedürfnis, der Rückzug von sozialen Aktivitäten, zunehmendes Desinteresse an der Umgebung und am eigenen Leben, Gefühlsschwankungen sowie eine gewisse Innenschau verweisen auf Veränderungen im seelischen Erleben. Auf der Verhaltensebene sind deutliche Abweichungen von dem für eine Person jeweils typischen Verhalten zu nennen. Viele Anzeichen deuten darauf hin, dass die innere Bilderwelt das Erleben und Verhalten stärker beeinflusst als äußere Faktoren.

---

### Beispiele für Veränderungen am Lebensende: Sterbezeichen

- Atmung (flach, Atempausen, rasselnd)
- Hautbild (grau, marmoriert)
- Tonus (schlaff)
- Körpertemperatur (Fieber/Kalt)
- Stoffwechsel (»Geruch«)
- Hunger, Durst (stark reduziert)
- Äußeres Erscheinungsbild (eingefallene Gesichtszüge, »spitze Nase«)
- Augen, Blick (glanzlose Augen, »leerer Blick«, Blick ist in die Ferne gerichtet, »etwas« wird gesehen)
- Motorisches Verhalten (Greifen nach Unfassbaren, Unruhe, »Zupfen«)
- (Soziales) Verhalten (Rückzug, Leistungsabfall, geringes Mitteilungsbedürfnis, innere Bilder werden wichtiger, verstärktes Ruhebedürfnis, Verständigungsschwierigkeiten)
- Wahrnehmungsfähigkeit (zeitliche und räumliche Orientierungsschwierigkeiten, verzögerte Reaktionsfähigkeit)
- Kurzfristige Verbesserung des Zustandes kurz vor dem Tod

---

Der letzte Lebensabschnitt – das Sterben – kündigt sich also auf mehreren Ebenen an und nimmt einen prozesshaften Verlauf. Den Arbeiten der Schweizer Ärztin Elisabeth Kübler-Ross (geb. 1926, gest.

2004) ist es zu verdanken, dass sich Menschen aus den Arbeitsbereichen Medizin, Pflege und psychosozialer Begleitung intensiver mit dem Sterben als Lebensprozess beschäftigen und ganz besonders das psychische Erleben in den Vordergrund rücken und darauf eingehen. Aufgrund zahlreicher Beobachtungen sterbender Menschen und durch einen intensiven Begleitkontakt mit ihnen entwickelte Kübler-Ross ein Modell, das unterschiedliche Stationen – Sterbephasen – beschreibt (Kübler-Ross 2014). Der letzte Lebensweg führt diesem Ansatz folgend über die Stationen des Nicht-Wahrhaben-Wollens, der Auflehnung, des Verhandelns und der Depression schließlich zur Annahme. Neuere Forschungsarbeiten weisen immer wieder darauf hin, dass es sich bei dieser Beschreibung des Sterbeprozesses nicht um einen linearen Vorgang handelt, sondern dass einzelne Stationen mehrmals durchlebt werden können (»Gefühlsrad«). Auch die Dauer des Verweilens ist unterschiedlich und wird von Persönlichkeitsmerkmalen und sozialen Rahmenbedingungen beeinflusst.

Ohne auf die theoretische Diskussion über Phasenmodelle im Allgemeinen und das Phasenmodell des Sterbens im Besonderen einzugehen, sei hier nur festgehalten, dass in der Beschreibung der einzelnen Sterbeabschnitte wichtige Hinweise geliefert werden, Sterbende besser verstehen und begleiten zu können. Dabei ist immer zu bedenken, dass jeder Mensch die einzelnen Phasen auf seine ihm eigene Art und Weise durchlebt und gestaltet: Sterben kann auch als letzter großer Ausdruck gelebter Individualität begriffen werden. Ergänzend sei noch angeführt, dass das Modell von Kübler-Ross auch auf andere gravierende Verlusterfahrungen anzuwenden und somit auch für eine sensible Begleitung der Angehörigen hilfreich ist. Der Sterbeprozess kann auch als großes Abschiednehmen beschrieben werden und rückt damit in die Nähe von Trauerarbeit und Trauerprozessen (▶ Abschn. 2.5.2).

---

### Sterbephasen nach Kübler-Ross

1. Sterbephase: Nicht-Wahrhaben-Wollen (»Nein, nicht ich!«)
   - Betroffene sind wie gelähmt (Schock, Starre)

- Betroffene können die Wahrheit nicht annehmen (Verdrängen, Leugnen)
- Betroffene erleben ein Wechselbad der Gefühle (Stimmungslabilität)

2. Sterbephase: Auflehnung (»Warum ich?«)
   - Betroffene sind ihren Gefühlen ausgeliefert (Angst, Wut, Zorn)
   - Betroffene fühlen sich oft nicht verstanden (Kritisieren, Nörgeln)
   - Betroffene suchen einen Sündenbock (Klagen, Beschuldigen)

3. Sterbephase: Verhandeln (»Ja aber ...«)
   - Betroffene schöpfen Mut (Hoffnung)
   - Betroffene nehmen all ihre Kraft zusammen (Aktivitätsschub)
   - Betroffene wenden sich an ihre Umgebung (Kontaktbereitschaft)

4. Sterbephase: Depression (»Ja, ich.«)
   - Betroffene nehmen Abschied (Trauer, Tränen)
   - Betroffene haben Angst (Rückzug)
   - Betroffene ziehen Bilanz (Sinnfragen)

5. Sterbephase: Annahme (»Ja!«)
   - Betroffene kommen zur Ruhe (Erschöpfung)
   - Betroffene willigen in ihr Schicksal ein (Loslassen)
   - Betroffene entwickeln feine Antennen (hohe Sensibilität)

Menschen, die in eine Altenpflegeeinrichtung kommen, stehen am Ende ihres Lebens. Einige der oben beschriebenen Aspekte und Verhaltensweisen zeigen sich mehr oder weniger deutlich während der gesamten Verweildauer. Vieles muss verabschiedet werden, von vielem muss man sich endgültig trennen und so mancher »kleine Tod« muss verkraftet werden. In diesem Zusammenhang sei nochmals auf die enge Verschränkung mit Trauerprozessen hingewiesen (▶ Abschn. 2.5.2). Abschiednehmen kann als DAS Thema in Altenpflegeeinrichtungen genannt werden. Für die einen wird es leichter sein, sich mit den Gegebenheiten abzufinden, für andere wiederum stehen Resignation oder Auflehnung im Vordergrund – so wie es sich auch beim letzten Abschied, beim Sterben, zeigt.

Die Wahrnehmung einzelner Signale, die das Näherrücken des Todes ankündigen, lösen bei den meisten Menschen Gefühle der Unsicherheit und Angst aus, denen mit Verdrängen, Wegschauen, Leugnen oder einem starren Festhalten am Hier und Jetzt begegnet wird. Dieses bewusste »Nicht-Wahrhaben-Wollen« alter Menschen, wie es von vielen Pflegekräften beschrieben wird, ist demnach eine verständliche Reaktion auf die untrüglichen Zeichen des nahenden Endes und markiert gleichzeitig den Eintritt in einen dynamisch ablaufenden innerseelischen Prozess: den Sterbeprozess.

**» Indianisches Sterbelied**

Laß es schön sein,
wenn ich das letzte Lied singe.
Laß es Tag sein,
wenn ich das letzte Lied singe.
Ich möchte mit meinen Augen hochblicken,
Wenn ich das letzte Lied singe.
Ich möchte,
daß die Sonne auf meinen Körper scheint,
wenn ich das letzte Lied singe.
Laß es schön sein, wenn ich das letzte Lied singe.
Laß es Tag sein,
wenn ich das letzte Lied singe.

## 3.4.2 Begleitansätze für den letzten Lebensabschnitt

Bei der Frage nach einer bedürfnisorientierten Begleitung und Pflege bis zuletzt ist es wichtig, sich mit der veränderten Gesamtsituation des sterbenden Menschen auseinanderzusetzen und genau hinzusehen, wie sich die Bedürfnislage verändert. Es geht auch darum, einzelne prozessbegleitende Symptome hinsichtlich ihrer Auswirkung auf die Bedürfnisse zu hinterfragen und das Begleitangebot entsprechend anzupassen. Wenn der Wunsch nach Ruhe beispielsweise immer stärker in den Vordergrund tritt, müssen mobilisierende bzw. aktivierende Angebote neu überdacht werden. Der wachsame Blick auf Veränderungen muss immer auf die gesamte Bedürfnispalette gerichtet sein, angefangen von den physiologisch-biologische Bedürfnissen, über Sicherheitsbedürfnisse, soziale

Bedürfnisse, seelische Grundbedürfnisse, Individualbedürfnisse und die Bedürfnisse nach Selbstverwirklichung (► Abschn. 2.4).

---

**Unterschiedlichste Bedürfnisse: Beispiele von Ich-Aussagen Sterbender**

- »Liebe mich, so wie ich bin.« (Bedürfnis nach Liebe)
- »Unterstütze mich.« (Bedürfnis nach Selbstregulierung)
- »Lass mich nicht allein.« (Bedürfnis nach Sicherheit)
- »Sprich mit mir.« (Bedürfnis nach Orientierung)
- »Höre mir zu.« (Bedürfnis nach Anteilnahme)
- »Schenke mir deine ungeteilte Aufmerksamkeit.« (Bedürfnis nach Zuwendung)
- »Gehe auf meine Besonderheiten ein.« (Bedürfnis nach Beachtung)
- »Schiebe mich nicht ab.« (Bedürfnis nach Gemeinschaft)
- »Schenke mir Nähe.« (Bedürfnis nach Geborgenheit)
- »Bleibe nah bei mir.« (Bedürfnis nach Berührung)
- »Lindere meine Schmerzen.« (Bedürfnis nach Schmerzfreiheit)
- »Lass mir meine Rückzugsmöglichkeit.« (Bedürfnis nach Ruhe)
- »Gib mir zu trinken.« (Bedürfnis nach Flüssigkeit)
- »Lindere meine Atemnot.« (Bedürfnis nach Luft)

---

Die Begleitung von Menschen am Lebensende war über eine lange Zeit Aufgabe der Familien und Großfamilien. Mit dem gesellschaftlichen Wandel und dem Wandel der Beschäftigungs- und Familienstrukturen hat sich auch diese Kernaufgabe sozialer Fürsorge verändert. Sterben und die Begleitung dieses letzten Lebensabschnittes ist in aller Regel ein aus dem familiären Alltag ausgeklammertes Ereignis. Dadurch fehlt vielen Menschen ein natürlicher Umgang mit dem Thema Sterben und sie greifen im Falle einer bevorstehenden Sterbebegleitung eines nahen Angehörigen auf die Erfahrung von Fachkräften zurück. Als Experten für eine respektvolle und würdevolle Begleitung sterbender Menschen sind Mitarbeiter und Mitarbeiterinnen von Hospiz- und Palliativeinrichtungen zu nennen. Dieser Begleitansatz ist auch für viele Pflegeheime von großer Relevanz.

Der Trend in der Begleitung alter Menschen in Heimen geht dahin, dass sie ihr letztes Zuhause nicht verlassen müssen, um in Klinikeinrichtungen zu sterben. Nach einer geglückten Eingliederung und Eingewöhnung an das »neue Zuhause Heim« entspricht der Heimverbleib der Bewohner und Bewohnerinnen bis zu ihrem letzten Atemzug dem Wunsch der allermeisten Menschen, Zuhause zu sterben (Specht-Tomann 2014). Für die Mitarbeiter und Mitarbeiterinnen von Pflegeeinrichtungen bedeutet die Erweiterung ihrer Aufgabenbereiche neben inhaltlicher Weiterbildung auch die Bereitschaft, sich mit Fragen rund um das Sterben auf einer persönlichen Ebene auseinanderzusetzen, um sich in die Situation sterbender Menschen emotional besser einfühlen zu können.

Welche Begleitansätze stehen für eine »gute« Sterbebegleitung zu Verfügung? Hier ist in erster Linie an die Grundsätze der Hospizbewegung (Fink 2012, Heller et al. 2012) zu denken und an den Bereich palliativer Maßnahmen (Jaspers (Hrsg.) 2009). Doch obwohl der Hospizgedanke, die palliative Medizin sowie Palliative Care in den letzten Jahrzehnten gerade in der Sterbebegleitung immer mehr an Bedeutung gewonnen haben, können viele Pflegepersonen mit den Inhalten hinter den Begriffen oft nicht viel Konkretes verbinden. Die nachfolgenden Ausführungen sind als Orientierungsmöglichkeit zu verstehen, die den Weg zu vertiefenden Informationen ebnen soll.

> **Der wichtigste Ansatz für eine an den Bedürfnissen und Wünschen Sterbender orientierten Sterbebegleitung ist der Hospiz- und Palliativgedanke.**

## Hospiz und Palliative Care

Der moderne Hospizgedanke nimmt seinen Ausgangspunkt im London der 1960er Jahre. Die englische Ärztin Cicely Saunders (1918–2005) eröffnete nach langen Vorarbeiten 1967 das erste Hospiz, das

St. Christopher Hospice. Die Leitidee, der man sich in diesem »Mutterhaus« der modernen Hospizbewegung verpflichtet fühlte, war das Bemühen, die Bedürfnisse sterbender Menschen in den Mittelpunkt aller Aktivitäten zu stellen. Auftretendes Leiden sollte durch optimale medizinische Betreuung im Sinne einer Kontrolle belastender Krankheitssymptome und auftretender Schmerzen gelindert werden. Hinzu kam noch das Bemühen, die seelischen, sozialen und spirituellen Bedürfnisse sterbender Menschen wahrzunehmen und sie bestmöglich zu begleiten (Holder-Franz (Hrsg.) 2009, Saunders 1999).

Dieser Begleitgedanke ist ein ganzheitlicher Ansatz, der Sterben wieder stärker als Lebensprozess sieht und nicht nur als Krankheit, die solange als möglich massiv bekämpft werden soll. Heute wird unter dem Begriff Hospiz ein umfassendes Konzept zur Begleitung von sterbenskranken Menschen und deren Angehörigen in der letzten Lebensphase verstanden. Dabei geht es zum einen um Organisationsformen, in denen der Gedanke Hospiz realisiert wird, zum anderen steht der Begriff Hospiz immer auch für eine bestimmte innere Einstellung der Menschen, die sich dieser Bewegung verpflichtet fühlen. Die Angebote umfassen Besuchsdienste zu Hause (ambulant), können in Krankenhäusern und Pflegeheimen in Anspruch genommen werden (teilstationär) oder in eigens errichten Hospizhäusern (stationär). Die ehrenamtlichen Helfer, die eine zentrale Rolle in der Hospizarbeit spielen, werden für die besondere Aufgabe der Sterbebegleitung eigens geschult. Sie stehen mit besonderer Achtsamkeit den sterbenden Menschen und deren Angehörigen zur Verfügung. Für viele Menschen, die in der Hospizbewegung tätig sind, wurde der Satz von Cicely Saunders: »Es geht nicht darum, dem Leben mehr Tage zu geben, sondern den Tagen mehr Leben« zum Motto ihrer Arbeit. Er unterstreicht das Bemühen um eine ganzheitliche Begleitung, in deren Mittelpunkt die Bedürfnisse und persönlichen Wünsche des Sterbenden stehen.

Aus der Hospizbewegung heraus hat sich der palliative Ansatz in der Betreuung, Begleitung und Pflege unheilbarkranker und sterbender Menschen entwickelt. Die Weltgesundheitsorganisation schlägt nachfolgende Definition von Palliative Care vor:

> » Palliative Care ist ein Ansatz zur Verbesserung der Lebensqualität von Patienten und deren Familien, die mit Problemen konfrontiert sind, die mit einer lebensbedrohlichen Erkrankung einhergehen: durch Vorbeugen und Lindern von Leiden, durch frühzeitiges Erkennen, untadelige Einschätzung und Behandlung von Schmerzen sowie anderen belastenden Beschwerden körperlicher, psychosozialer und spiritueller Art. (► http://www.who.int/cancer/palliative/definition/en/)

Um den Hospizgedanken gut umsetzen zu können und eine umfassende palliative Versorgung zu gewährleisten, müssen unterschiedlichste Berufsgruppen zusammenarbeiten. Neben den ehrenamtlichen Mitarbeiterinnen und Mitarbeitern, die Hospizgruppen angehören, in denen sie eine entsprechende Ausbildung erhalten und laufend Supervisionen in Anspruch nehmen können, wirken noch viele andere Berufsgruppen zusammen, um Sterbenden einen »Mantel der Geborgenheit« anzubieten. In einem multidisziplinären Team arbeiten Ärzte, Pflegekräfte, Psychologen, Therapeuten, Sozialarbeiter, Seelsorger und ehrenamtliche Hospizmitarbeiter gemeinsam daran, körperliche, seelische, soziale und spirituelle Bedürfnisse des letzten Lebensabschnittes gleichermaßen zu berücksichtigen (◘ Abb. 3.16). Im Vordergrund palliativer Maßnahmen (»pallium« kommt aus dem Lateinischen und bedeutet so viel wie »Mantel, Umhang, Umhüllung«), die durch die palliative Medizin und durch palliative Pflege, Betreuung und Begleitung (Palliative Care) umgesetzt werden, steht eine bestmögliche Linderung der Beschwerden sowie die Unterstützung der Betroffenen, bis zuletzt in Würde leben zu können, und nicht das Bekämpfen der Krankheit oder des altersbedingten Zustandes. Die folgende Zusammenstellung gibt einen Überblick über Unterstützungsangebote im Palliativbereich (Bausewein et al. (Hrsg.) 2010, Husebø et al. 22007, Kränzle et al. (Hrsg.) 2014).

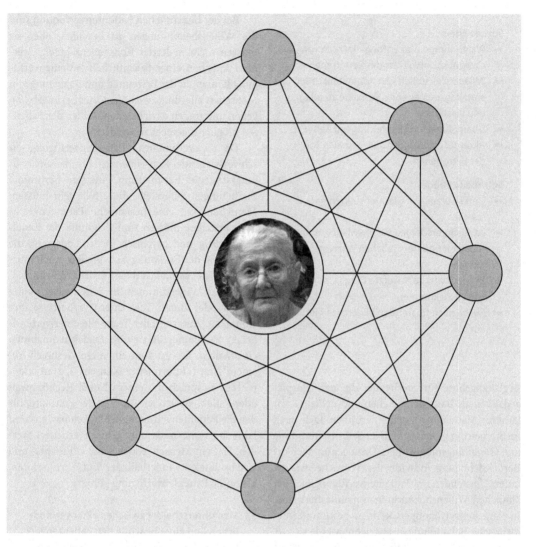

**Abb. 3.16** Begleitet durch ein interdisziplinäres Team. (Quelle: ► © www.spechtarts.com)

**Palliativmaßnahmen: Unterstützungsangebote auf vier Ebenen**

**Körperliche Ebene:**
— Möglichst umfassende Kontrolle auftretender Symptome (Symptomkontrolle)
— Bekämpfen der Schmerzen (Schmerztherapie)
— Linderung von Medikamentennebenwirkungen

**Seelische Ebene:**
— Eingehen auf die Gefühle, die am Ende des Lebens auftreten (► Abschn. 3.4.1)
— Gespräche über Ängste, Freuden, offene Fragen u. Ä.
— Ressourcenarbeit zur Aufrechterhaltung bzw. Wiederherstellung des seelischen Gleichgewichts

**Soziale Ebene:**

- Wahrnehmen und Entgegenwirken von Lücken im sozialen Netz der Betroffenen
- (Wieder)Herstellen von Kontakten; Unterstützung, bestehende Kontakte zu pflegen und zu stärken
- Übernahme von »Begleitung auf Zeit«
- Akzentesetzen wider den »sozialen Tod« der Betroffenen

**Spirituelle Ebene:**

- Unterstützung in Glaubensfragen und -zweifeln
- Akzeptieren der jeweiligen Glaubenszugehörigkeit und persönlichen Wertvorstellungen
- Bereitschaft, über »letzte Dinge« ins Gespräch zu kommen
- Suche nach tröstenden Bildern und Ritualen

Begleitangebote für Sterbende, die den Hospizgedanken als Basis heranziehen und palliative vor kurative Maßnahmen stellen, eröffnen auch noch im Sterben ein gewisses Maß an Selbstbestimmung und Gestaltungsmöglichkeit. Dazu gehört auch die Berücksichtigung individueller Wünsche, wie sie unter Umständen in Patientenverfügungen oder ähnlichen Willensbekundungen manifestiert sind. In Patientenverfügungen können bestimmte medizinische Behandlungen abgelehnt werden (z. B. lebensverlängernde Maßnahmen, umfangreiche diagnostische Verfahren in der terminalen Phase). Sie sind für den Fall gedacht, dass Menschen sich nicht mehr wirksam äußern können. Es gibt zwei verschiedene Varianten, die verbindliche und die beachtliche Form.

Bei der **verbindlichen Patientenverfügung** müssen sich alle an dem Behandlungsgeschehen beteiligten Personen (Ärzte, Pflegekräfte, Angehörige, Sachwalter) an die Vorgaben halten – mit Ausnahme jener Anliegen, die mit dem Gesetz nicht konform gehen (z. B. in Ländern, in denen Euthanasie gesetzlich verboten ist, können Ärzte nicht durch eine Patientenverfügung zur aktiven Sterbehilfe gezwungen werden).

Bei der **beachtlichen Patientenverfügung** sind die Willensbekundungen zu beachten, aber sie müssen nicht in letzter Konsequenz befolgt werden. Angaben einer beachtlichen Patientenverfügung können in der Betreuung und Begleitung von Menschen allerdings wichtige Orientierungshilfen geben und tragen dazu bei, dem Willen der Patienten möglichst gerecht zu werden.

Da die verbindliche Patientenverfügung oft schwerwiegende Konsequenzen für die Behandlungsstrategie haben kann, wurden bestimmte Bedingungen aufgestellt, die erfüllt sein müssen: Menschen, die eine beachtliche Patientenverfügung erstellen, müssen zum Zeitpunkt der Erstellung geistig und psychisch in der Lage sein, die Bedeutung der Erklärung zu begreifen. Auch muss gewährleistet sein, dass dieser Schritt freiwillig gesetzt wird. Widerruft man die Patientenverfügung (verbal oder durch Vernichten) verliert sie ihre Gültigkeit. Aufgrund der Tragweite einer verbindlichen Verfügung sind einige Begleitmaßnahmen einzuhalten. Das ist zum einen ein Gespräch mit einem Arzt (»informierter Konsens«), zum anderen ein Gespräch mit einem Notar, Rechtsanwalt oder Patientenvertreter. Auch ist der Zeitraum, für den die Patientenverfügung Gültigkeit hat, auf fünf Jahre begrenzt und muss danach erneuert werden. Hat ein Mensch jedoch seine »Einsichts- und Urteilsfähigkeit« innerhalb der fünf Jahre verloren, bleibt die Patientenverfügung gültig.

> ❯ Man unterscheidet zwischen einer verbindlichen und einer beachtlichen Patientenverfügung. Damit die verbindliche Verfügung in Kraft treten kann, müssen bestimmte Kriterien erfüllt sein (Freiwilligkeit, geistige und psychische Einsichtsfähigkeit, Arzt- und Notargespräch). Die Gültigkeit beträgt fünf Jahre.

Die beachtliche Patientenverfügung ist als Willensäußerung zu verstehen, ist nicht bindend kann aber wichtige Orientierungshilfen geben.

## Sterbebegleitung

Wann wird aus einer Begleitung am Lebensende eine Sterbebegleitung? Welche Aspekte gilt es speziell in Altenpflegeeinrichtungen zu berücksichtigen? Nachfolgend wird auf einige Punkte näher eingegangen, die bei einer einfühlsamen Sterbebegleitung in Altenpflegeeinrichtungen besonders zu bedenken sind (Behrens et al. 2011, Berls und Newerla 2010, Feichtner 2014, Hontschik 2012).

Durch den regelmäßigen Kontakt zwischen den Bewohnerinnen und Bewohnern und dem Team der sie begleitenden Menschen kann es relativ gut gelingen, die Sterbeanzeichen (▶ Abschn. 3.4.1) beizeiten zu erkennen. Voraussetzung dafür ist das Wissen um typische, auf das Sterben hinweisende Veränderungen und eine gute Beobachtungsgabe. Abnehmendes Interesse an den Aktivitäten im Haus, mangelndes Interesse an der unmittelbaren Umgebung, Rückzug, immer geringer werdendes Interesse an Essen und Trinken, kontinuierliches Schwächerwerden oder eine drastische Verschlechterung des Gesundheitszustandes können als Leitsymptome dienen und darauf hinweisen, dass Menschen am Ende ihres Lebens stehen. Spätestens dann sollten wichtige Fragen für die Sterbebegleitung im Team geklärt und mit den Betroffenen – sofern dies noch möglich ist – und deren Angehörigen besprochen werden.

Im Idealfall wurde bereits beim Einzug ins Heim die Frage nach einer Patientenverfügung oder anderen Willensäußerungen mit dem Betroffenen und/oder den Angehörigen angesprochen. Bestehen diesbezüglich keine Regelungen, sollte in einfühlsamen Gesprächen herausgefunden werden, welche Wünsche vorhanden sind, welche Ängste ausgeräumt werden können und worauf aus der Sicht der Betroffenen besonders zu achten ist. Wichtige Gespräche über anstehende Entscheidungen sollten immer in Anwesenheit des sterbenden Menschen geführt werden. Bedenkt man, dass ein hoher Anteil der Altenheimbewohner und -bewohnerinnen an Demenz erkrankt sind, so wird es nicht immer möglich sein, eine individuelle Äußerung als Basis für medizinisch-pflegerische Entscheidungen heranzuziehen.

Hier ist es hilfreich, auf die Erfahrung zurückzugreifen, die man mit diesen Menschen während seines Aufenthaltes im Heim gemacht hat (Kojer und Schmidl 2011). Auch Angehörige oder andere sehr nahe stehende Menschen können Orientie-

rungshinweise geben. »Wie würde Frau A. entscheiden? Was wäre Herrn Z. wichtig?« – diese Leitfragen verlangen von den Begleitern ein hohes Maß an Einfühlungsvermögen und die Kenntnis wichtiger biografischer Aspekte (▶ Abschn. 3.1.3). Oft verlangt die akute Situation eines Bewohners oder einer Bewohnerin, dass unter großem Zeitdruck entschieden werden muss, welche Behandlung oder Untersuchung durchgeführt werden muss bzw. ob eine Krankenhauseinweisung erfolgt. Nur zu oft kam und kommt es vor, dass Personen gegen ihren Wunsch umfassenden diagnostischen Verfahren unterzogen werden oder auch dann noch in ein Krankenhaus eingewiesen werden, wenn sich das bevorstehende Ende bereits deutlich abzeichnet.

Um diesen schwierigen Situationen besser begegnen zu können, wird in einigen Trägerorganisationen von Altenpflegeeinrichtungen (z. B. Caritas Sozialis) an der Entwicklung eines Palliativblattes gearbeitet. Dieses Blatt ist gleichsam als »vorbesprochener« Notfallplan zu verstehen und wird nach ausführlichen Gesprächen zwischen Betroffenen (sofern dies möglich ist), Angehörigen, Ärzten und Pflegekräften erstellt. Ergänzt werden Informationen durch die Ergebnisse ethischer Bewohner- und Bewohnerinnenbesprechungen, die bei Bedarf einberufen werden können, und das Ziel verfolgen, den Willen oder mutmaßlichen Willen und Wunsch eines Bewohners oder einer Bewohnerin herauszufinden und dem folgend zu handeln.

Der Vorteil eines Palliativblattes ist, dass es der jeweiligen Situation angepasst werden kann und eine »vorausschauende Planung« in der Begleitung erleichtert. In dem Palliativblatt werden auch alle Möglichkeiten der Institution (z. B. Medikamentendepot, situationsbezogene pflegerische Kompetenzen, lindernde Maßnahmen, Begleitangebote) festgehalten. Das Blatt wird von einem Palliativmediziner unterschrieben und dadurch gleichsam als Einsatzplan »freigegeben«. Durch die Dokumentation über Aufklärung und Besprechung bestimmter Themen (z. B. künstliche Ernährung über PEG Sonde, Reanimierung, weitreichende diagnostische Verfahren) erhält das Palliativblatt den Charakter einer beachtlichen Patientenverfügung (▶ CS Caritas Sozialis, Wien, ▶ www.cs.or.at).

**3**

**Informationen des Palliativblattes**
- Medikamentöse Therapie (palliativ)
- Ernährung und Flüssigkeitszufuhr
- Reanimation
- Krankenhauseinweisung
- Absaugen, Sauerstoffgabe
- Gespräche mit Vertrauenspersonen
- Palliativmediziner, der das Blatt freigibt

Wenn ein Leben zu Ende geht, kommt es in der Betreuung und Begleitung zu vielfältigen Veränderungen. Palliative Maßnahmen treten verstärkt in den Vordergrund und viele Handlungen, die routinemäßig zum Pflegealltag dazugehören, werden in den Hintergrund geschoben. Damit ein friedliches Sterben möglich ist, müssen auftretende Symptome adäquat behandelt und Raum für größtmögliche Fürsorge geschaffen werden. Konkret stellt sich die Frage: Was ist zu tun und was ist zu unterlassen? Die nachfolgenden Punkte können als grundsätzliche Richtlinien für den Umgang mit sterbenden Menschen herangezogen werden. Dabei scheint es besonders wichtig, sich der vier verschiedenen Aspekte bewusst zu sein, die in einer palliativen Begleitung zum Tragen kommen sollten: dem körperlichen, seelischen, sozialen und spirituellen Bereich.

Zur optimalen Versorgung sterbender Menschen aus medizinischer Sicht gehört das Aufstellen eines palliativen Plans, in dem neben pflegerischen Maßnahmen auch festgelegt wird, welche Medikamente bei welchen Indikationen zum Einsatz kommen, welches Zeitschema einzuhalten und welche Höchstdosis vertretbar ist. Bei dauerhaften Beschwerden (z. B. Schmerzen) müssen die Medikamente in regelmäßigen Abständen verabreicht werden und nach genauer Beurteilung der Situation den jeweiligen Veränderungen angepasst werden. Hier ist eine gute Absprache zwischen den Pflegepersonen, den Begleitpersonen (Angehörige, ehrenamtliche Hospizmitarbeiter) und dem behandelnden (Palliativ-)Mediziner besonders wichtig. Zu einer guten palliativen Versorgung gehört auch, dass über die Art und Weise der Medikamentenverabreichung Klarheit geschaffen wird.

Dort wo eine perorale Einnahme nicht mehr möglich ist, muss über den Einsatz adäquater Verabreichungsformen entschieden werden (z. B. Schmerzpumpen, -pflastern; Butterfly-Kanülen). Schmerzmedikamente stehen an oberster Stelle palliativer medizinischer Maßnahmen, gefolgt von Medikamenten im Zusammenhang mit der Linderung der Atemprobleme, Angstzuständen und Unruhe. Medikamente, die den Patienten keinen Nutzen mehr bringen (z. B. Antibiotika, Psychopharmaka, Abführmittel), sollten ebenso abgesetzt werden wie pflegerische Maßnahmen, die den veränderten Bedürfnissen im Sterben entgegenlaufen (z. B. tägliches Duschen, komplette Körperpflege, Umlagern in kurzen Zeitabständen, regelmäßige Vitalmessungen, Mobilisierung).

Störungen durch intensive Reinigung des Zimmers, in dem ein Sterbender liegt, sollten unbedingt vermieden werden. Auch ist auf die Geräuschkulisse zu achten. Lautes Türenschließen wird oft als störend empfunden und reißt Sterbende leicht aus ihrem nach innen gerichteten Bewusstheitszustand heraus. Dies gilt auch für andere Lautquellen wie die Lautstärke von Gesprächen oder Musik. Durch die hohe Sensibilität Sterbender kann sich Stress im Umfeld leicht übertragen. Daher sollten in der Sterbebegleitung Anzeichen von Hektik und Stress möglichst vermieden werden (z. B. hektische Bewegungen, motorische Unruhe, lautes Sprechen).

**Maßnahmen am Lebensende: Schwerpunkt medizinisch-pflegerische Aspekte**
- Erstellen eines Palliativplans (»Was ist zu tun, was ist zu unterlassen«: interdisziplinär; Klärung: Patientenverfügung, Willensbekundung, Palliativblatt; Fokus: Schmerztherapie, Symptomkontrolle; Angehörige einbeziehen)
- Erstellen einer Medikamentenübersicht (Indikation und Höchstdosis)
- Zeitschema für die Verabreichung der Medikamente
- Überlegungen zur Art der Medikamentengabe (peroral, Schmerzpflaster, Schmerzpumpen, Butterfly-Kanülen)

> - Pflegerische Maßnahmen dem Zustand anpassen
> - Stress vermeiden, Geräuschkulisse beachten, Nähe vermitteln

Stellt man sich die Frage, was man dem Sterbenden noch alles Gutes tun kann, so öffnen sich viele Türen einfühlsamer Begleitung. Auf eine optimale medikamentöse Versorgung des Sterbenden wurde bereits hingewiesen. An prominenter Stelle steht hier die Linderung von Schmerzzuständen. Für Angehörige ist es hilfreich, wenn ihnen erklärt wird, dass nur eine regelmäßige Medikamentengabe effiziente Linderung der belastenden Schmerzzustände bewirken kann. Auch aufklärende Worte über die Substanz Morphium im Einsatz beim Kampf gegen Schmerzzustände kann manchmal notwendig sein, da allein der Produktname mit Sucht und Abhängigkeit assoziiert wird und Widerstand auslöst (▶ Abschn. 3.2.3.3). Für eine wirksame Schmerztherapie ist es besonders wichtig, den sterbenden Menschen beobachtend zu begleiten und auftretende Verhaltensänderungen auf dem Hintergrund möglicherweise verstärkter Schmerzen zu prüfen und dies den Fachkräften zu kommunizieren (▶ Abschn. 3.2.3). Zu einer konstanten und in regelmäßigen Abständen verabreichten medikamentösen Schmerztherapie ist es zusätzlich immer möglich, die Therapie an veränderte Bedingungen anzupassen oder Schmerzspitzen durch zusätzliche Medikamentenverabreichung zu kappen.

Speziell bei an Demenz erkrankten Menschen ist daran zu denken, dass so gut wie jede Verhaltensänderung auf das Vorhandensein von Schmerzen hinweisen kann (Kojer und Schmidl 2011). Hier ist es hilfreich, wenn Menschen zur Sterbebegleitung zugezogen werden, die den Betreffenden schon länger kennen und mit seinen Verhaltensweisen und Coping-Strategien vertraut sind (z. B. Bezugspflegekraft). Schmerzen sind ein multifaktorielles Geschehen und dies sollte auch in der Sterbebegleitung nicht vergessen werden. Zu den körperlichen Schmerzen können sich seelische, soziale und spirituelle Aspekte hinzugesellen. Auch diese Ebenen müssen im Auge behalten werden, um dem »Gesamtzustand Schmerz« bei sterbenden Men-

schen wirklich bedürfnisorientiert begegnen zu können. Eingehen auf emotionale Befindlichkeiten, menschliche Zuwendung, soziale Präsenz oder spirituelle Begleitung sollten in einer ganzheitlichen Schmerztherapie nicht vergessen werden.

> **Am Ende des Lebens muss besonders auf das Bedürfnis nach Ruhe, Sicherheit und Geborgenheit sowie auf eine optimale Schmerz- und Symptomkontrolle geachtet werden.**

In den letzten Wochen, Tagen oder Stunden schwindet meist das Interesse an Essen und Trinken. In dieser Situation kommt der Mundpflege große Bedeutung zu (Kränzle et al. (Hrsg.) 2014). Anstatt Sterbende mehr oder weniger deutlich zum Essen zu zwingen, kann eine regelmäßig durchgeführte Mundpflege wichtige Funktionen übernehmen – von einer Nahrungszufuhr in kleinsten und gut verträglichen Portionen bis hin zum Vermitteln von Wohlgefühl durch Angebote bevorzugter Aromen, Befeuchten und Stimulieren der Mundpartie. Mund und Mundpartie sind mehr als nur der Ort der Nahrungsaufnahme. Als wichtiges Sinnesorgan schafft der Mund die Möglichkeit, unterschiedliche Geschmacksempfindungen zu transportieren, Genuss zu vermitteln, Sprache und Lautäußerungen zu formen und Liebkosungen auszutauschen.

Eine gute Mundpflege kann bei sterbenden Menschen auch dann besonders wichtig werden, wenn sich unangenehme Mundtrockenheit bemerkbar macht. Dies kann beispielsweise durch eine verminderte Speichelsekretion ausgelöst werden, durch Fieber, Dehydration, als Nebenwirkung von Medikamenten oder allein dadurch, dass die bevorzugte Atmung sterbender Menschen durch den Mund geschieht. Ein weiterer Aspekt der Mundpflege ist in der Entfernung oft störender Beläge anzuführen. In der Praxis werden dafür u. a. ein Honig-Zucker-Gemisch verwendet oder Sahne, Butterstückchen, kohlensäurehaltige Flüssigkeit bzw. Vitaminbrausetabletten. Auch hier ist es hilfreich, auf die Geschmacksvorlieben des sterbenden Menschen einzugehen.

Um eine Feuchtigkeitszufuhr zu erleichtern, kann man auf kleine eingefrorene Obststückchen oder Fruchtbonbons zurückgreifen, die dem Sterbenden zum Lutschen oder Saugen angeboten

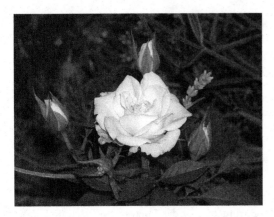

**◘ Abb. 3.17**    Welt der Düfte. (Quelle: ▶ © www.spechtarts.com)

werden. Vorsicht ist dort geboten, wo der Bewusstseinszustand getrübt und der Saug- und Schluckreflex erloschen ist. Je näher der Eintritt des Todes rückt, desto wichtiger ist es, eine regelmäßige Mundpflege im Sinne der Mundbefeuchtung durchzuführen, wobei die zeitlichen Richtwerte bei ½-stündlich bis mind. 2-stündlich genannt werden. Neben der Anwendung von Tupfern und Stäbchen können auch Flüssigkeitszerstäuber mit den entsprechenden Hydrolaten (»aromatische Wasser«, deren Basis destilliertes Wasser ist), eingesetzt werden. In der Sterbebegleitung haben sich besonders Kamillenhydrolat, Lindenblütenwasser, Rosenhydrolat, Kornblumenwasser, Myrtenhydrolat und Orangenblütenhydrolat bewährt.

Die Welt der Düfte (◘ Abb. 3.17) und Klänge bleibt bei Menschen lange erhalten und erreicht Sterbende selbst dann noch, wenn sie kaum mehr aktiv an der Umwelt teilnehmen. Diesem Umstand kann durch den vorsichtigen Einsatz von Aromastoffen (bevorzugte Duftnoten sollten im Vorfeld benannt werden, Biografiearbeit ▶ Abschn. 3.1.3) Rechnung getragen werden. Die Aromatherapie beschäftigt sich darüber hinaus mit den speziellen Wirkweisen von Düften auf den seelischen Zustand eines Menschen (Lexa und Theierl 2014). Ätherische Öle können in einer Duftlampe zum Einsatz kommen oder als Raumspray Verwendung finden. Bei der Dosierung sollte man sehr vorsichtig umgehen und ein für die Begleiter kaum wahrnehmbaren Maß wählen (1 bis 2 Tropfen des Öls ist beispielsweise für eine Duftlampe ausreichend). Auch

sanfte Massagen (Hand- oder Fußmassagen) mit entsprechenden Ölen tragen zu einer entspannten und ruhigen Atmosphäre bei. Genannt werden Bergamotte und Weihrauch für Menschen, die einen gedrückten und traurig Eindruck machen, während Lavendel bei ängstlichen und unruhigen Zustandsbildern verwendet wird. Darüber hinaus eignen sich für die Begleitung am Lebensende besonders die ätherischen Öle von Rose, Iris, Lavendel, Majoran und Melisse (Zimmermann 2011).

Neben der Welt der Düfte sind auch Klänge sehr eng mit dem emotionalen Gedächtnis verbunden. Klänge und Stimmen begleiten den Menschen von seiner vorgeburtlichen Zeit bis zu seinem letzten Atemzug (Baumann und Bünemann 2009, Schenk und Löhr (Hrsg.) 2014). Auch wenn das Bewusstsein eines Sterbenden getrübt ist, kann man davon ausgehen, dass Stimmen, Geräusche und Klänge wahrgenommen und mit den erlebten Erfahrungen assoziiert werden. Der Hörsinn ist der letzte Sinn, der bei Sterbenden schwindet. Gelingt es im Vorfeld durch gezielte Biografiearbeit (▶ Abschn. 3.1.3), die Vorlieben und Abneigungen (»Hörgewohnheiten«) eines Menschen zu erkunden, kann man Klangangebote aus der bevorzugten Musikrichtung einsetzen. Unabhängig von individuellen Vorlieben wirken »warme« Klänge oder pentatonische Melodien (Pentatonik: Fünftonmusik) harmonisierend und beruhigend. Der Rhythmus der Atmung oder des Herzschlages können dort als Vorgabe dienen, wo keine individuellen Vorlieben bekannt sind. Begleiter übernehmen beispielsweise den Atemrhythmus des sterbenden Menschen und erzeugen so eine Atmosphäre des »Einklangs« und der Ruhe. Bei agitierter Atmung kann man versuchen, nach einer gewissen Zeit des »gemeinsamen Atmens« das eigene Atemtempo zurückzunehmen. Manchmal gelingt es, dass Sterbende sich dem ruhigeren Atemrhythmus der begleitenden Person anschließen und selbst ruhiger werden. Auch »Singen oder Summen im Atemrhythmus« des Sterbenden kann große Nähe erzeugen und beruhigend wirken.

Beim Einsatz von Musik ist – genauso wie bei den Duftstoffen – auf die richtige »Dosierung« (Lautstärke, Dauer) zu achten. Für Angehörige ist es darüber hinaus noch hilfreich zu wissen, dass ruhiges, sanftes Sprechen Sterbende meist auch dann noch erreicht, wenn sie nicht mehr ansprechbar oder bei klarem Bewusstsein sind. So kann es beiden Seiten gut tun, positive gemeinsame Erlebnisse aus der Vergangenheit in Erzählungen und Gesprächen wieder lebendig werden zu lassen. Auch das Vorlesen bzw. Vorsprechen von Gebeten, Gedichten und anderen Texte, die entweder einen individuellen oder soziokulturellen Bezug haben, kann für eine gute Atmosphäre sorgen und ein unsichtbares Band zwischen Begleitern und Sterbenden knüpfen. Darüber hinaus kann für viele religiös gebundene Menschen eine Krankensalbung mit den dazugehörigen Gebeten und Texten Trost und Erleichterung bringen und den Prozess des seelischen Loslassens unterstützen. Hier ist jedoch ein besonders achtsamer Umgang mit den individuellen Wünschen, Gewohnheiten und Grundhaltungen des Sterbenden wichtig.

Dem Bedürfnis Sterbender nach Nähe und Geborgenheit kann durch Berührungen und entsprechende Lagerungen Rechnung getragen werden. Kissen, die unter die Arme und unter die Knie gelegt werden, sind nicht nur bequem, sondern erleichtern auch die Atmung. Geht es eher darum, dem sterbenden Menschen ein Stück Geborgenheit und Sicherheit zukommen zu lassen, eignet sich die Nestchenlagerung, bei der Lagerungsrollen den Körper umgeben und so die Körpergrenzen wieder spürbar machen. Manchmal haben sich bereits während des Altenheimaufenthaltes »Kuscheltiere« oder besondere Erinnerungsstücke als treue Begleiter bewährt und können in der Sterbephase ebenfalls ein Stück Sicherheit vermitteln.

---

**Maßnahmen am Lebensende: fachübergreifende Beispiele**

- Weiche Lagerung (z. B. »Nestlagerung«)
- Angenehme, nicht einengende Kleidung
- Aromatherapie (Duftvorlieben berücksichtigen)
- Musik, Klänge (leise, einfache Melodien; »Hörgewohnheiten« berücksichtigen)
- Texte u. Ä. vorlesen, Sprechen (vertraute Stimmen)
- Anwesenheit eines Begleiters (»Sitzwache«)
- Nähe vermitteln (»Da-Sein«)

---

- Zuhören (»Symbolsprache der Sterbenden«)
- Berührungen (z. B. Umarmen, Wiegen, Handhalten)
- Seelsorge anbieten
- Für Ruhe im Raum sorgen (z. B. Minimierung der tägl. Zimmerreinigung, leises Türenschließen)
- Angenehme Lichtverhältnisse schaffen (warmes Licht, Dimmer)
- Regelmäßig Lüften (Achtung vor Zugluft)
- Stresssituationen minimieren (z. B. Konflikte vermeiden, kontroverse Diskussionen nicht am Sterbebett führen)
- Auf individuelle Wünsche bestmöglich eingehen
- Auf das oft veränderte Kalt-Warm-Empfinden eingehen (Zudecken oder leichtere Decken verwenden)
- Lieblingsgegenstand ins Bett legen (z. B. »Kuscheltier«, Lieblingsschal)
- Wunschkost (kein Essenszwang)
- Mundpflege mit Geschmackvorlieben
- Angehörige in die Begleitung einbeziehen (z. B. Anleitung für Handmassagen, Mundpflege, Hilfestellung bei Umlagerung)

---

Die personelle Situation ist in vielen Altenpflegeeinrichtungen angespannt und lässt wenig Raum für zeitaufwendige zusätzliche Aufgaben, wie es die Sterbebegleitung ist. Und so stellt sich die Frage, auf welche schon bestehende Netzwerke zurückgegriffen werden kann. An erster Stelle ist an die Familie, die Angehörigen oder andere vertraute Personen aus dem familiären Umfeld zu denken (intra-, ex- und extrafamiläre Bezugspersonen). Allerdings sollte bereits im Vorfeld abgeklärt werden, wer die verantwortungsvolle Aufgabe der Sterbebegleitung übernehmen kann und will. Dabei spielen sowohl zeitliche als auch emotionale Ressourcen eine Rolle. Angehörige sind selbst in einer seelischen Ausnahmesituation und brauchen klare Informationen über die jeweilige Situation und konkrete Hinweise, was sie tun und was sie unterlassen sollen. Das Angehörigengespräch sollte bei allen palliativen Überlegungen einen zentralen Platz einnehmen. In vielen Fällen ist es hilfreich, auf extrafamiliäre Begleitangebote (Hospizteams, mobile Palliativteams) zurückzugreifen. Manche Heime sind dazu übergegangen, interessierten Mitarbeiterinnen und Mitarbeitern eine Hospizgrundausbildung zu ermöglichen. Diese Personen sind dann in den jeweiligen Heimen die ersten Ansprechpartner in wichtigen Fragen einer bedürfnisorientierten Sterbebegleitung. Sie können wichtige Anregungen an ihre Kolleginnen und Kollegen weitergeben, das Hinzuziehen externer Begleiter anregen und für geeignete Rahmenbedingungen sorgen. Es ist zu hoffen, dass sich immer mehr Heime dazu entschließen, Sterbebegleitung in ihr Betreuungsangebot aufzunehmen und Hospiz- und Palliativansätze als tragende Säulen kompetenter Begleitung am Lebensende in ihren Aufgabenbereich integrieren.

### 3.4.3    Angehörigenbegleitung

In den vorangegangenen Abschnitten wurde bereits mehrfach auf die besondere Bedeutung der Angehörigen hingewiesen. Angefangen von den ersten Schritten in ein Heim bis hin zu den letzten Atemzügen können sie einen wesentlichen Beitrag für eine bedürfnisorientierte Begleitung und Betreuung ihrer Lieben leisten. Ihre Berichte und Erzählungen über Gewohnheiten, Vorlieben oder Abneigungen erleichtern oft den Zugang zum neuen Bewohner, zur neuen Bewohnerin. Ihre Rückmeldungen über das, was sie im Kontakt mit ihren Angehörigen erleben, wahrnehmen und erzählt bekommen, sind oft hilfreiche Hinweise, was in der täglichen Begleitung und Betreuung verbessert oder beibehalten werden kann. Auch Veränderungen im psychischen Bereich oder im Sozialverhalten können auf dem Hintergrund gelebter Erfahrungen von Angehörigen meist leichter eingeschätzt werden als von Menschen, die sich erst langsam an die Lebensgeschichte eines Bewohners oder einer Bewohnerin herantasten müssen. Angehörige gehören von Beginn an »ins Boot« geholt – darüber sind sich die meisten Pflegekräfte einig. Dies bedeutet aber, dass man sich bewusst Zeit für sie nimmt und kontinuierlich in den Pflege- und Begleitprozess einbezieht. Gerade in der letzten Lebenszeit eines Menschen sind Verwandte oder nahe Vertraute auf besondere Art und Weise mit den Geschehnissen verwoben. Zum einen sind sie Teil des »Mantels der Geborgenheit«, den man im Sinne palliativer Bemühungen für den sterbenden Menschen schaffen möchte. Zum anderen sind sie selbst betroffen und müssen Wege und Formen finden, sich vom sterbenden Menschen zu verabschieden und ihn innerlich »loszulassen«. Viele brauchen dafür ein verständnisvolles Umfeld und Unterstützung.

Mitarbeiter und Mitarbeiterinnen von Altenpflegeeinrichtungen sind also nicht nur mit dem sterbenden Menschen selbst konfrontiert, sondern auch mit dessen sozialem Umfeld, mit Ehepartnern, Kindern, Enkelkindern, nahen Verwandten oder langjährigen Weggefährten. Oft sind es gerade Angehörige, die in dieser Zeit eines »zu Ende gehenden Lebens« viel Aufmerksamkeit beanspruchen und für Unterstützung dankbar sind. In den meisten Fällen sind es zwei Themen, die bei Angehörigen im Vordergrund stehen: Zum einen ist es die persönliche Trauer um den bevorstehenden Verlust, zum anderen ist es die Sorge, ob wohl alles für den Sterbenden getan wird. Gespeist wird diese Sorge von der Angst um den Sterbenden und der Angst, sich selbst vorwerfen zu müssen, in den letzten Tagen und Stunden nicht »alles« für diesen Menschen getan bzw. entsprechende Maßnahmen eingefordert zu haben. Diese seelische Situation macht aus vielen Angehörigen sogenannte »schwierige Angehörige«. Führt man sich deren Situation vor Augen, dann wird meist recht rasch deutlich, dass es sich nicht so sehr um »schwierige Menschen« handelt, sondern um »Menschen in einer schwierigen Lebenssituation«. Die Tatsache, in absehbarer Zeit einen nahestehenden Menschen zu verlieren, bringt viele in eine seelische Ausnahmesituation, die von einer Fülle an Gefühlen bestimmt wird. Der Gedanke an eine Zukunft ohne den Ehepartner oder ohne den Vater, Großvater, besten Freund … löst sehr oft tiefe Betroffenheit und Trauer aus. Die Gedanken wandern vielleicht zurück in Zeiten des Streits und Konflikts und es entsteht der Wunsch nach Aussöhnung. Doch auch das Verweilen an positiven Stationen der gemeinsamen Beziehung kann die Stimmungslage prägen und ein inneres Pendeln zwischen großer Dankbarkeit und Bedauern auslösen, dass dies in

Zukunft nicht mehr möglich sein wird. Das, was Menschen am Sterbebett eines nahen Angehörigen oder Freundes erleben, wird auch als vorbereitende Trauer beschrieben – ein Prozess, der das gesamte Gefühlsspektrum (z. B. Schock, Wut, Angst, Verzweiflung, Dankbarkeit) beinhalten kann, das dann in der Trauerzeit intensiver und länger durchlebt wird (▶ Abschn. 2.5.2).

> **Angehörige und nahe Vertraute von Sterbenden sind gleichzeitig Begleiter in der letzten Lebensphase und selbst Betroffene im Sinne der Trauer um den bevorstehenden Verlust.**

Eine Sterbebegleitung, die sich den Grundsätzen der Hospiz- und Palliativkultur verpflichtet fühlt, bezieht das soziale Umfeld eines Sterbenden mit ein (Bausewein et al. (Hrsg.) 2010, Holder-Franz (Hrsg) 2009, Husebø et al. 2007). Damit auch dieser Aspekt der Sterbebegleitung in Altenpflegeeinrichtungen gut umgesetzt werden kann, ist es wichtig, sich über die seelischen Prozesse im Klaren zu sein, die bei Angehörigen ausgelöst werden und klare Strukturen für Begleit- und Informationsangebote zu entwickeln. Dabei kann ein über die Zeit hin aufgebautes Vertrauensverhältnis von großem Vorteil sein. Wo dies nicht möglich war, gilt es durch einfühlsame Kommunikation (▶ Abschn. 3.1.2) Bedingungen zu schaffen, die nicht nur eine Informationsaufnahme ermöglichen, sondern in denen auch Gefühle und Gefühlsäußerungen einen Platz haben.

Im Vorfeld gilt es abzuklären, welche Inhalte in den Gesprächen mit den Angehörigen unbedingt thematisiert werden sollen und wer bei diesen Gesprächen anwesend sein wird (Vertreter des multiprofessionellen Teams; Personen, die bereits ein Vertrauensverhältnis aufbauen konnten). Auch geht es darum, sich darüber klar zu werden, mit welchen Worten man Inhalte transportiert, die einen hohen emotionalen Charakter haben bzw. nachhaltige Konsequenzen nach sich ziehen. In aller Regel sind klare und offene Worte hilfreicher als kritische Dinge nicht anzusprechen oder zu umschreiben. Zusätzlich ist zu bedenken, dass Menschen in Ausnahmesituationen nicht so gut in der Lage sind, Gehörtes »objektiv« aufzunehmen oder rasch gut zu behalten. Aus diesem Grund ist es hilfreich, das aktive Zuhören (▶ Abschn. 3.1.2.6) be-

wusst einzusetzen, genügend Zeit zu veranschlagen und ein Gesprächsprotokoll anzulegen, in dem die Namen der Anwesenden ebenso notiert werden wie die Gesprächsinhalte oder Absprachen. Im Idealfall steht dieses aufklärende Gespräch am Beginn einer Reihe von anderen Gesprächen, in denen Angehörige bestmöglich begleitet werden und in denen auf ihre Ängste, Sorgen und Fragen eingegangen wird.

Welche Aspekte haben in der Begleitung von Angehörigen sterbender Menschen im Allgemeinen und bei Angehörigengesprächen im Besonderen große Bedeutung? Zunächst geht es um die Aufklärung über den momentanen Zustand des Bewohners oder der Bewohnerin und um die Beschreibung des zu erwartenden Verlaufs des Prozesses. Wichtig ist es auch, den Angehörigen mitzuteilen, dass mit dem Tod des betreffenden Menschen in absehbarer Zeit zu rechnen ist, ohne jedoch einen konkreten Zeitraum vorzugeben. Oft ermöglicht erst diese Klarheit in der Informationsvermittlung den Angehörigen, wichtige »letzte« Dinge anzusprechen oder dem sterbenden Menschen noch einmal ganz nahe zu sein. Der aufklärende Charakter dieser Gespräche öffnet vielen Angehörigen die Türen hin zu einer aktiven Beteiligung an der Begleitung im Sterben.

Welche Themen gehören noch angesprochen? Wichtig ist es, dass von den Angehörigen eine Ansprechperson benannt wird, auf die die Heimvertretung im Fall einer raschen Verschlechterung des Zustandes zugehen kann. Auch die Frage der Informationsweiterleitung ist zu klären (z. B. Informationen rund um die Uhr versus nur bei Tag; Benennen der Hauptansprechperson). Neben diesen eher organisatorischen Fragen sollte das Hauptaugenmerk auf der Erklärung der medizinischen und pflegerischen Vorgehensweise gerichtet sein. Was ist eine palliative Begleitung? Welche Maßnahmen werden eingesetzt, um bestmöglich zu begleiten? Welche Ziele verfolgt der palliative Ansatz? Die Antwort auf diese und ähnliche Fragen hilft meist, den sehr oft vorhandenen Vorurteilen entgegenzuwirken, es werde am Lebensende »nichts« getan. Es gilt in einer einfühlsamen Sprache und unter Rücksichtnahme auf die seelische Ausnahmesituation der Betroffenen palliative Grundsätze zu erläutern und darauf hinzuweisen, dass die gesamte Maßnahmenpalette unter dem Aspekt steht, auftretende

**3**

Beschwerden und Leiden sowie Schmerzen best-möglich zu lindern (Symptom- und Schmerzkont-rolle) und akut auftretende Prozesse zu behandeln.

Auf geäußerte Fragen – auch wenn dieselben Fragen wiederholt gestellt werden – sollte möglichst einfühlsam eingegangen und auf die hinter den Fragen steckenden Ängste Bezug genommen werden. Je nach Situation können auch jene Veränderungen angesprochen werden, die zu einem »normalen« Sterben dazugehören (▶ Abschn. 3.4.1). Dies erleichtert den Angehörigen, sich von Bildern zu verabschieden, was beispielsweise eine »normale« Essensportion ist und wie viel Flüssigkeit jemand zu sich nehmen soll. Gerade die wahrgenommenen Veränderungen des Bedürfnisses nach Essen und Trinken bei Sterbenden beschäftigt viele Angehörige.

Die Angst, ihre Lieben könnten »verhungern« gehört zu den größten Sorgen und führt leider immer wieder dazu, dass Spitalseinweisungen gefordert und das Setzen von PEG-Sonden (perkutane endoskopische Gastrostomie: künstlicher Zugang von außen in den Magen, über den Nahrung zugeführt werden kann) veranlasst werden. Den wenigsten Menschen ist bekannt, dass es sich bei einer PEG-Sonde um eine lebensverlängernde Maßnahme handelt, die nur von Ärzten verordnet und ausschließlich im Rahmen eines Klinikaufenthaltes gesetzt werden kann. Welche Konsequenzen dies für einen sterbenden Menschen hat, gehört in Angehörigengesprächen thematisiert. Neben der Sorge um das Thema Essen und Trinken, ist es oftmals die veränderte Atemsituation Sterbender, die bei vielen Angehörigen Angst und Hilflosigkeit auslöst. Eine Aufklärung über den Grund des »Rasselns« (Vibrieren von Bronchialsekret in den unteren Atemwegen) und der Hinweis, dass es den sterbenden Menschen meist nicht stört, kann entlastend auf die seelisch angespannte Situation eines Angehörigen wirken.

---

**Wenn der Tod sich ankündigt: Inhalte für Angehörigengespräche**

- Einfühlsame Aufklärung über den aktuellen Zustand (berufsgruppenspezifisch: aus der Sicht der Pflege, aus medizinischer Sicht, aus der Sicht der Sozialarbeiterin, der Seelsorge …)
- Hinweise auf den zu erwartenden Verlauf des Sterbeprozesses
- Veränderte Bedürfnislage erklären (z. B. Essen, Trinken, Ruhe)
- Aufklärung über palliative Maßnahmen (Symptomkontrolle, Schmerzlinderung) unter dem Aspekt »was tun wir« und »was lassen wir« (Lebensqualität vor Lebensquantität)
- Besprechen eines »Notfallplans« für den Fall typischer Akutsymptome (z. B. Pneumonie, Schlaganfall, Infektionen, drastisch ansteigende Schmerzen) unter Berücksichtigung möglicher Patientenverfügung oder anderer Willensbekundungen
- Abklärung der Informationsweitergabe (»wer, wann, wie oft«)
- Raum für Fragen geben
- Das Gesprächsergebnis zusammenfassen und dokumentieren

---

Besonders hilfreich ist es, Angehörige in die Begleitung und Betreuung am Lebensende so gut es geht mit einzubeziehen (▶ Abschn. 3.4.2.2). Dabei stellt sich immer wieder die Frage, inwieweit Kinder und Jugendliche mit der Situation am Sterbebett konfrontiert werden sollen. Allgemeingültige Regeln lassen sich da nicht aufstellen und es wird im Einzelfall immer zu prüfen sein, ob eine Begegnung am Lebensende für das Kind oder aber auch für den sterbenden Menschen gut und hilfreich ist. Viel wird davon abhängen, wie eng das Verhältnis zwischen den beteiligten Personen war, wie der Informationsstand des Kindes bzw. des Jugendlichen ist und wie häufig Kontakte stattgefunden haben. Darüber hinaus sollte gewährleistet sein, dass das Kind einen Menschen an seiner Seite hat, mit dem es sich austauschen kann, der auftauchende Fragen zulässt und sich gemeinsam auf die Suche nach einer Antwort begibt. »Dafür bist Du noch zu klein« – mit diesem Satz liegen Erwachsene in aller Regel falsch. Kinder und Jugendliche haben ihren eigenen Zugang zu den existenziellen Fragen des Lebens und somit auch zum Thema Abschied und Sterben (Specht-Tomann und Tropper 2012, Specht-Tomann 2008).

Eine reale Begegnung am Lebensende kann viele Ängste relativieren und rückt ein realistisches Bild anstelle oftmals sehr negativ besetzter Phantasien. Das Gefühl, für den sterbenden Menschen noch etwas tun zu können, wirkt meist entlastend und schafft zudem Raum für Nähe und Fürsorge (◻ Abb. 3.18). Noch einmal für Opa ein Lied singen, seine Hand halten oder einfach bei ihm sitzen … Noch einmal Oma Blumen mitbringen, von der Schule erzählen oder über die Wange streicheln … All diese kleinen Gesten am Lebensende können helfen, bewusst Abschied zu nehmen und ein positives Bild für sich selbst zu finden und abzuspeichern.

Während bei Kindern eher an die oben angeführten Beispiele zu denken ist, können erwachsene Angehörige aktiver in die Begleitung und Betreuung einbezogen werden. Ein Aspekt ist beispielsweise die Mundpflege. Hier können Angehörige oder enge Vertraute angeleitet werden, die Mundschleimhaut des Sterbenden regelmäßig zu befeuchten, die Lippenpflege zu übernehmen oder bei anderen Maßnahmen der Mundpflege unterstützend mitzuhelfen (▶ Abschn. 3.4.2.2). Auch bei vorsichtigen Umlagerungen sind Helfer willkommen. Besonders hilfreich sind Informationen über bestehende Vorlieben oder Abneigungen im Bereich der Klang- und Duftwelt (»Musik am Sterbebett«, Aromatherapie). Um ein Signal zu setzen, dass Angehörige durchaus willkommen sind, sollte daran gedacht werden, Sitzgelegenheiten bereit zu stellen, die zum Verweilen am Sterbebett einladen. Oft wird es notwendig sein, in Gesprächen darauf hinzuweisen, wie wichtig ein bloßes »Da-Sein« ist. Dieses »Da-Sein« ist und bleibt eine der wichtigsten Möglichkeiten, einem Menschen auch noch in der letzten Lebenszeit nahe zu sein und das wichtige Grundbedürfnis nach Geborgenheit, Liebe und Sicherheit des Sterbenden zu erfüllen. Für diese Form der Begleitung können zusätzlich Personen des ehrenamtlichen Hospizteams einbezogen werden. Sie können auch noch über den Tod hinaus in die Unterstützung der Hinterbliebenen wichtige Funktionen übernehmen, erste Trauerreaktionen auffangen und begleiten.

Das Einbeziehen von Angehörigen und nahen Vertrauten in die Sterbebegleitung kann nicht nur für den Sterbenden selbst eine schöne Erfahrung

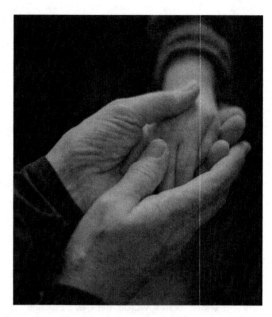

◻ **Abb. 3.18**    … noch einmal ganz nah sein! (Quelle:
▶ © www.spechtarts.com)

sein, sondern legt auch den Grundstein für einen heilsamen Trauerprozess bei den Hinterbliebenen. Cicely Saunders hat auf diesen besonderen Umstand hingewiesen und schrieb:

❯❯  Das Sterben eines Menschen bleibt als wichtige Erinnerung zurück bei denen, die weiterleben. Aus Rücksicht auf sie, aber auch aus Rücksicht auf den Sterbenden ist es unsere Aufgabe, einerseits zu wissen, was Schmerz und Leiden verursacht, andererseits zu wissen, wie wir diese Beschwerden effektiv behandeln können. Was immer in den letzten Stunden eines Menschen geschieht, kann viele bestehende Wunden heilen, es kann aber auch als unerträgliche Erinnerung verbleiben, die den Weg durch die Trauer verhindert. (Sandgathe Husebø und Husebø (o. J.), S. 1)

**Beispiel**
Der körperliche Zustand von Friedrich S., einem langjährigen Bewohner einer Altenpflegeeinrichtung, hatte sich im Laufe von nur wenigen Monaten drastisch verschlechtert, sodass mit seinem baldigen Ableben zu rechnen war. Bereits im Vorfeld wurde mit der Tochter des alten Mannes vereinbart,

dass sie in die Sterbebegleitung einbezogen wird. Gespräche mit einem Arzt und den Pflegekräften halfen ihr, sich ein Bild vom aktuellen Zustand ihres Vaters zu machen. Friedrich S. hatte in einer Patientenverfügung festgehalten, dass er lebensverlängernde Maßnahmen ablehne. Bei einem der letzten Besuche der Tochter sagte Friedrich S. mit entschlossener Stimme: »Zum Sterben bleib ich da.« Diese Deutlichkeit in den Worten ihres Vaters in Verbindung mit einem großen Angebot an palliativen Begleitmöglichkeiten, die das Heim anbot, machten der Tochter von Friedrich S. Mut, sich aktiv an der Begleitung ihres sterbenden Vaters zu beteiligen.

Vater und Tochter verband über viele Jahre hin das gemeinsame Musizieren. Und so war es dann auch die Welt der Klänge, die in den letzten Tagen von Friedrich S. das verbindende Element zwischen ihm und seiner Tochter wurde. Bei den Besuchen der Tochter zog sie sich einen Stuhl an das Bett ihres Vaters und erzählte ihm mit leiser Stimme, wie sie durch ihn zur Musik fand. Sie erzählte von den ersten mühsamen Geigenstunden, vom gemeinsamen Musizieren bei Geburtstags- und Weihnachtsfesten und von den schönen Momenten, in denen sie sich an neuen Stücken erprobten. Immer wieder summte sie eine Melodie und hielt dabei dem Vater die Hand. Auch wenn Friedrich S. keine sichtbaren Reaktionen zeigte, blieb seine Tochter bei ihm. Sie war überzeugt, dass ihr Vater sie hören könne und dass ihm die bekannten Melodien Freude bereiteten. Als Friedrich S. ins terminale Stadium glitt, gelang es seiner Tochter, sich ganz auf den Atemrhythmus ihres Vaters einzustellen. Sie griff auf einfache Kinder- und Schlaflieder zurück, die ihr der Vater vor vielen Jahren vorgesungen hatte. Einfache, leise Klänge wurden so zu den Begleitern der letzten Atemzüge von Friedrich S., der sich mit einem letzten tiefen Atemzug von dieser Welt verabschiedete.

Für die Tochter von Friedrich S. war diese Begleitung etwas ganz Besonderes. Traurig und glücklich zugleich konnte sie von ihrem Vater Abschied nehmen. Sie nahm das Bild dieser letzten innigen Zweisamkeit am Sterbebett als bereichernde Erfahrung mit und war den Pflegekräften sehr dankbar, dass sie ihr diese »letzte musikalische Erfahrung mit meinem Vater« ermöglichten.

### 3.4.4 Abschiedskultur in Heimen

Hospizkultur und palliative Betreuungskonzepte sind unverzichtbare Bestandteile einer bedürfnisorientierten Begleitung und Betreuung alter Menschen in Altenpflegeeinrichtungen. Dafür braucht es ein umfassendes Wissen um die Lebensprozesse am Lebensende und um die Bereitschaft, sich interdisziplinären Arbeitsansätzen zu öffnen. Wenn von Sterbebegleitung gesprochen wird, denken die meisten Menschen an den allerletzten Lebensabschnitt. Doch eine einfühlsame Sterbebegleitung beginnt meist schon lange bevor die ersten Anzeichen des nahenden Todes wahrzunehmen sind. Um Menschen in ihren letzten Stunden gut begleiten zu können, muss man viel über ihr Leben wissen. Eine intensive Beschäftigung mit der Lebensgeschichte der Bewohnerinnen und Bewohner (»Biografiearbeit«) hilft, wichtige Bausteine für spätere Begleitsituationen zu sammeln (z. B. Geschmacks- und Geruchspräferenzen, Hörgewohnheiten, Nähe-/Distanz-Wünsche, Einstellungen zu Heilmethoden und Medikamenten, religiöse Haltung). Darüber hinaus sollte beizeiten der Boden für eine tragfähige Beziehung zu den alten Menschen bereitet werden. Vertrauen in das Mitarbeiterteam, das Gefühl, »zu Hause« zu sein, und ein gutes Verhältnis zu Mitbewohnerinnen und Mitbewohnern können die Stimmungslage jedes einzelnen Bewohners, jeder einzelnen Bewohnerin positiv beeinflussen und in den allerletzten Tagen zu wichtigen Stützen werden. Es geht dabei um Faktoren, die man auch als »Klima« umschreiben kann.

Im Zusammenhang mit der Frage nach guten Rahmenbedingungen für eine optimale Sterbebegleitung in Altenpflegeeinrichtungen spielt das sozial-emotionale Klima eine große Rolle. Es kann wesentlich dazu beitragen, Gedanken an die Vergänglichkeit und den Tod Raum zu geben und sie nicht solange wegzuschieben und zu verdrängen, bis Frau A. oder Herr Z. einfach nicht mehr Teil der Bewohnergemeinschaft ist. Gedanken an die Endlichkeit des Lebens sind den meisten alten Menschen nicht fremd. Allerdings entwickeln sie feine Antennen dafür, ob ihre Umgebung auch bereit und in der Lage ist, sich diesen Themen zu öffnen oder einer Auseinandersetzung zumindest nichts Relativierendes entgegenzustellen.

Zu einem positiven Umgang mit dem Thema Abschied und Vergänglichkeit in Altenpflegeinstitutionen gehört, dass eine gewisse Abschiedskultur entwickelt wird. Dabei geht es um die Frage, welche Möglichkeiten für die Bewohner und Bewohnerinnen geschaffen werden, sich von ihren Mitbewohnern zu verabschieden, wie sie über einen Todesfall informiert werden, welche Abschiedsrituale auf persönlicher und institutioneller Ebene entwickelt werden und welchen Platz die Verstorbenen in der verbleibenden Gemeinschaft bekommen. In der Praxis kann man Heime kennenlernen, in denen offen über Sterben und Tod gesprochen wird und in denen der Trauer um verstorbene Bewohner und Bewohnerinnen ein wichtiger Platz im Zusammenleben eingeräumt wird. Andererseits gibt es auch Heime, in denen der Tod nach wie vor wie ein Betriebsunfall behandelt wird. Hier sind wenig bis keine Bemühungen zu bemerken, sich der so wichtigen Aufgabe »Sterbebegleitung in der Institution Pflegeeinrichtung« zuzuwenden. Für die Zukunft wird eine Öffnung hin zu einer gelebten Hospizkultur und eine Implementierung palliativer Ansätze ein wichtiger Erweiterungsaspekt hin zu einer qualitativ hochwertigen und an den gesellschaftlichen Bedingungen orientierten Altenarbeit sein.

Welche Möglichkeiten bieten sich in Heimen an, eine für alle Beteiligten positive Erinnerungskultur zu entwickeln? Nachfolgend sollen einige Beispiele aus der Praxis Anregungen und Denkanstöße geben.

Nach Eintritt des Todes eines Bewohners oder einer Bewohnerin gibt es in den meisten Heimen klare Richtlinien des Vorgehens angefangen von der Informationsweitergabe, organisatorischen Dingen bis hin zu einem letzten Dienst am Verstorbenen, dem Waschen, Ankleiden und »Richten« des verstorbenen Körpers. Für Pflegepersonen, die in engem Kontakt mit dem verstorbenen Menschen standen, ist es meist ein ganz besonderer Moment der Stille und der Erinnerung, den sie nach ihrer persönlichen Einstellung und oft auch religiösen Orientierung und mit dem Wissen um das Leben und die Wünsche des Verstorbenen gestalten. Manche Angehörige möchten bei diesen letzten Handlungen eingebunden werden – für andere ist dies nicht passend und sie überlassen es

den Pflegekräften. Wie sich die Angehörigen auch entscheiden, es sollte ihnen diese Möglichkeit zumindest angeboten und ein direktes Verabschieden ermöglicht werden. Der einfühlsame Umgang mit den Angehörigen auch nach dem Tod eines Bewohners oder einer Bewohnerin gehört mit zu den wichtigen Aspekten gelebter Abschiedskultur (Paul 2013). Trostspenden, einfaches Zuhören, Beileidsbezeugungen und Gesprächsangebote für die Hinterbliebenen auch über die unmittelbare Zeit nach dem Tod können wichtige Hilfestellung für eine positive Verarbeitung der Erlebnisse sein und den Prozess der Trauer begleiten.

Die Mitbewohner und Mitbewohnerinnen, die einem Verstorbenen nahe gestanden haben, sind meist gut über den Verlauf informiert und können dies gegebenenfalls mit Mitarbeitern oder Mitarbeiterinnen besprechen. Dabei sind eine wertschätzende Wortwahl und ein genaues Hinhören auf die »Fragen hinter den Fragen« besonders wichtig. »So, wie über Frau J. gesprochen wird, werden sie auch einmal über mich sprechen ...« steht oft hinter einem Informationsbedürfnis. Ist jemand verstorben, ist es in manchen Häusern Brauch, im Eingangsbereich eine Kerze anzuzünden und ein Foto von der verstorbenen Person aufzustellen. Auch eine einfach gestaltete Traueranzeige an der Tür des verstorbenen Menschen erleichtert den Informationsfluss. Für viele Menschen ist es hilfreich, wenn es einen Ort gibt, an dem sie ihre Trauer zeigen können. Dies gilt für die Gruppe der Angehörigen, der Mitarbeiter und Mitarbeiterinnen und all jener, die mit dem Verstorbenen einen engeren Kontakt hatten. In der Praxis werden unterschiedliche Formen gewählt, was zum einen mit den räumlichen Gegebenheiten, zum anderen mit den lokalen und religiösen Bräuchen zu tun hat. Man kann in Heimen beispielsweise einen Verabschiedungsraum einrichten und zu einem Ort der Stille, des Gebetes, des Erinnerns werden lassen, der allen offen steht, die das Bedürfnis haben, innezuhalten, sich zu erinnern oder Kraft zu schöpfen. Andere Möglichkeiten, eine Kultur des Erinnerns zu fördern, liegt in der Einrichtung und Gestaltung einer Kondolenzecke mit Kerzen, religiösen und weltlichen Trauertexten oder einem Kondolenzbuch. Steine mit den Namen der Verstorbenen versehen und an einer für alle sichtbaren Stelle beispielsweise um eine Pflanze gelegt, senden ebenso wichtige Signale, nicht vergessen zu werden, wie das Gestalten eines Erinnerungsbuches mit Texten, Fotos oder typischen Erlebnissen mit den verstorbenen Bewohnern und Bewohnerinnen. Gedenkgottesdienste oder Gedenkfeiern (unmittelbar nach einem Todesfall oder einmal im Jahr für alle in diesem Jahr Verstorbene) sind durch ihren rituellen Charakter und die Möglichkeit, einen größeren Personenkreis miteinzubeziehen, besonders hilfreich und geben dem Thema Tod und Abschied einen Platz im Heimalltag (Jettenberger 2013, Küpper-Popp und Lamp (Hrsg.) 2010).

■ **Aspekte gelebter Erinnerungskultur**

a. **Umgang mit den Verstorbenen**
   - Bewusster Umgang mit sogenannten letzten Maßnahmen
   - Entfernen aller medizinischer Gegenstände (z. B. Katheder, Sonden)
   - Waschen
   - Anziehen (Lieblingskleider oder Kleider, die die Angehörigen bringen; Schmuck anlegen oder aber abnehmen)
   - »Richten« der verstorbenen Person nach individuellen Wünschen z. B. Blumen, Rosenkranz, Handhaltung …
   - Wegräumen der persönlichen Gegenstände im Zimmer in Erinnerung an den Verstorbenen
   - Sich bei all diesen Aktivitäten ausreichend Zeit nehmen
   - Überstellung in den Verabschiedungsraum

b. **Zugehen auf die Angehörigen**
   - Angehörige einladen, bei den letzten Aktivitäten mitzumachen oder dabei zu sein
   - Zeit geben
   - Hilfestellungen bei organisatorischen Fragen
   - Gespräch über den verstorbenen Menschen (gemeinsames Erinnern)
   - Fragen beantworten
   - Anerkennende Worte
   - Information über Erinnerungsaspekte im Heim (z. B. Todesanzeige, Kerze, Gedenkgottesdienst)
   - Trost spenden

   - Möglichkeit geben, persönliche Rituale durchzuführen (z. B. Fenster öffnen, »Hinausbeten«)
   - Bei Bedarf Gespräche mit Seelsorger organisieren
   - Hinweis auf den Verabschiedungsraum als Ort der Stille und Erinnerung

c. **Eingehen auf Mitbewohner/Mitbewohnerinnen und Mitarbeiter/Mitarbeiterinnen**
   - Einfühlsame Information über den Tod der (Mit-)Bewohnerin/des (Mit-)Bewohners
   - Gespräche anbieten
   - Gemeinsames Erinnern
   - Erinnerungsecke einrichten
   - Zettel der Todesanzeige aufhängen
   - Bild der Verstorbenen/des Verstorbenen aufstellen
   - Kerze anzünden
   - Kondulenzbuch auflegen
   - Erinnerungsbuch anlegen
   - Erinnerungssteine gestalten
   - Gemeinsame Erinnerungsstunde (»Höhen und Tiefen der Begleitung«, »Wie bleibt mir der verstorbene Mensch in Erinnerung?«)
   - Gedenkgottesdienst
   - Erinnernde Worte bei Zusammenkünften bzw. Festen des laufenden Jahres
   - Klärung der Frage einer Teilnahme am Begräbnis

Für das Mitarbeiterteam und besonders für jene, die in einem besonderen Naheverhältnis zum verstorbenen Menschen gestanden haben, ist es hilfreich, nach einem Todesfall miteinander im Gespräch zu bleiben. Es ist wichtig, über die Gefühle zu sprechen, die durch das Miterleben eines Sterbeprozesses ausgelöst werden, sich gemeinsam zu erinnern, Positives oder auch weniger Gelungenes anzusprechen, eigene Ängste zu benennen und bei Bedarf auch ein Gespräch mit einem professionellen Begleiter einzufordern (Supervision, Seelsorge, Psychologe). Für welche Form der Abschiedskultur sich ein Heim entscheidet, wie die unterschiedlichen Zugänge und Möglichkeiten aufgegriffen, gestaltet und in den Heimalltag implementiert werden, wird von Heim zu Heim stark variieren und sich sowohl an persönlichen wie lokalen Zugängen

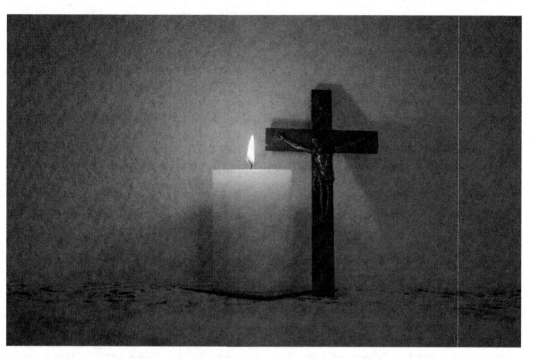

**Abb. 3.19** … in Erinnerung bleiben. (Quelle: ▶ © www.spechtarts.com)

orientieren. Es ist zu bedenken, Zugänge und Ausdrucksformen zu finden, die den jeweiligen Menschen in einer bestimmten Gegend auch kulturell vertraut sind.

Wesentlich ist, alle am Geschehen Beteiligte im Auge zu behalten: den verstorbenen Menschen, dessen Angehörige und nahe Vertraute, Mitbewohner und Mitbewohnerinnen sowie das Team von Mitarbeitern und Mitarbeiterinnen einer Einrichtung. Eine Sterbebegleitung ist erst dann positiv abgeschlossen, wenn der sterbende Mensch in Würde und gemäß seiner Wünsche und Vorstellungen tatsächlich sterben kann, wenn die Angehörigen bestmöglich eingebunden wurden und auch in der unmittelbaren ersten Trauer aufgefangen werden, wenn die Mitbewohner und -bewohnerinnen einfühlsam informiert und begleitet werden und wenn die Mitarbeiter und Mitarbeiterinnen ihrer Betroffenheit Ausdruck verleihen können und ihnen die Zeit gegeben wird, sich von ihrer anspruchsvollen Aufgabe der Sterbebegleitung gut zu verabschieden. Dies alles braucht Zeit und viel Verständnis von allen Betroffenen für alle Betroffene (**□** Abb. 3.19).

## 3.5 Fazit

- Der Beginn einer Fremdunterbringung ist von zentraler Bedeutung für die nachfolgende Zeit der Eingewöhnung in der neuen Umgebung. Dem Erstaufnahmegespräch sollte große Aufmerksamkeit geschenkt werden.
- Wesentliche Themen für das Erstaufnahmegespräch können unter folgende Überschriften zusammengefasst werden. »Wer sind wir?«, »Wichtige Grundhaltung und daraus abgeleitetes Verhalten«, »Was wünschen Sie sich?«, »Was ist möglich?«, »Erfassen des Gesamtzustandes« und »Erste Schritte in der neuen Heimat«.
- Erkenntnisse aus dem Bereich Kommunikation können helfen, die Situation zwischen neuem Bewohner und Vertretern des Heimes positiv zu gestalten. Das Wissen um Basiselemente wie »Senden und Empfangen«, »Filtermechanismen« oder »vier Seiten einer Nachricht« und »aktives Zuhören« ist ebenso wichtig wie ein bewusster Umgang mit »Kongruenz« und »Empathie«. Einen hohen

Stellenwert nimmt die Biografiearbeit, ein besonders praxisrelevantes Beispiel angewandter Kommunikation, im Rahmen bedürfnisorientierter Pflegeansätze ein.

— Schmerzen gehören zu den zentralen Belastungsfaktoren im Leben von Menschen. Alte Menschen sind besonders oft von unterschiedlichen Schmerzformen betroffen. In diesem Zusammenhang sollte Schmerz auch als multidimensionales Syndrom diskutiert, diagnostiziert und behandelt werden.

— Das aktuelle Schmerzerleben steht immer an der Schnittstelle von Gestern (Erfahrungen im Laufe des Lebens) und Morgen (Befürchtungen). Unabhängig von der Einschätzung durch Außenstehende ist und bleibt das Schmerzerleben subjektiv: »Wahr ist immer das, was der Schmerzgeplagte äußert.« Schmerzzustände können durch eine Reihe von Faktoren (z. B. seelische oder umweltbedingte) verstärkt oder gelindert werden. Auch ist auf die Verschränkung von körperlichem Schmerz und psychischen Schmerz hinzuweisen.

— Zur Schmerzerfassung liegen eine Reihe von Leitfragen vor, die Bezug nehmen auf die Schmerzlokalisation, die Schmerzintensität, die Schmerzqualität, die Schmerzhäufigkeit, die Schmerzdauer, die Schmerzmodulatoren und auf Begleiterscheinungen mit Einfluss auf das Schmerzgeschehen. Zusätzlich gibt es Schmerzfragebogen und die Möglichkeit, indirekte Schmerzzeichen (somatische, motorische und psychosoziale Reaktionen) als Orientierungshilfe heranzuziehen, was speziell bei Menschen mit Demenz eine wichtige Hilfestellung ist.

— Als Basis einer effizienten Schmerztherapie dienen Medikamente, die nach dem von der WHO entwickelten Stufenschema verabreicht werden. Zusätzliche gibt es eine Reihe wirksamer komplementärer Ansätze in der Schmerztherapie. Der große Bereich »heilsamer Berührungen« spielt speziell in der Altenpflege eine große Rolle.

— Das Thema Demenz nimmt in Altenpflegeeinrichtungen einen besonderen Platz ein, da die an Demenz erkrankten Menschen eine besondere Begleitung und Betreuung brauchen.

Demenz ist eine chronisch fortschreitende Erkrankung mit dem Leitsymptom der Gedächtnisstörungen. Die jeweiligen Begleitangebote richten sich nach den jeweiligen Leitsymptomen der Erkrankung, die sich im Laufe der Zeit verändern.

— Es wurden spezielle Kommunikationsformen entwickelt, die die jeweiligen typischen Merkmale der Erkrankung aufgreifen und Demenzkranke dort abholen, wo sie im Prozess der Veränderung gerade stehen. Die bekannteste Form im Umgang mit Dementen ist die Validation. Es wurden Anregungen entwickelt für die Begleitung in den Stufen »mangelhafte Orientierung«, »Zeitverwirrtheit«, »sich wiederholende Bewegungen« und »Vegetieren«.

— Auch eine Reihe psycho-biografischer Begleitmöglichkeiten dementer Menschen können in einer bedürfnisorientierten Altenpflege eingesetzt werden und orientieren sich in erster Linie an den biografischen Bausteinen der jeweiligen Lebensgeschichte. Berücksichtigt werden die Normalbiografie, die Biografie kritischer Lebensereignisse und die Sensobiografie.

— In der Begleitung an Demenz Erkrankter hat sich auch die »reaktivierende Pflege nach Böhm« bewährt. Hier geht man von der Beobachtung eines Umkehrphänomens bei den Erkrankten aus, die sich Schritt für Schritt in ihrer Entwicklung zurückbewegen. Der konkrete Umgang und die Begleitangebote orientieren sich an den Erreichbarkeitsstufen.

— Befragungen zeigen, dass die meisten Menschen zu Hause sterben wollen. Für alte Menschen, die in einem Heim leben, ist dieses Heim ihr letztes Zuhause. Ziel einer bedürfnisorientierten Pflege und Begleitung ist es, die Wünsche der Menschen zu respektieren. Dies bedeutet, eine Sterbebegleitung unter Bezugnahme auf palliative Grundsätze und eine gelebte Hospizkultur in den jeweiligen Heimen umzusetzen.

— Palliative Unterstützungsangebote beziehen sich auf die körperliche, die seelische, die soziale und die spirituelle Ebene. Im Zentrum der Bemühungen stehen eine bestmögliche Schmerzlinderung und eine Symptomkontrolle. Darüber hinaus wird bei diesem Ansatz auch auf das Einbeziehen der Angehörigen Wert gelegt. Einerseits können sie selbst dem Sterbenden nah sein und werden aktiv in Unterstützungsangebote für den Sterbenden einbezogen, andererseits erhalten sie selbst erste Hilfestellung zur Bewältigung ihrer Trauer.

— Eine gelebte Erinnerungskultur sollte als wichtiger psychohygienischer Aspekt in der jeweiligen Altenpflegeeinrichtung gut verankert sein. Dies erleichtert es allen Betroffenen, die Erfahrungen gut zu verarbeiten.

## Verwendete und weiterführende Literatur

Ausländer R (1984) Ich höre das Herz des Oleanders. Gedichte 1977–1979. S. Fischer Verlag GmbH, Frankfurt a. M.

Baron R, Koppert W (Hrsg.) (2013) Praktische Schmerzmedizin: Interdisziplinäre Diagnostik – Multimodale Therapie. Springer, Berlin

Baumann M, Bünemann D (2009) Musiktherapie in Hospizarbeit und Palliative Care. Ernst Reinhardt, München

Bausewein C et al. (Hrsg.) (2010) Leitfaden Palliative Care: Palliativmedizin und Hospizbetreuung. Urban & Fischer Verlag/Elsevier GmbH, München

Bay R H (2014) Erfolgreiche Gespräche durch aktives Zuhören. expert, Renningen

Behrens C et al. (2011) Palliative Care in Pflegeheimen: Wissen und Handeln für Altenpflegekräfte. Schlütersche Verlagsgesellschaft, Hannover

Beijk U (o. J.) Nachtgedanken. Unveröffentlichter Text. © Urte Beijk, Karlsruhe

Berls M, Newerla A (2010) … man hat ja keine Zeit – Sterbebegleitung in Altenpflegeheimen – eine qualitative Studie- Hospizverlag, Ludwigsburg

Bernatzky G (2012) Schmerzbehandlung in der Palliativmedizin. Springer, Berlin

Bernatzky G et al. (Hrsg.) (2007) Nichtmedikamentöse Schmerztherapie: Komplementäre Methoden in der Praxis. Springer, Berlin

Böhm E (2009) Psychobiografisches Pflegemodell nach Böhm. Band I: Grundlagen; Band II: Arbeitsbuch. maudrich, Wien

Böhm E (2009) Das Böhm-Paket: Ist heute Montag oder Dezember? und Verwirrt nicht die Verwirrten. Psychiatrie Verlag, Köln

Bopp-Kistler I et al. (Hrsg.) (2014) Da und doch so fern: Vom liebevollen Umgang mit Demenzkranken. Rüffer & Rub, Zürich

Borasio G D (2013) Über das Sterben: Was wir wissen. Was wir tun können. Wie wir uns darauf einstellen. Deutscher Taschenbuch Verlag, München

Borasio G D (2014) selbst bestimmt sterben: Was es bedeutet. Was uns daran hindert. Wie wir es erreichen können. C.H. Beck, München

Brandstetter K (2014) Schmerzerfassung bei Menschen mit schwerer Demenz: Aktuelle wissenschaftliche Erkenntnisse über die Gütekriterien von Schmerzassessmentinstrumenten bei schwerer Demenz. AV Akademikerverlag, Saarbrücken

Braune G et al. (2013) Schmerztherapie: Ein Leitfaden für Pflegende in Praxis und Weiterbildung. Kohlhammer, Stuttgart

Buijssen H (2014) Demenz und Alzheimer verstehen: Erleben, Hilfe, Pflege: Ein praktischer Ratgeber. Beltz, Weinheim

Butler D, Moseley L G (2009) Schmerzen verstehen. Springer, Berlin

Carr E CJ, Mann E M (2014) Schmerz und Schmerzmanagement: Praxishandbuch für Pflegende. Huber, Bern

Deutsche Gesellschaft für Psychiatrie Psychotherapie und Nervenheilkunde (DGPPN), Deutsche Gesellschaft für Neurologie. (Hrsg.) (2010) Diagnose- und Behandlungsleitlinie Demenz. Springer, Berlin

Elzer M, Sciborski C (2007) Kommunikative Kompetenzen in der Pflege. Theorie und Praxis der verbalen und nonverbalen Interaktion. Huber, Bern

Erikson E H (2008) Identität und Lebenszyklus. Drei Aufsätze. Suhrkamp, Berlin

Faller H (2010) Medizinische Psychologie und Soziologie. Springer, Berlin

Feichtner A (2014) Lehrbuch der Palliativpflege. facultas.wuv, Wien

Feil N et al. (2014) Trainingsprogramm Validation. Ernst Reinhardt, München

Feil N (2013) Validation in Anwendung und Beispielen: Der Umgang mit verwirrten alten Menschen. Ernst Reinhardt, München

Feil N, Klerk-Rubin de V (2013) Validation: Ein Weg zum Verständnis verwirrter alter Menschen. Ernst Reinhardt, München

Fercher P, Sramek G (2014) Brücken in die Welt der Demenz: Validation im Alltag. Ernst Reinhardt, München

Fink M (2012) Von der Initiative zur Institution – Die Hospizbewegung zwischen lebendiger Begegnung und standardisierter Dienstleistung. Hospizverlag, Ludwigsburg

Fischer T (2012) Multimorbidität im Alter / Schmerzeinschätzung bei Menschen mit schwerer Demenz: Das Beobachtungsinstrument für das Schmerzassessment bei alten Menschen mit schwerer Demenz (BISAD). Huber, Bern

Förstl H (Hrsg.) (2011) Demenzen in Theorie und Praxis. Springer, Berlin

Fried E (2001) Lebensschatten. Wagenbach, Berlin

Georg J et al. (Hrsg.) (2011) »Ich muss nach Hause«: Ruhelos umhergehende Menschen mit einer Demenz verstehen. Huber, Bern

Goldschmidt B, Meines van N (2015) Handmassage bei Demenz und in der Palliativpflege: »Nimm meine Hand…«. modernes lernen, Dortmund

Graubner B (2014) ICD-10-GM 2015 Systematisches Verzeichnis: Internationale statistische Klassifikation der

Krankheiten und verwandter Gesundheitsprobleme. Deutscher Ärzte-Verlag, Köln

Grond E (2008) Die Pflege verwirrter und dementer alter Menschen: Demenzkranke und ihre Helfer im menschlichen Miteinander. Lambertus, Freiburg

Haberstroh J et al. (2011) Kommunikation bei Demenz: Ein Ratgeber für Angehörige und Pflegende. Springer, Berlin

Hein B (2013) PflegeWissen Schmerz. Urban & Fischer Verlag/Elsevier GmbH, München

Heller A et al. (2012) Die Geschichte der Hospizbewegung in Deutschland. Hospizverlag, Ludwigsburg

Heller A et al. (2000) Kultur des Sterbens: Bedingungen für das Lebensende gestalten. Lambertus, Freiburg

Holder-Franz M (Hrsg.), Saunders C (2009) Sterben und Leben: Spiritualität in der Palliative Care. Theologischer Verlag, Zürich

Hontschik B (2012) Abschied braucht Zeit: Palliativmedizin und Ethik des Sterbens. Suhrkamp, Berlin

Höwler E (2011) Biografie und Demenz; Grundlagen und Konsequenzen im Umgang mit herausforderndem Verhalten. Kohlhammer, Stuttgart

Huber G, Casagrande C (2011) Komplementäre Sterbebegleitung: Ganzheitliche Konzepte und naturheilkundliche Therapien. Karl F. Haug, Stuttgart

Husebø S et al. (2007) Wenn nichts mehr zu machen ist, ist noch viel zu tun: Wie alte Menschen würdig sterben können. Lambertus, Freiburg

Indianisches Sterbelied. In: Steinweder D (2009) Der Tod – Tor zum Leben: Ein Trostbuch. Patmos, Ostfildern

Jahn T, Werheid K (2014) Demenzen. Hogrefe Verlag, Göttingen

James I A (2012) Herausforderndes Verhalten bei Menschen mit Demenz: Einschätzen, verstehen und behandeln. Huber, Bern

Jaspers B (Hrsg.) (2009) Palliativmedizin. Springer, Berlin

Jettenberger M (2013) Lebens-, Sterbe- und Trauerbegleitung im Pflegealltag: Den Tagen mehr Leben geben: Ein Praxisratgeber. Verlag an der Ruhr, Mülheim an der Ruhr

Kähler D, Gregusch P (2014) Erstgespräche in der fallbezogenen Sozialen Arbeit. Lambertus, Freiburg

Kastner U, Löbach R (2013) PflegeWissen Demenz. Urban & Fischer Verlag/Elsevier GmbH, München

Kastner U, Löbach R (2014) Handbuch Demenz. Urban & Fischer Verlag/Elsevier GmbH, München

Kerkhoff B, Halbach A (2011) Biografisches Arbeiten: Beispiele für die praktische Umsetzung. Vincentz Network, Hannover

Kessler J, Markowitsch H J, Denzler P (2000) Mini-Mental-Status-Test (MMST). Beltz Test GMBH, Göttingen

Keysers C (2013) Unser empathisches Gehirn: Warum wir verstehen, was andere fühlen. C. Bertelsmann, München

Klerk-Rubin de V (2011) Mit dementen Menschen richtig umgehen: Validation für Angehörige. Ernst Reinhardt, München

Kojer M, Schmidl M (2011) Demenz und Palliative Geriatrie in der Praxis: Heilsame Betreuung unheilbar demenzkranker Menschen. Springer, Wien

Kooij van der C (2012) »Ein Lächeln im Vorübergehen«: Erlebnisorientierte Altenpflege mit Hilfe der Mäeutik. Huber, Bern

Kostrzewa S (2010) Palliative Pflege von Menschen mit Demenz. Huber, Bern

Kostrzewa S, Kutzner M (2009) Was wir noch tun können! Basale Stimulation in der Sterbebegleitung. Huber, Bern

Kränzle S et al. (Hrsg.)(2014) Palliative Care: Handbuch für Pflege und Begleitung. Springer, Berlin

Krohwinkel M (2013) Fördernde Prozesspflege mit integrierten ABEDLs: Forschung, Theorie und Praxis. Huber, Bern

Krumm N (2014) Palliativpflege. Urban & Fischer Verlag/Elsevier, München

Kübler-Ross E (2008) Verstehen, was Sterbende sagen wollen: Einführung in ihre symbolische Sprache. Knaur MensSana, München

Kübler-Ross E (2010) Was der Tod uns lehren kann Taschenbuch. Knaur MensSana, München

Kübler-Ross E (2012) Was können wir noch tun?: Antworten auf Fragen nach Sterben und Tod. Herder, Freiburg

Kübler-Ross E (2014) Interviews mit Sterbenden. Herder, Freiburg

Küpper-Popp K, Lamp I (Hrsg.) (2010) Rituale und Symbole in der Hospizarbeit: Ein Praxisbuch. Gütersloher Verlagshaus, Gütersloh

Langer I, Schulz von Thun F, Tausch R (2011) Sich verständlich ausdrücken. Ernst Reinhardt, München

Langfeldt-Nagel M (2011) Gesprächsführung in der Altenpflege: Lehrbuch. Reinhardt, München

Lektorat Pflege, Menche M (Hrsg.) Pflege Heute: mit ▶ www.pflegeheute.de – Zugang. Urban & Fischer Verlag/Elsevier GmbH, München

Leuthe F (2012) Richtig sprechen mit dementen Menschen. Ernst Reinhardt, München

Lexa N, Theierl S (2014) Aromapflege: Palliative Care für Einsteiger. Hospizverlag, Esslingen

Likar R et al. (Hrsg.) (2009) Schmerztherapie in der Pflege: Schulmedizinische und komplementäre Methoden. Springer, Berlin

Maier R, Mayer P (2012) Der vergessene Schmerz: Schmerzmanagement und -pflege bei Demenz. Reinhardt, München

Maier V (2008) Kognitiv aktivierende Methoden bei Alzheimer Demenz: Gedächtnistraining, Realitätsorientierungstraining, Erinnerungstherapie, Selbst-Erhaltungs-Therapie & Validationstherapie. VDM Verlag Dr. Müller, Saarbrücken

Maier W et al. (2011) Alzheimer & Demenzen verstehen: Diagnose, Behandlung, Alltag, Betreuung. TRIAS, Stuttgart

Matolycz E (2009) Kommunikation in der Pflege. Springer, Wien

Matolycz E (2013) Fallverstehen in der Pflege von alten Menschen. Springer, Wien

Messer B (2009) Pflegeplanung für Menschen mit Demenz. Einfach, echt und individuell planen und schreiben. Schluetersche Verlagsgesellschaft GmbH & Co. KG Verlag, Hannover

Miethe I (2014) Biografiearbeit: Lehr- und Handbuch für Studium und Praxis. Beltz, Weinheim

Müller-Hergl C (Hrsg.) (2013) Demenz: Der person-zentrierte Ansatz im Umgang mit verwirrten Menschen. Huber, Bern

Nieland P, Simade R (Hrsg.) (2013) Was wir noch tun können: Rehabilitation am Lebensende: Physiotherapie in der Palliative Care. Urban & Fischer Verlag/Elsevier, München

Nobis H G, Rolke R (Hrsg.) (2012) Schmerz – eine Herausforderung: Informationen für Betroffene und Angehörige. Urban und Vogel, München

O'Connor J et al. (2010) Neurolinguistisches Programmieren: Gelungene Kommunikation und persönliche Entfaltung. VAK Verlag, Kirchzarten

Osborn C et al. (2012) Erinnern: Eine Anleitung zur Biografiearbeit mit älteren Menschen. Lambertus, Freiburg

Paul C (2013) Keine Angst vor fremden Tränen!: Trauernden Freunden und Angehörigen begegnen. Gütersloher Verlagshaus, München

Pinter G et al. (Hrsg.) (2013) Geriatrische Notfallversorgung: Strategien und Konzepte. Springer, Wien

Renz M (2011) Hinübergehen: Was beim Sterben geschieht. Annäherungen an letzte Wahrheiten unseres Lebens. Kreuz/Herder, Freiburg

Richard N (2014) Integrative Validation nach Richard®. Wertschätzender Umgang mit demenzerkrankten Menschen. published by: © 2014 Eigenverlag Carlo Richard

Rilke R M (2006) Die Gedichte. Insel, Berlin

Rogall-Adam R. et al. (2011) Professionelle Kommunikation in Pflege und Management: Ein praxisnaher Leitfaden. Schlütersche Verlagsgesellschaft, Hannover

Rogers C L (1985) Die nicht-direktive Beratung. Fischer, Frankfurt/Main.

Rogers C L, Rosenberg R L (2005) Die Person als Mittelpunkt der Wirklichkeit. Klett-Cotta, Stuttgart

Rosenberg M B (2012) Gewaltfreie Kommunikation: Eine Sprache des Lebens. Junfermann, Paderborn

Ruhe H G (2014) Praxishandbuch Biografiearbeit: Methoden, Themen und Felder. Beltz, Weinheim

Sachweh S (2008) Spurenlesen im Sprachdschungel. Kommunikation und Verständigung mit demenzkranken Menschen. Huber, Bern

Sachweh S (2012) »Noch ein Löffelchen?«: Effektive Kommunikation in der Altenpflege. Huber, Bern

Sandgathe Husebø B, Husebø S (o. J.) Die letzten Tage und Stunden. Palliative Care für Schwerkranke und Sterbende. Broschüre. Hospiz Horn e. V., Bremen

Saunders C (1999) Brücke in eine andere Welt. Herder, Freiburg

Schaade G (2009) Demenz: Therapeutische Behandlungsansätze für alle Stadien der Erkrankung. Springer, Berlin

Scaade G (2012) Ergotherapie bei Demenzerkrankungen: Ein Förderprogramm. Springer, Berlin

Scharlau C, Rossié M (2014) Gesprächstechniken. Haufe-Lexware, Freiburg

Schenk M, Löhr R (Hrsg.) (2014) Musiktherapie in der Palliativ- und Hospiz-Arbeit: 21. Musiktherapietagung am Freien Musikzentrum München e. V. (2. bis 3. März 2013). Reichert Verlag, Wiesbaden

Schmidt R F et al. (Hrsg.) (2005) Neuro- und Sinnesphysiologie. Springer, Berlin

Schneberger M et al. (2013) Mutti lässt grüßen…: Biografiearbeit und Schlüsselwörter in der Pflege von Menschen mit Demenz. Schlütersche Verlagsgesellschaft, Hannover

Schnell M W, Schulz C (Hrsg.) (2014) Basiswissen Palliativmedizin. Springer, Berlin

Schulz von Thun F (2014) Miteinander reden 1–4: Störungen und Klärungen. Stile, Werte und Persönlichkeitsentwicklung. Das »Innere Team« und situationsgerechte Kommunikation. Fragen und Antworten. rororo, Reinbek

Schutzendorf E (2009) Wer Pflegt, Muss Sich Pflegen: Belastungen in der Altenpflege Meistern. Springer, Berlin

Specht-Tomann M (2008) Wenn Kinder traurig sind: Wie wir helfen können. Patmos, Ostfildern

Specht-Tomann M (2012) Biografiearbeit. Springer, Berlin

Specht-Tomann M (2014) Der letzte Wunsch: Zuhause sterben: Impulse für pflegende Angehörige. Kreuz/Herder, Bern

Specht-Tomann M, Sandner-Kiesling A (2014) Schmerz: Ganzheitliche Wege zu mehr Lebensqualität. Huber, Bern

Specht-Tomann M, Tropper D (2008) Bis zuletzt an deiner Seite: Begleitung und Pflege schwerkranker und sterbender Menschen. Mvg Verlag, München

Specht-Tomann M, Tropper D (2011) Hilfreiche Gespräche und heilsame Berührungen im Pflegealltag. Springer, Berlin

Specht-Tomann M, Tropper D (2012) Zeit zu trauern – Kinder und Erwachsene verstehen und begleiten. Patmos, Ostfildern

Specht-Tomann M, Tropper D (2013) Zeit des Abschieds – Sterbe- und Trauerbegleitung. Patmos, Ostfildern

Student J C, Napiwotzky A (2011) Palliative Care: wahrnehmen – verstehen – schützen. Thieme, Stuttgart

Szagun G (2013) Sprachentwicklung beim Kind: Ein Lehrbuch. Beltz, Weinheim

Tanski B (2014) Burnout in der stationären Altenpflege Broschiert. Apollon, Bremen

Thomm M 2011 Schmerzmanagement in der Pflege. Springer, Berlin

Thöns M, Sitte T (2013) Repetitorium Palliativmedizin. Springer, Berlin

Thomas Flöter, Manfred Zimmermann (Hrsg.) (2003): Der multimorbide Schmerzpatient. Thieme, Stuttgart

Trunk T (Hrsg.), Watzlawick P, Schulz von Thun F (2011) Man kann nicht nicht kommunizieren: Das Lesebuch. Huber, Bern

Wallesch C W, Förstl H (2012) Demenzen. Thieme, Stuttgart

Walper H (2012) Basale Stimulation in der Palliativpflege.
   Ernst Reinhardt, München
Watzlawick P, Beavin J H, Jackson D D (2011) Menschliche
   Kommunikation: Formen, Störungen, Paradoxien.
   Huber, Bern
Wehner L (Hrsg.) (2014) Empathische Trauerarbeit: Vielfalt
   der professionellen Trauerarbeit in der Praxis. Springer,
   Berlin
Weisbach C R, Sonne-Neubacher P (2013) Professionelle
   Gesprächsführung: Ein praxisnahes Lese- und Übungs-
   buch. Deutscher Taschenbuch Verlag, München
Weissenberger-Leduc M (2009) Palliativpflege bei Demenz:
   Ein Handbuch für die Praxis. Springer, Wien
Widulle W (2012) Gesprächsführung in der Sozialen Arbeit:
   Grundlagen und Gestaltungshilfen. VS Verlag für Sozial-
   wissenschaften
Wingchen A (2014) Kommunikation und Gesprächsführung
   für Pflegeberufe: Ein Lehr- und Arbeitsbuch. Schlüter-
   sche Verlagsgesellschaft, Hannover
Wirsing K (2013) Psychologie für die Altenpflege: Lernfeldori-
   entiertes Lehr- und Arbeitsbuch. Beltz, Weinheim
Zedlitz-Herpertz v S (2011) Aktivierende Förderung mit
   älteren Menschen: Übungssammlung. Ernst Reinhardt,
   München
Zenz M et al. (2013) Taschenbuch Schmerz: Ein diagnosti-
   scher und therapeutischer Leitfaden Wissenschaftliche
   Verlagsgesellschaft, Stuttgart
Zimmermann E (2011) Aromatherapie für Pflege- und Heil-
   berufe: Das Kursbuch zur Aromapraxis. Karl F. Haug,
   Stuttgart

# Interdisziplinäre Weiterbildungen am Beispiel Hospizkultur und Palliative Care in der Altenpflege: ein Ausblick

*Monika Specht-Tomann*

M. Specht-Tomann, *Ganzheitliche Pflege von alten Menschen*,
DOI 10.1007/978-3-662-47505-8_4, © Springer-Verlag Berlin Heidelberg 2015

»Auch der längste Marsch beginnt mit dem ersten Schritt.« (Laotse)

Eingangs wurde darauf verwiesen, dass in naher Zukunft mit einem drastischen Wandel der Altersstruktur unserer Gesellschaft zu rechnen ist (▶ Kap. 2). Die deutliche Zunahme des Anteils alter Menschen wird die soziale Landschaft nachhaltig verändern und zahlreiche Herausforderungen im sozialen und sozialpolitischen Bereich nach sich ziehen. Schon jetzt taucht die Frage nach der Finanzierbarkeit der Altenbetreuung auf und erste Anzeichen einer »Zweiklassenversorgung« führen zu hitzigen Diskussionen über unterschiedliche Zukunftsszenarien. Dabei geht es sowohl um finanzielle wie auch um inhaltliche Aspekte. Wie wird eine altengerechte Betreuung in Zukunft zu finanzieren sein? Wie können Qualitätsstandards gehalten werden in Zeiten, in denen Personalknappheit herrscht? Wie können Arbeitskräfte gewonnen werden, die sich der kräfteraubenden Tätigkeit von Langzeitbegleitungen widmen? Was kann getan werden, um Überbelastung und Burnout mit all den negativen Auswirkungen für die Betroffenen entgegenzuwirken? Welche Ansätze können dazu beitragen, eine Heimsituation so zu gestalten, dass es zu einer Balance der jeweiligen Bedürfnisse und Anliegen zwischen Heim, Bewohner und Bewohnerinnen sowie den Angehörigen kommen kann? Und welche Leitbilder können einen Beitrag dazu leisten, dass alten Menschen ein würdiges Leben im Altenheim bis zuletzt möglich gemacht wird?

Zahlreiche Entwicklungen in der Pflegelandschaft haben dazu geführt, dass man sich von der »Satt- und Sauberideologie« verabschiedet und den Fokus stärker auf die psychosoziale Begleitung gerichtet hat. Spezielle Schulungskonzepte liefern Pflegekräften wichtige Instrumente zu einer adäquaten Altenbegleitung (Haberstroh und Pantel 2011, Kostrzewa und Gerhard 2010). Erkenntnisse aus der Gerontologie (der Alterswissenschaft) und Geriatrie (Altersmedizin) sowie der Gerontopsychiatrie (einem Teilgebiet der Psychiatrie mit dem Schwerpunkt »Alter«) sollen den persönlichen Zugang von Pflegekräften zu den alten Menschen, die sie pflegen, betreuen und begleiten, erleichtern und für ein besseres Verständnis sorgen.

Unterschiedliche Strömungen in der Pflegelandschaft und die unterschiedliche Gewichtung relevanter Themenbereiche haben dazu geführt, dass es unzählige Pflege- und Betreuungskonzepte gibt, mit denen Heime an ihre potenziellen Interessenten herantreten. Dies schafft bei Betroffenen wie bei deren Angehörigen oft Verwirrung und erschwert die so folgenschwere Entscheidung für oder gegen ein bestimmtes Heim. Auch stellt sich die Frage, wie Betroffene oder deren Angehörige die Fülle an Begrifflichkeiten und »Überschriften« der Betreuungsangebote mit konkreten Verhaltensweisen, Beschäftigungsmöglichkeiten oder Fördermaßnahmen in Verbindung bringen können. Was bedeutet es beispielsweise konkret für den Tagesablauf der Bewohner und Bewohnerinnen, wenn sich ein Heim der Pflege nach Böhm verschrieben hat? Wer kommt in den Genuss von Basaler Stimulation oder Aromatherapie und was bedeuten diese Begriffe? Ziehen die Maßnahmen, die in Foldern von Altenpflegeeinrichtungen als Spezialangebote angeführt werden, erhöhte Kosten nach sich?

Einige der auftauchenden Fragen können in Gesprächen mit der Heimleitung abgeklärt werden. Andere Aspekte werden erst im Laufe der Zeit sichtbar und lassen sich im Vorfeld schwer einschätzen. In jedem Fall scheint es sinnvoll, hinter die Schlagworte zu schauen, mit denen sich Heime an ihre potenziellen Kunden richten. Was bedeutet es, wenn Heime ihre Philosophie etwa mit den Worten »Der Mensch im Mittelpunkt«, »Pflege mit Herz«, »Sonnenheim« oder »Nah am Menschen« zu konkretisieren versuchen? Stehen die eigenen Wünsche und Prioritäten hinsichtlich einer Fremdunterbringung mit den Möglichkeiten eines in Betracht gezogenen Heims in Einklang oder müssen drastische Abstriche gemacht werden? Und worauf ist besonders zu achten bei der Suche nach einem geeigneten Heim für sich selbst oder einen Angehörigen? Im Mittelpunkt des Interesses von künftigen Bewohnerinnen und Bewohnern sowie deren Verwandten steht oft die Frage nach dem »Wie« der Begleitung.

Bei der Suche nach geeigneten Begleitansätzen ist es hilfreich, nicht so sehr auf Einzelmaßnahmen zu schauen als vielmehr der Frage nachzugehen, welche Werte in einer Einrichtung gelebt werden und wie sich dies an der jeweiligen Haltung der Mitarbeiter und Mitarbeiterinnen ablesen lässt.

Das ist nicht immer leicht zu erkennen, da es sich neben konkreten Verhaltensaspekten in der Pflege, Begleitung und Betreuung um den so wichtigen Faktor des sozialen »Klimas« und der spürbaren Atmosphäre handelt. Wie gehen Mitarbeiter und Mitarbeiterinnen – und nicht nur die Pflegefachkräfte! – mit den Bewohnern und Bewohnerinnen um? Entsteht der Eindruck, dass Menschen eher »verwaltet« als begleitet werden? Spürt man im Umgang mit den Bewohnern und Bewohnerinnen eine wertschätzende Grundhaltung oder sind »entindividualisierende« Worte und Handlungen an der Tagesordnung? Kann man Bemühungen erkennen, die alten Menschen dabei zu unterstützen, ihr letztes Zuhause gemäß ihrer Wünsche und Vorstellungen zu gestalten? Wie oft und unter welchen Bedingungen kommt es zu Krankenhauseinweisungen? Werden Rahmenbedingungen geschaffen, die einen Verbleib in der Altenpflegeeinrichtung bis zum Tod ermöglichen? Umfangreiche Vorinformationen und Gespräche mit den jeweiligen Heimleitungen können wichtige Entscheidungshilfen bei der Frage nach einer geeigneten Fremdunterbringung sein (▶ Abschn. 3.1.1).

Ein Blick auf die derzeitige Heimlandschaft im deutschsprachigen Raum macht deutlich, dass es sehr viele unterschiedliche Ansätze für eine Betreuung, Pflege und Begleitung alter Menschen gibt. Dies hängt zum einen mit den verschiedenen Betreiberorganisationen zusammen, die durch bestimmte ideologische Vorgaben die Schwerpunktsetzung und Richtung der Betreuung angeben. Zum anderen wird jeder Heimbetreiber vor die schwierige Entscheidung gestellt, sich für bestimmte Weiterbildungskonzepte zu entscheiden und somit die Weichen für den konkreten Umgang mit den Bewohnern und Bewohnerinnen zu stellen. Es geht auch darum, aus der Vielfalt von berufsspezifischen Fortbildungsmaßnahmen jene für das Personal auszuwählen, die mit der Philosophie des Hauses am besten harmonieren. Dabei geht es um prinzipielle Entscheidungen, ob man eher an berufsfeldorientierte vertiefende Weiterbildungen denkt oder dem ganzen Team einschlägige Fortbildungen ermöglicht. Während im ersten Fall den Bewohnern und Bewohnerinnen eine Reihe gut ausgebildeter Spezialisten für ihre Begleitung und Betreuung zur Verfügung steht, können im zweiten Fall die Bewohner und Bewohnerinnen darauf vertrauen, dass das gesamte Team sowohl über fachspezifische Kenntnisse als auch über übergreifendes Wissen verfügt und so gleichsam »an einem Strang« ziehen kann.

In Zeiten immer knapper werdender finanzieller aber auch personeller Ressourcen stellt sich die Frage, wie können Mitarbeiter und Mitarbeiterinnen von Altenpflegeeinrichtungen ausreichend geschult werden, um einerseits den festgelegten Standards gerecht zu werden und andererseits eine Anpassung der Pflege- und Begleitmaßnahmen an die sich verändernde Klientenstruktur zu gewährleisten. Laufende Fort- und Weiterbildungen sind unumgänglich. Auf dem Hintergrund der bereits mehrfach angesprochenen ganzheitlichen Pflege- und Begleitansätze gilt es jedoch die Frage zu klären, welchen Weg man dabei einschlagen möchte. Geht es – ausgehend von einer Basisausbildung entsprechend berufsspezifischer Standards – um eine immer breiter werdende Streuung der Qualitätsbereiche innerhalb der Institution Altenpflegeeinrichtung oder eher um eine Zusammenführung unterschiedlicher Weiterbildungsmaßnahmen mit Blick auf eine ganz bestimmte Vorstellung von Begleitung, Pflege und Betreuung des letzten Lebensabschnittes von Menschen?

Partikuläre Schritte führen zu einem Anwachsen von Experten und Spezialisten in den jeweiligen Einrichtungen, die mehr oder weniger isoliert »am Klienten« ihre Fähigkeiten einsetzen und die Möglichkeit einer interdisziplinären Herangehensweise oft außer Betracht lassen. Gelingt es jedoch durch gezielte Maßnahmen, den Fokus der Aufmerksamkeit aller in einer Altenheiminstitution arbeitenden Menschen auf die Bewohner und Bewohnerinnen in ihrer Individualität zu richten, kann Spezialistenwissen in ein umfassendes bedürfnisorientiertes Pflege-, Begleit- und Betreuungskonzept einfließen. So entsteht aus vielen Einzelmaßnahmen ein »Gesamtpaket Begleitung«, in dem alle Mitarbeiter und Mitarbeiterinnen sowohl ihre berufsspezifischen als auch ihre persönlichen Kompetenzen zum Wohl der Bewohner und Bewohnerinnen einbringen können. Disziplinübergreifende Schulungen sind die Voraussetzung für diesen Weg.

Die Vorteile dieser Herangehensweise sind vielfältig. An erster Stelle sei die Förderung interdisziplinärer Zusammenarbeit erwähnt, die in weiterer Folge die vielfältigen physischen, psychischen und sozialen Belastungen der Mitarbeiter und Mitarbeiterinnen von Altenpflegeeinrichtungen auf mehrere Schultern verteilt. Auch kann den oftmals vorkommenden »Doppelmaßnahmen« bei ein und derselben Bewohnerin oder ein und demselben Bewohner entgegengewirkt und einzelne Arbeitsschritte besser aufeinander abgestimmt werden. All dies betrifft nicht nur organisatorische Abläufe, sondern führt zu einer feineren Abstimmung und einem besseren Ineinandergreifen therapeutischer, pflegerischer und sozialer Maßnahmen zum Wohle der Klienten und Klientinnen. Die so gewonnene Ressourcenoptimierung kann ein wichtiger Baustein im Rahmen psychohygienischer Bemühungen und einen wichtigen Beitrag bei der Frage nach einer wirksamen Burnoutprophylaxe von Mitarbeiterinnen und Mitarbeitern sein.

**Vorteile disziplinübergreifender Schulungen**

- Förderung eines Wir-Gefühls (Teamgeist; gemeinsame Zielformulierung)
- Besseres Verstehen von anderen Berufsgruppen und deren Sicht auf Begleitmaßnahmen
- Einsicht in die spezifischen Kompetenzbereiche aller in einer Institution Tätigen
- Verteilung der vielfältigen Belastungen auf mehrere Schultern
- Besseres Abstimmen von Pflege-, Begleit- und Betreuungsmaßnahmen zwischen den einzelnen Berufsgruppen (Vermeidung von Doppel- oder Mehrfachmaßnahmen)
- Ressourcenoptimierung innerhalb des gesamten Mitarbeiter- und Mitarbeiterinnenstabes (Beitrag zur Qualitätssicherung)
- Breitere Informationsbasis bei der Erstellung von Begleit- und Betreuungsplänen durch Zugreifen auf Beobachtungen und Sichtweisen unterschiedlicher Berufsgruppen
- Burnoutprophylaxe (Bewusstwerden, dass man nicht allein ist; Vertrautwerden mit

Ansprechpartnern aus unterschiedlichen Berufsfeldern)
- Optimierung psychohygienischer Rahmenbedingungen

Die Frage nach der geeigneten Form von Weiterbildungen für Altenpflegeinstitutionen ist eng mit Diskussionen über Betreuungsziele und Betreuungsschwerpunkte im Zusammenhang mit Fremdunterbringung verknüpft. Je ganzheitlicher Betreuungsziele formuliert werden, desto breiter müssen Schulungskonzepte angelegt und hinsichtlich ihres Einflusses auf die innere Haltung der Mitarbeiter und Mitarbeiterinnen hinterfragt werden. Viele Heime haben beispielsweise explizit die Wahrung der Persönlichkeitsrechte bis zum Tod in ihre Heimphilosophie aufgenommen. Auch von einem »Leben in Würde bis zuletzt« ist oft die Rede und von Bemühungen, das Heim als letzten Lebensraum auch dem Gestaltungswillen der Bewohner und Bewohnerinnen zu öffnen. Um diesen Gedanken auch Gestalt zu verleihen und sie nicht als bloße Lippenbekenntnisse zu begreifen, müssen neue Wege der Qualifizierung von Menschen angedacht werden, die in Altenpflegeeinrichtungen tätig sind und das vor allem auf einer berufsübergreifenden Ebene.

Erkenntnisse unterschiedlicher Wissenschaftsbereiche und ein systematisches Überdenken bestehender Konzepte tragen dazu bei, dass bei der Frage nach geeigneten Modellen für eine ganzheitliche Altenpflege und Altenbegleitung auch Aspekte berücksichtigt werden, die bisher in den Bereich klinischer Einrichtungen anzusiedeln waren oder aber der psychosozialen und seelsorgenden Betreuung vorbehalten blieben. Besonders die Entwicklung im Hospiz- und Palliativbereich trägt dazu bei, dass auch in Heimen Alter und Leiden nicht mehr bestmöglich »verwaltet« werden, sondern dass langsam ein Umdenken in pflegerischer und psychosozialer Hinsicht stattfindet. Dabei geht es zunächst darum, bestimmte Voreinstellungen zu überdenken und Begriffe zu hinterfragen. »Palliativ« beispielsweise wird sogar im Kreis von Pflegefachkräften häufig noch mit »Begleitung Sterbender« gleichgesetzt. Diese eingeengte Sichtweise gilt es auf dem Hintergrund einer Begriffsklärung (▶ Abschn. 3.4) und den Erkenntnissen aus Modellen, in denen eine palliative Herangehensweise in medizinischer, pflegerischer und psychosozialer Handeln bereits umgesetzt werden, kritisch zu hinterfragen.

Palliative Maßnahmen sind keineswegs nur auf das unmittelbare Lebensende beschränkt, sondern sollten überall dort mitbedacht werden, wo kurative Ansätze nicht mehr greifen. Besonders bei Menschen, die unter vielen verschiedenen Krankheiten und Einschränkungen leiden, wird eine Verschränkung kurativer und palliativer Ansätze in der medizinischen, pflegerischen und psychosozialen Begleitung sinnvoll sein. Ein Blick auf jene Personengruppe, die in eine Altenpflegeeinrichtung kommt, zeigt, dass in vielen Fällen eine Fülle unterschiedlicher Krankheiten vorliegt. Man spricht in diesem Zusammenhang auch von Multimorbidität (▶ Abschn. 2.5.1). Viele dieser Leiden, Erkrankungen und Einschränkungen sind nicht mehr in einem kurativen Sinn zu behandeln, wohl aber in palliativer Hinsicht zu betreuen und zu begleiten.

Dies ist nicht gleichzusetzen mit einem Verdrängen bestehender Defizite und soll auch nicht in angestrengte Versuche ausarten, eine – ohne hin kaum mögliche – »Realitätsanpassung« einzufordern (beispielsweise im Umgang mit dementen Menschen). Nimmt man die Gedanken der Sozialarbeiterin und Ärztin Cicely Saunders (▶ Abschn. 3.4.2.1) ernst, dann muss eine Begleitung im letzten Lebensabschnitt (▶ Abschn. 2.1) von unterschiedlichen Menschen (»Experten«) getragen werden. Als »interdisziplinäres Team« werden sie am ehesten in der Lage sein, auf die Bedürfnisse alter, schwerkranker und sterbender Menschen sowie deren Angehörigen bestmöglich einzugehen. Um diesen Ansatz optimal umsetzen zu können, bedarf es eines gründlichen Umdenkens bestehender Strukturen einschlägiger Institutionen und zwar sowohl in Hinblick auf berufsübergreifende Schulungen und Weiterbildungsmöglichkeiten als auch hinsichtlich einer breit gefächerten Teamzusammensetzung.

Geht man davon aus, dass das letzte Zuhause für die alten Bewohner und Bewohnerinnen »ihr« Heim ist, dann sollte es nicht nur räumlich ansprechend sein, sondern auch eine positive Atmosphä-re ausstrahlen. Es macht für die Bewohner und Bewohnerinnen einen großen Unterschied, ob in den Begegnungen mit den Mitarbeitern und Mitarbeiterinnen ein »Geist der Mitmenschlichkeit« zu spüren ist, oder ob ein eher »steriles« Klima vorherrscht. Der »Faktor soziales Klima« kann durch unterschiedliche Maßnahmen unterstützt und gefördert werden.

Eine Möglichkeit besteht darin, alle in einer Institution Tätigen bei Fragen des sozialen Miteinanders und der konkreten Unterstützungsangebote ernst zu nehmen und die einzelnen Bereiche mit Blick auf ein gemeinsames Ziel zusammenzuführen. Natürlich sind fachspezifische Kompetenzen in jedem der einzelnen Bereiche (Pflege, psychosoziale Dienste, Seelsorge, Küche, Verwaltung, Reinigung) wichtig und müssen durch spezielle Fortbildungen laufend auf den neuesten Stand gehalten werden. Darüber hinaus ist jedoch daran zu denken, dass im täglichen Kontakt – im »Leben im Heim« – die Bewohner und Bewohnerinnen mit allen Mitarbeitern und Mitarbeiterinnen in Kontakt kommen. Diese Begegnungen erfolgen nicht ausschließlich über die fachspezifische Schiene, sondern sind häufig Bestandteil eines sozialen Miteinanders, durch das beispielsweise Gefühle von Vertrautheit, Nähe und Geborgenheit entstehen können. So kann es sein, dass eine Vertreterin vom Putzservice wesentlich mehr Details über das Leben einer Bewohnerin erfährt und ihr menschlich näher kommt als die zuständige Krankenschwester, die keinen so guten Kontakt zu der konkreten Person finden kann. Andererseits können Informationen aus der Pflege Vertretern und Vertreterinnen anderer Berufsfelder wichtige Hinweise für einen bedürfnisgerechten und krankheitsadäquaten Umgang mit Bewohnerinnen und Bewohner geben.

**Beispiel**

Franziska R. arbeitet seit fünf Jahren als Reinigungskraft in einem Altenpflegeheim. Sie hat sich bewusst für diesen Arbeitsplatz entschieden, da ihr der Kontakt zu alten Menschen Freude macht. Und so nützt sie ihre Besuche in den Zimmern der Bewohner und Bewohnerinnen nicht nur dazu, auf Sauberkeit, Hygiene und Ordnung zu schauen, sondern sie versucht auch »ein bisschen Freude mitzubringen« – wie sie es ausdrückt. Mit ihrer positiven Haltung und ihrem sonnigen Gemüt kann sie meist rasch in ein Gespräch eintauchen. Sie erfährt viel über die aktuelle Befindlichkeit der alten Menschen, über ihre Wünsche, ihre Freuden und Sorgen aber auch so manches aus der Lebensgeschichte. Manchmal ist es ein Foto, das auf einem Nachtkästchen steht und Anlass zu Fragen gibt: »Wer lacht denn da so freundlich vom Foto?!«, ein anderes Mal ein Buchtitel, ein Kleidungsstück, der Blick aus dem Fenster oder Blumen auf dem Tisch … Franziska R. findet fast immer Möglichkeiten, einen Kontakt herzustellen und ihn nach und nach auszubauen. Für sie sind Informationen der Pflegefachkräfte zu aktuellen Entwicklungen des physischen und psychischen Zustandes der Bewohner und Bewohnerinnen sehr wichtig. Besonders bei Menschen, die an Demenz erkrankt sind, helfen ihr Hinweise für einen geeigneten Umgang sehr und sie wünscht sich, eine Fortbildung in Validation zu besuchen. Andererseits sind die Beobachtungen, die Franziska R. macht, oft wichtige Zusatzinformationen für eine gut abgestimmte Pflege- und Begleitplanung. Zu denken ist in diesem Zusammenhang an die Einschätzung der seelischen Befindlichkeit, an Wahrnehmungen in den Bereichen Aktivität und Mobilität oder an Hinweise auf möglicherweise vorhandene Schmerzen.

Wie kann es gelingen, die vielen Einzelkompetenzen wirksam zusammenzuführen und einen Prozess einzuleiten, der zu einer bedürfnisorientierten und wertschätzenden Grundhaltung aller Mitarbeiter und Mitarbeiterinnen einer Institution gegenüber den Bewohnern und Bewohnerinnen führt? Eine wichtige Voraussetzung ist, dass alle am Pflege- und Begleitprozess Beteiligten eine gemeinsame Wissensbasis haben und sich an einer klar definierten Zielvorgabe orientierten. Eine Möglichkeit, das Basiswissen auf einen gemeinsamen Informations- und Wissensstand zu bringen und so in der Begleitung und Betreuung gleichsam an einem Strang zu ziehen, besteht in gemeinsamen Schulungen aller in einer Altenpflegeeinrichtung Tätigen (Hospiz Österreich (Hrsg.) 2012). Dieser Ansatz unterscheidet sich durch seinen ganzheitlichen Anspruch und die begleitenden Maßnahmen deutlich von anderen partikulären Fortbildungsmodellen im Altenpflegebereich.

Im Mittelpunkt aller Überlegungen muss der alte Mensch in seiner ihm eigenen Individualität stehen mit für ihn typischen Bedürfnissen und Wünschen. Das Hauptaugenmerk ist auf das »halb volle Glas« zu richten und nicht so sehr auf das »halb leere Glas«, in dem Defizite und Einschränkungen dominieren. Um diesem Aspekt entsprechend Rechnung tragen zu können, ist eine bestimmte Grundhaltung bei den Mitarbeiterinnen und Mitarbeitern einer Altenpflegeinstitution von Beginn der Fremdunterbringung bis zum Tod notwendig, die sich auch als palliative Grundhaltung bezeichnen lässt. Die Begleitung und Betreuung alter Menschen im Heim stellt sich diesem Modell folgend als Summe unterschiedlicher Angebote dar, die nicht nur einem verwahrenden oder kurativen Ansatz folgen, sondern immer auch palliative Aspekte beinhalten. So wird aus vielen kleinen Teilaspekten ein »Mantel der Geborgenheit« gewoben, der Menschen über die gesamte Zeit eines Heimaufenthaltes umhüllt. Dabei sind alle Mitarbeiter und Mitarbeiterinnen eines Heims gefordert und können ihre Ideen und Fertigkeiten einbringen. Schulungen, die dieses Ziel verfolgen, müssen für alle Teilnehmer und Teilnehmerinnen Basisinformationen zu besonders relevanten Themen beinhalten. Die Kernthemen sind Schmerz, Trauer, Demenz, Sterbebegleitung und Angehörigenarbeit sowie Kommunikation.

### Beispiel

Elisabeth M. ist 77 Jahre alt und lebt seit einigen Monaten in einer Altenpflegeeinrichtung. Sie ist an Demenz erkrankt. In den ersten Wochen in ihrem neuen zu Hause wollte sie sich kaum aus ihrem Zimmer bewegen. Sie fühlte sich durch den einen oder anderen »sonderbaren« Auftritt eines anderen Bewohners irritiert und äußerte sich immer wieder recht abfällig über diesen »Verrückten«. Doch auch bei Elisabeth M. stellten sich immer häufiger Anzeichen der fortschreitenden Krankheit ein. Zunächst kam es zu massiven Orientierungsschwierigkeiten, die bei Elisabeth M. besonders auf der zeitlichen Dimension zu bemerken waren. Das Thema Zeit und Uhren war psychisch hoch besetzt und sie fragte jeden, dem sie begegnete: »Wie spät ist es bei Ihnen? Bei mir ist es jetzt …« Gab man ihr dann zur Antwort: »Ja, Frau M., bei mir ist es auch …«, dann rief sie freudig aus: »So ein schöner Zufall!!« Da Elisabeth M. in diesem Stadium ihrer Erkrankung ihre selbst gewählte Isolation in ihrem Zimmer nach und nach aufgab, kamen viele Menschen mit ihr in Kontakt und wurden zu Auskunftspersonen über die Zeit. Da alle Mitarbeiter und Mitarbeiterinnen über die Krankheit Demenz Bescheid wussten, musste Elisabeth M. nur selten erleben, dass man sie auf die »Normalität« von übereinstimmenden Zeitangaben hinwies. Einmal passierte es, dass eine Mitbewohnerin ihr deutlich zu verstehen gab, dass sie sich nicht so »dumm« aufführen solle und dass sie mit ihrer ewigen Fragerei nach der Zeit allen auf die Nerven gehe. Elisabeth M. reagierte zunächst betroffen, doch schon bald darauf fragte sie eine Pflegerin: »Wie spät ist es bei Ihnen ...?«

Neben der Vermittlung von Basiswissen sollten Gelegenheiten geschaffen werden, interkollegial und über alle Berufsgruppen hinweg über Umsetzungsmöglichkeiten diskutieren zu können und sich in Selbstreflexionen der eigenen Einstellung und Haltung bewusst zu werden. Dadurch werden Prozesse eingeleitet, die ein größeres Verständnis unterschiedlicher Gruppierungen in der Institution Altenheim füreinander erleichtern und jenes Maß an Basiswissen gut verständlich transportieren soll, das für eine ganzheitliche Begleitung alter Menschen unumgänglich ist und für ein Mehr an Lebensqualität sorgt (Althoff et al. 2014, Gatterer 2007, Kostrzewa und Gerhard 2010).

**Hospizkultur und Palliative Care in Altenpflegeeinrichtungen: Schulungsschwerpunkte**

- Begriffsklärungen (u. a. Was versteht man unter Hospiz? Was sind palliative Maßnahmen?)
- Kommunikation: »Wie kann Kommunikation gelingen?« (u. a. Basisinformationen und Bausteine angewandter Kommunikation für den Umgang mit Bewohnern und Bewohnerinnen; Teamkommunikation)
- Trauerprozesse (u. a. theoretische Impulse und Begleitansätze; Sensibilisierung für unterschiedliche Gefühlslagen bei unterschiedlichen Gruppen: Bewohner, Angehörige, Betreuer)
- Schmerz als multidimensionales Geschehen verstehen lernen (u. a. Erweiterung des rein körperlichen Schmerzverständnisses auf die Dimensionen des spirituellen, des emotionalen und des sozialen Schmerzes; Optimierung der Schmerzversorgung)
- Demenz und Möglichkeiten der Begleitung (u. a. Hinführen zu einem besseren Verstehen der krankheitstypischen Veränderungen; Erarbeiten geeigneter Umgangsweisen)
- Sterbeprozess und Sterbebegleitung (u. a. Vermittlung von Sterben als prozesshaftem Geschehen mit typischen Verlaufsformen; Schulung der Wahrnehmung: »Wo steht der Bewohner, die Bewohnerin in ihrem persönlichen Abschiedsprozess?«; Gedanken zur Unterstützung: »Was wird im Moment gebraucht?«)
- Spiritualität und Ethik (u. a. Reflexion der eigenen Haltung; Bearbeiten von Entscheidungssituationen)
- Angehörigenarbeit (u. a. Angehörige in das Begleitkonzept einbeziehen; hilfreiche Kommunikationselemente für die Begleitung von Angehörigen)
- Psychohygiene für Mitarbeiter und Mitarbeiterinnen (u. a. achtsamer Umgang mit der eigenen Gefühlslage und der von Kolleginnen und Kollegen; Team als Ressource bewusst machen)

Ein weiterer wichtiger Punkt bei dem Modell »Interdisziplinäre Weiterbildungen« ist die Auseinandersetzung mit der eigenen Einstellung zu Fragen von Alter, Krankheit und Sterben und die Arbeit an einer inneren Haltung, die es jedem Mitarbeiter und jeder Mitarbeiterin möglich macht, auf Bewohner und Bewohnerinnen zuzugehen und ihnen Respekt und Wertschätzung entgegenzubringen. Dadurch wird auch ein Rahmen geschaffen, in dem offen überlegt und diskutiert werden kann, welche Beiträge für eine bedürfnisorientierte Begleitung und Betreuung alter Menschen aus dem jeweiligen Berufsfeld kommen können. Das gemeinsame Arbeiten an der Idee, den Bewohnern und Bewohnerinnen ein lebenswertes Leben bis zuletzt zu ermöglichen und palliative Ansätze in das Denken und Handeln zu integrieren, trägt ganz wesentlich zum Entstehen eines Teamgeistes bei. Selbsterfahrungsimpulse können helfen, sich in die Situation alter Menschen in Heimen besser einfühlen zu können.

■ **Selbsterfahrungsimpulse**

Thema Fremdunterbringung

1. Stellen Sie sich vor, Sie müssen innerhalb einer Woche Ihre Wohnung aufgeben und in eine Altenpflegeeinrichtung übersiedeln:
   - Welche Gefühle und Gedanken sind damit verbunden?
   - Welche Dinge möchten Sie unbedingt noch regeln?
   - Von welchen Menschen möchten Sie begleitet werden?
2. Stellen Sie sich vor, Sie können bei Ihrer Übersiedlung ins Heim drei Gegenstände mitnehmen: Welche Gegenstände sind das?
3. Stellen Sie sich vor, Sie können sich im Altenpflegeheim ein Zimmer aussuchen und nach Ihren Vorstellungen gestalten: Was ist Ihnen besonders wichtig?
   - Einzelzimmer versus Mehrbettzimmer
   - Raumfarbe bzw. Farbe der Vorhänge, des Bodens, der Türen …
   - Platz des Bettes: am Fenster versus neben der Tür oder in der Mitte des Raumes
   - Möglichkeit, die Tür von innen zu versperren versus prinzipiell immer zugängliches Zimmer
   - Platz für eigene Möbel versus fixe Möblierung vom Heim
   - Gestaltungsmöglichkeit versus vorgegebene Dekoration
   - Medienangebote
4. Wenn Sie die freie Wahl hätten: Wie sollte der »Blick aus Ihrem Zimmerfenster« im Heim sein?

Die angeführten Maßnahmen sind wichtige Bausteine einer bedürfnisorientierten Begleitung im Sinne von Hospizkultur und Palliative Care, können in aller Regel jedoch nicht ohne begleitenden Organisationsentwicklungsprozess nachhaltig Fuß fassen. Wie ist das zu verstehen? Menschen von Beginn ihrer Heimunterbringung ganzheitlich zu begleiten, palliative Ansätze zu realisieren und ein Verbleiben bis zum Tod hin zu gewährleisten, weicht sehr stark von den bisher praktizierten Vorgehensweisen von Altenpflegeeinrichtungen ab. Mit einem Mal rücken Begleitmöglichkeiten in den Vordergrund, die sonst eher dem Klinikbetrieb oder Hospizstationen vorbehalten blieben. »Wenn nichts mehr zu machen ist, ist noch viel zu tun« – ein Schlüsselsatz palliativer Vorgehensweise – macht deutlich, dass es zu einem Umdenken von einer reinen Versorgung hin zu einer umfassenden bedürfnisorientierten biopsychosozialen Begleitung kommen muss. Auch das Hereinnehmen der Angehörigen und wichtiger sozialer Bezugspersonen in die Begleitung im Sinne einer gleichwertigen Partnerschaft verlangt ein Umdenken in der Betreuungsszene.

Da es sich bei dem Konzept Hospizkultur und Palliative Care in Altenpflegeeinrichtungen nicht um eine Einzelmaßnahme handelt oder eine weitere Zusatzqualifikation in einem Teilbereich pflegerischen Tuns, muss die Grundidee in der Gesamtorganisation gut verwurzelt und implementiert werden. Der begleitende Organisationsentwicklungsprozess (Warnken 2007) soll zunächst einen Rahmen für einen angstfreien Austausch über Inhalte und Konsequenzen der Schulung bieten und die Motivation für Veränderungsprozesse schaffen. Gemeinsam mit Vertretern des Heims und des Projektteams werden Ziele festgelegt (Zielformulierung), der zeitliche Rahmen abgesteckt und Personen genannt, die in weiterer Folge als Ansprechpartner dienen sollen (Verteilung von Arbeitsaufgaben und Festlegen von Entscheidungsstrukturen). Ein Ergebnis der angesprochenen organisationsentwicklungsbezogenen Maßnahmen könnte sein, in dem jeweiligen Heim eine Hospiz- und Palliativgruppe einzurichten, deren Mitglieder für alle Mitarbeiterinnen und Mitarbeiter als Ansprechpersonen bei einschlägigen Fragen zur Verfügung stehen. In einem letzten Schritt des Organisationsentwicklungsprozesses geht es schließlich darum, das gesamte Projekt zu evaluieren und zu prüfen, was sich im Heim durch und nach der Schulung verändert hat. Relevante Fragen beziehen sich z. B. auf die Einschätzung der Begleitarbeit oder auf die Beurteilung des Wohlbefindens der Bewohner und Bewohnerinnen. Auch die Frage nach der Zahl der Klinikeinweisungen am Lebensende und der Aspekt der Angehörigenarbeit (z. B. Angehörigenrunden, Trauergruppen) müssen bei der Evaluierung berücksichtigt werden. In diesem letzten Schritt geht es nicht nur um eine evaluierende Qualitätsüberprüfung sondern auch um die so wichtige Stabilisierung der eingeleiteten Entwicklungen.

> **Neue Ansätze in der Altenbetreuung wie beispielsweise das Konzept »Hospizkultur und Palliative Care in Altenpflegeeinrichtungen« müssen durch begleitende Organisationsentwicklungsprozesse abgesichert werden.**

Dass die oben ausgeführten Ansätze einer interdisziplinären Weiterbildung im Bereich der Altenpflege nicht nur auf dem Papier existieren, zeigen konkrete Projekte. Seit ungefähr zwei Jahrzehnten stößt man im deutschsprachigen Raum bei der Suche nach innovativen Entwicklungen im Bereich der Altenpflege immer wieder auf die Idee, den Hospizgedanken und eine Palliativkultur in Pflegeheimen zu implementieren und sie zu einem neuen Qualitätskriterium in der Angebotvielfalt von Pflegekonzepten zu benennen. An prominenter Stelle steht in diesem Zusammenhang in Deutschland die Robert Bosch Stiftung, die innovative Projekte im Bereich der Palliativversorgung für alte Menschen im stationären Rahmen fördert (▶ www.bosch-stiftung.de). Um eine nachhaltige Verbesserung im Sinne einer Erweiterung der Pflege- und Betreuungsangebote durch das Element »Palliative Care« zu gewährleisten, wurden Curricula (»Curriculum Palliative Praxis«) für entsprechende Schulungen entwickelt (Müller 2012).

In der Praxis ist es wichtig, dass die Schulungen von Personen durchgeführt werden, die nicht zum Mitarbeiterstab einer Einrichtung gehören (»externe Moderatoren«) und die die Schulungsinhalte auf einheitliche Weise in den unterschiedlichen Heimen durchführen. Dazu werden Moderatorinnen- und Moderatorenschulungen angeboten. Wissenschaftliche Begleitstudien widmen sich Fragen der Nachhaltigkeit von Hospizkultur und Palliative Care im Pflegeheim und im Alter. In Österreich gibt

es vergleichbare Entwicklungen. So wurde 2010 von Hospiz Österreich das »Curriculum Palliative Geriatrie« (entwickelt von M. Kojer und U. Schwänke. Kojer und Schwänke 2009) herausgegeben und für eine österreichweite Umsetzung im Rahmen eines Organisationsentwicklungsprozesses empfohlen. Als Orientierungswert für den Anteil der Personen, die an einer Schulung teilnehmen, wurde 80 % des Gesamtpersonals festgelegt (Hospiz Österreich (Hrsg) 2012).

Wie bei allen anderen Fort- und Weiterbildungen stellt sich natürlich auch bei diesem innovativen Projekt die Frage, wie diese Art von Schulungen bei den Mitarbeiterinnen und Mitarbeitern ankommen und ob die Bemühungen auch nachhaltig etwas in der Pflege- und Versorgungslandschaft verändern. Dies wird durch die Einbettung der Weiterbildungen in Organisationsentwicklungsprozesse überprüft. Stellvertretend für die vielen positiven und mit Zahlen belegbaren Auswirkungen der Schulungen »Hospizkultur und Palliative Care in Altenpflegeheimen (HPCPH)« kommen nachfolgend einige Personen zu Wort, die an einer dieser Weiterbildung teilgenommen haben, bei denen die Autorin als Referentin tätig war.

**Beispiel**
**1. Vertreterin aus dem Bereich Küche**
Astrid W. war sehr skeptisch, als sie davon erfuhr, mit den Pflegefachkräften gemeinsam an einer Schulung teilnehmen zu müssen. Und als sie dann auch noch über die Inhalte informiert wurde, ließ sie ihren Ärger freien Lauf: »Warum soll ich mich mit dem Sterben beschäftigen? Was bringt es mir, wenn über Krankheiten gesprochen wird, vor denen ich mich eh nur fürchte?!« … Astrid W. fand es schon schlimm genug, wenn sie miterleben musste, wie sich Menschen immer stärker veränderten und irgendwann nicht mehr in den Speiseraum kamen. Sie gab auch unumwunden zu, dass ihr das Verhalten von dementen Menschen oft Angst mache und sie bei jeder Begegnung froh ist, wenn sie sich rasch in die Küche zurückziehen kann. Gesprächen mit Vertretern und Vertreterinnen anderer Berufsgruppen stand sie ablehnend gegenüber: »Die machen ihre Sachen, ich meine!« Im Laufe der Schulung legte sie ihre skeptische Haltung nach und nach ab. Besonders die Anleitungen, sich über die eigenen

Wünsche und Vorstellungen hinsichtlich einer möglichen Fremdunterbringung im Alter Gedanken zu machen, beschäftigten sie sehr. Astrid W. begann offen über die Situation der alten Menschen zu sprechen und zeigte großes Interesse an den Ausführungen über eine Sterbebegleitung im Heim. Sie dachte laut über Möglichkeiten nach, welche Rolle die Küche im letzten Lebensabschnitt eines Menschen spielen könnte und ihr wurde bewusst, dass sie Bewohnern und Bewohnerinnen letzte Essenwünsche erfüllen kann – auch wenn diese noch so ausgefallen sind und auch wenn vielleicht nur ein Löffel gegessen werden kann. »Ja, aber dann sollte ich schon wissen, was jemand gern mag und was nicht!«, rief sie in die Runde und beteiligte sich rege am Thema Biografiearbeit und an der Frage, wie Informationen im gesamten Betreuungs- und Begleitteam weitergegeben werden sollen.

**Beispiel**
### 2. Vertreter aus dem Bereich Altenfachbetreuung

Norbert A. zeigte von Beginn der Schulung großes Interesse an den Inhalten und trug auch wesentlich dazu bei, dass das Klima in der Gruppe sehr positiv war. Besonders intensiv beteiligte er sich an den Diskussion rund um das Thema Schmerz. Er berichtete von seinen eigenen Erfahrungen mit Schmerzen (er hatte nach einem Motorradunfall viele Monate lang mit Schmerzen zu kämpfen) und auch davon, wie sehr sich sein Schmerzzustand auf das Allgemeinbefinden auswirkte: »Ich kann die alten Menschen schon verstehen, wenn sie nicht immer gut drauf sind – sie haben doch alle an irgendeiner Körperstelle Schmerzen!« So aufgeschlossen sich Norbert A. dem Thema insgesamt gegenüber verhielt, so reserviert reagierte er auf Hinweise, dass manche Menschen keine Schmerzmittel in Anspruch nehmen wollen. Kopfschütteln löste der Bericht einer Kollegin aus, die von einem alten Mann erzählte, der meinte, dass seine Schmerzen die Strafe für seine Sünden sind und er das einfach aushalten muss, um in den Himmel zu kommen. Nur zaghaft konnte sich Norbert A. jenen Sichtweisen nähern, die sich nicht in seinen Erfahrungen widerspiegelten. Am Ende der Schulung sagte er, dass er vieles für seine Arbeit mitnehmen kann und betonte, wie wichtig für ihn die Diskussionsmöglichkeiten mit Kolleginnen und Kollegen aus anderen Berufsgruppen waren: »Das hat mich wirklich weitergebracht und ich habe gelernt, über meinen eigenen Tellerrand zu blicken!«

**Beispiel**
### 3. Vertreterinnen aus dem Reinigungsteam

Marianna M. freute sich schon auf die Schulung und nahm gemeinsam mit ihrer Freundin und Kollegin Olga S. daran teil, die mit gemischten Gefühlen in den Grupperaum kam. Während Marianna M. im Heim dafür bekannt war, mit allen Bewohnern und Bewohnerinnen rasch Kontakt aufnehmen zu können und oft als Trösterin auftrat, hatte Olga S. Schwierigkeiten, den alten Menschen näher zu kommen. Sie erledigte ihre Arbeit gewissenhaft, aber schaute darauf, dass sie möglichst rasch die Zimmer wieder verlassen konnte. Umso länger widmete sie sich dem Reinigen der Gänge, Fenster und Türen und sorgte dafür, dass die Pflanzen im Heim den richtigen Platz bekamen und ausreichend mit Dünger und Wasser versorgt wurden. In der Schulung konnte Olga S. über ihre Ängste im Umgang mit alten Menschen sprechen und über ihre Sorge, etwas falsch zu machen. Besonders die Reaktionen von dementen Menschen waren ihr unheimlich und sie fühlte sich zutiefst betroffen. Nach anfänglichem Zögern berichtete sie von einem Vorfall, bei dem sie von einer Bewohnerin beschuldigt wurde, Geld aus dem Nachtkästchen gestohlen zu haben. »Ich habe noch nie in meinem Leben etwas gestohlen …«, stammelte sie und es war ihr anzusehen, dass sie mit den Tränen kämpfte. Ihre Freundin Marianna M. meldete sich gleich zu Wort und beteuerte, dass sie der Olga S. ohnehin gesagt hat, dass sie das nicht so ernst nehmen kann und dass die Frau nicht ganz normal ist. Es entstand unter den Teilnehmern und Teilnehmerinnen der Schulung eine rege Diskussion, in der viele Erlebnisse mit den dementen Bewohnern und Bewohnerinnen zur Sprache kamen. Basisinformationen über die Erkrankung Demenz und konkrete Möglichkeiten, demente Menschen zu begleiten, trug wesentlich zu einer neuen Sichtweise bei Olga S. bei. Marianna M. und Olga S. wünschten sich für die Zukunft mehr Informationen über den jeweiligen Zustand der Bewohner und Bewohnerinnen und nahmen sich vor, von sich aus öfter das Gespräch mit den Pflegekräften zu suchen.

**Beispiel**

**4. Vertreter der Haustechnik**

Friedrich R. war im Heim nicht nur der Haustechniker, sondern versorgte auch die Grünanlagen und den kleinen Beetebereich. Er arbeitete meistens allein und hatte wenig Kontakt zu den anderen Mitarbeiterinnen und Mitarbeitern des Heims. Mit den Bewohnern und Bewohnerinnen kam er gut aus. Mit Erstaunen nahm er zur Kenntnis, dass er an einer Schulung teilnehmen sollte, an der mehrheitlich Pflegekräfte und Altenfachbetreuer teilnahmen. »Wahrscheinlich brauchen die Referentinnen jemanden, der für den Beamer und die anderen technischen Geräte zuständig ist …«, dachte sich Friedrich R. Umso größer war dann sein Erstaunen, als er nicht als Techniker gefragt war, sondern als Mitarbeiter des Heimes. Er verhielt sich in den ersten Einheiten sehr ruhig und brachte sich kaum ein. Doch als die Situation von Angehörigen zur Sprache kam, fühlte Friedrich R. sich sofort angesprochen. Er erzählte davon, wie hilflos und unsicher er sich jedes Mal fühlt, wenn ihm weinende Angehörige begegnen, und dass er in solchen Momenten am liebsten einfach davon laufen würde. In kleinen Gesprächsgruppen wurden Ideen gesammelt, wie man in so einer Situation am besten reagieren kann. Friedrich R. versuchte sich vorzustellen, was ihm selbst helfen könnte, wenn er mit der Tatsache konfrontiert wird, dass ein Elternteil im Sterben liegt und er einem Hausmeister begegnen würde … Die Ergebnisse der Kleingruppendiskussion wurden von den Moderatorinnen aufgegriffen und durch Wissensbausteine ergänzt. Friedrich R. erkannte seine Rolle im »Gesamtsystem Begleitung« und beteiligte sich im weiteren Verlauf der Schulung mit großem Interesse auch an den anderen Fragestellungen. Als zusätzlichen Pluspunkt nannte er am Ende der Weiterbildungstage, dass er nun einige der Kolleginnen und Kollegen näher kennen lernen konnte und seine Tätigkeit nicht mehr so isoliert von der Arbeit der anderen sehe.

**Beispiel**

**5. Vertreterin aus der Pflege**

Susanne A. ist diplomierte Krankenschwester und arbeitet mit großer Freude im Heim. Sie hat eine Reihe von Zusatzqualifikationen, ist über die Hospizarbeit gut informiert und hat vor, einen Lehrgang für Palliativpflege zu besuchen. In der Schulung ging sie offen auf die Vertreter und Vertreterinnen anderer Berufsgruppen zu und brachte zahlreiche konstruktive Beiträge ein. Nachdem eine gute Vertrauensbasis aufgebaut war, schilderte Susanne A. ihre Schwierigkeiten im Umgang mit Angehörigen. Sie gab offen zu, dass es ihr oft zu mühsam sei, die Angehörigen in die Begleitung einzubeziehen, und hoffte, durch die Schulung einige Anregungen und Informationen zu bekommen. Speziell in der Situation am Sterbebett fühlte sich Susanne A. einzig und allein dem sterbenden Menschen verpflichtet. Die Unsicherheit, den Angehörigen einen Platz einzuräumen und sie aktiv einzubeziehen, erlebte Susanne A. selbst als störend und belastend. Im Anschluss an ihre Berichte konnten einige Aspekte angesprochen und einige Möglichkeiten aufgezeigt werden, die Susanne A. hilfreich erschienen. Sie war erstaunt und dankbar über die vielfältigen Anregungen, die aus dem gesamten Mitarbeiterteam kamen und nahm sich vor, gegebenenfalls auf die eine oder andere Mitarbeiterin zuzugehen und sie um Rat zu fragen.

**Beispiel**

**6. Vertreter aus der Verwaltung**

»Muss ich da wirklich dabei sein?«, fragte Andreas J., als er von der Schulung erfuhr. Reserviert und abwartend saß er in der Runde der Teilnehmerinnen und Teilnehmer. Bei den Gruppenarbeiten »ließ er die anderen vor«. Er brachte seine Meinung nur ein, wenn man ihn direkt ansprach. Doch beim Thema Kommunikation blühte Andreas J. auf. Er interessierte sich für die theoretischen Bausteine genauso wie für die konkrete Anwendung und stellte sich auch für Rollenspiele und Übungen zur Verfügung. Er erzählte, wie wichtig es sei, den ankommenden neuen Bewohnerinnen und Bewohnern offen und herzlich zu begegnen und auch ein Ohr für die Angehörigen zu haben. Bei den konkreten Fallbesprechungen zeigte er sich tief betroffen und nahm die angebotenen Informationen dankbar auf. Speziell der Bereich Trauer beschäftigte Andreas J. sehr und es tat ihm gut, mit Kolleginnen und Kollegen über seine Trauererfahrungen zu sprechen. Nach und nach wurde aus einem »Muss ich da wirklich dabei sein?« ein »Ja, das ist ganz wichtig, dass ich da dabei bin!« Als wichtige Erkenntnis nahm Andreas J. mit, dass man bereits an der Schwelle des Heims etwas von gelebter Hospizkultur spüren kann und spüren muss. Dafür fühle er sich ab sofort verstärkt verantwortlich.

**Beispiel**

**7. Vertreter der Heimleitung und Pflegedienstleitung**

Roland B. nahm als Heimleiter bei der Schulung teil, die ihm Heim selbst stattfand. Die anfänglich spürbare Distanz zwischen ihm und seinen Mitarbeiterinnen und Mitarbeitern konnte im Laufe der Schulung abgebaut werden. Wesentlich dafür waren die gemeinsamen Gruppenarbeiten, Übungen und Anleitungen für die Praxis. Erstaunt und positiv überrascht nahm er das große Wissen und Engagement seines Teams wahr und konnte das auf wertschätzende Art auch ausdrücken. Für die anderen Schulungsteilnehmerinnen und -teilnehmer war es eine schöne Erfahrung, dass sie sich gemeinsam mit dem Heimleiter auf den Weg machen konnten, nach geeigneten Möglichkeiten einer Begleitung bis zuletzt zu suchen.

Die oben angeführten Beispiele machen deutlich, dass durch gemeinsame Schulungen von Mitarbeiterinnen und Mitarbeitern eines Heimes Kräfte mobilisiert werden können, die zum Wohl aller Beteiligten beitragen. Den Auftrag, gemeinsam am Ziel einer Implementierung des Hospizgedankens und einer palliativen Versorgung am Lebensende zu arbeiten, stärkt das Wir-Gefühl und regt dazu an, die Grenzen berufsspezifischer Sicht- und Handlungsweisen zu erweitern.

>> Möge Dir Deine Reise kein Ausstieg,
sondern ein Einstieg in ein Neues sein,
indem du auf deiner Reise
gute Schritte finden magst
für den einen Weg,
den du schon gehst
und für alle Wege,
die dir noch sind zu gehen.
(Ralf Rabemann)

## Verwendete und weiterführende Literatur

Althoff I et al. (2014) Palliative Care in der Altenpflege: Orientierung für die Praxis. Vincentz Network, Hannover

Aulbert E et al. (Hrsg.) (2011) Lehrbuch der Palliativmedizin. Schattauer, Stuttgart

Ausländer R (2012) Gedichte. Fischer TB, Frankfurt/Main

Behrens C et al. (2012) Palliative Care in Pflegeheimen: Wissen und Handeln für Altenpflegekräfte. Schlütersche Verlagsgesellschaft, Hannover

Bollig G (2010) Palliative Care für alte und demente Menschen lernen und lehren. LIT, Berlin

Buchmann K P (2010) Pflegen in Würde – Hospizkultur und Palliativ Care in der Altenpflege. Hospizverlag, Wuppertal

Gatterer G (2007) Multiprofessionelle Altenbetreuung. Ein praxisbezogenes Handbuch. Springer, Berlin

Haberstroh J, Pantel J (2011) Kommunikation bei Demenz – TANDEM Trainingsmanual. Springer, Berlin

Hospiz Österreich (Hrsg.) (2012) Hospizkultur und Palliative Care im Pflegeheim. Hospizverlag, Ludwigsburg

Höfler A E (2012) Führen und Leiten in Hospizarbeit und Palliative Care. Mabuse-Verlag, Frankfurt/Main

Kojer M, Schwänke U (2009) Curriculum Palliative Geriatrie. Dachverband Hospiz Österreich, Wien

Kostrzewa S, Gerhard C (2010) Hospizliche Altenpflege. Palliative Versorgungskonzepte in Altenpflegeheimen entwickeln, etablieren und evaluieren. Huber, Bern

Laotse (2010) Tao te king: das Buch vom Sinn und Leben. Anaconda, Köln

Lexa N (2014) Fallbesprechungen in der Palliative Care: Praxiswissen für kompetentes Handeln. Schlütersche Verlagsgesellschaft, Hannover

Löser A P (2014) Pflegeplanung in der Palliativpflege: Sicher und kompetent handeln. Schlütersche Verlagsgesellschaft, Hannover

Müller M, Pfister D (Hrsg.) (2014) Wie viel Tod verträgt das Team? Belastungs- und Schutzfaktoren in Hospizarbeit und Palliativmedizin. Vandenhoeck & Rupprecht, Göttingen

Müller D (2012) Netzwerk Palliative Geriatrie. Hospizkultur und Palliative Care Kompetenz in der Altenpflege: Abschlussbericht. ► www.bosch-stiftung.de

Spies R (2014) Palliativpflege in der stationären Altenhilfe: Möglichkeiten und Grenzen. Diplomica Verlag, Hamburg

Rabemann R (2015) Der Segen der Worte, Eigenverlag, Poststraße 57, D-71032 Böblingen, ► http://www.rabemann.de

Warnken C (2007) Palliativpflege in der stationären Altenpflege: Organisationsentwicklung, Qualitätsmanagement und Sterbebegleitung drei Bausteine einer modernen Unternehmenskultur. Schlütersche Verlagsgesellschaft, Hannover

# Serviceteil

M. Specht-Tomann, *Ganzheitliche Pflege von alten Menschen*,
DOI 10.1007/978-3-662-47505-8, © Springer-Verlag Berlin Heidelberg 2015

# Stichwortverzeichnis

Printed in the United States
By Bookmasters